World as a Perspective

世界作為一種視野

掘墓人

揭發法國
高級長照機構的
老人虐待黑幕

Les Fossoyeurs

Révélations sur le système
qui maltraite nos aînés

維克多・卡斯塔內 Victor Castanet——著

陳衍秀、陳郁雯——譯

目次

前言

身為一名記者與公民，我不反對大型私人集團經營失能照護產業賺錢。這項調查絕不是要大力抨擊或全盤否定失能長者住宿機構。[1]這一行有許多企業與數以萬計的從業人員，秉持謙遜與專業精神，扛起重大的社會責任：為孱弱的長者提供照護服務。

本書旨在揭發某公司的種種不法行徑，它成立三十年之後，成了失能長者住宿機構和私人診所產業的龍頭老大，目前旗下有一千一百一十家失能長者住宿機構，分布於三大洲二十三個國家，提供超過十一萬個床位。該公司企圖在短期內躋身巴黎證券交易所市值前四十大企業（CAC 40）[2]，它就是歐葆庭（Orpéa）。

本書也指出法國醫療衛生體制應負的責任，尤其是大區[3]衛生局（Agence régionale de santé）在各方面未能克盡監督之責，確保政府公款妥善用於照護我們的長者。

我關切的不只是「機構虐待」（maltraitance institutionnelle）的問題，這個詞很容易一竿子打翻一船人，淡化責任歸屬。我要揭露的是不為人知的社會運作機制，點名誰該為此負責，指出種種問題和可能的疏失。

本書是我從二〇一九年二月到二〇二一年十二月，花了將近三年時間，進行全職調查的成果。書中引用二百五十幾位背景各異的人士提供的證詞，涵蓋整個失能長者住宿機構和診所體系：除了家屬，還包括生活助理（auxiliaire de vie）、接待員、廚師、樂齡活動帶領者、照護助理（aide-soignant，以下簡稱護佐）、護理師、醫療主管、協調醫師（médecin coordinateur）[4]、失能長者住宿機構主任、大區經理，以及歐葆庭總公司的員工、該集團的高階主管、供應商、商業掮客及其競爭對手，也就是其他大型私人照護服務集團的執行長。最重要的證人包括前大區衛生局長、省參政委員會（Conseil départemental）[5]專責委員和三位前衛生部長：米榭爾．德羅內（Michèle Delaunay）、羅絲琳．巴舍洛（Roselyne Bachelot）、克勞德．埃文（Claude Évin），他們提供協助或分享他們的見解。

由於工作因素或擔心遭到報復，許多消息來源希望匿名作證。我別無選擇，必須接受他們的要求。反之，也有人以本名進行抗爭，為他們的證詞負責。大約有十五個人勇敢公開真實身分，幾乎同樣多的人承諾在訴訟時出庭作證，其中有些人應該被視為「吹哨者」，受到現行法律保護。

我的研究資料來自訪談（二百多個錄音檔）和大量的文件：包括電子郵件、照片、影片、錄音、醫療文件、歐葆庭集團內部的財務文件、補助經費支出明細表、失能長者住宿機構與省參政委員會、大區衛生局簽署的「三方協議」、法院判決書、勞動檢查局（Inspection du travail）的報告，以及省參政委員會的稽查紀錄。

1 譯注：在法國，Maison de retraite（退休之家）一詞為老人安養照護機構的通稱。老人住宿機構多元，可簡單區分為：收住可自理日常生活或輕微需協助的「老人住宿機構」（Etablissement hébergeant des personnes âgés, EHPA），以及本書中的「失能長者住宿機構」（Établissement d'hébergement pour personnes âgées dépendantes, EHPAD），為醫療化的養老院，主要收住六十歲以上，因身體或心理因素在日常生活中需要他人持續提供協助和照護的長者。失能長者住宿機構配置醫護團隊，提供全天候照護，並可收住失智或認知困難的患者。老人住宿機構提供的醫療支援則未如失能長者住宿機構充裕。詳請參見：https://www.service-public.fr/particuliers/vosdroits/F763。

2 譯注：CAC 40指數是巴黎證券交易所市值前四十大企業的股票報價指數。

3 譯注：大區（région）為法國第一級地方行政單位，目前法國全境劃分為十八個大區。

4 譯注：「協調醫師」是法國失能長者住宿機構規定必備的職位，通常為兼職，以其高齡醫學的專業為機構規劃住民的醫療照護方案，並確保住民的照護品質。

5 譯注：省（département）為法國第二級地方行政單位，目前法國全境有一百零一個省。省參政委員會為省的行政機關，透過兩輪投票直接普選產生，任期六年。

本書揭露了許多不當個人行為，我手上有文件和證詞可以證實這些指控，不過，鑑於本書旨在揭發體制面的問題，而不是個人問題，我讓這些被指控者保持匿名，除了歐葆庭的三位高階主管之外。最後，我要特別指出，儘管我多次嘗試，歐葆庭仍然拒絕回答我提出的幾十個具體的問題。就算讀者感到厭煩，我還是要反覆強調這一點。正反並陳是進行調查報導的基本倫理，但前提是遭到指控的公司及其主管願意回答問題……

儘管本書描述的事件發生在上塞納省（Hauts-de-Seine）的塞納河畔納伊（Neuilly-sur-Seine），一家名叫「塞納河畔」（Bords de Seine）的失能長者住宿機構，但我幾乎跑遍法國進行調查，包括巴黎、上塞納省、菲尼斯泰爾省（Finistère）、維埃納省（Vienne）、約納省（Yonne）、埃羅省（Hérault）、薩特省（Sarthe）、大西洋羅亞爾省（Loire-Atlantique）、洛特加龍省（Lot-et-Garonne）、埃納省（Aisne）、馬恩省（Marne）、吉倫特省（Gironde）、隆河河口省（Bouches-du-Rhône）、沃克呂茲省（Vaucluse）、塔恩加龍省（Tarn-et-Garonne）、孚日省（Vosges）和科西嘉島（Corse），我還去了盧森堡（Luxembourg）。

本調查順利進行了一段時間，沒想到在二〇二〇年春天，碰上嚴重特殊傳染性肺炎（Covid-19，以下簡稱新冠肺炎）疫情，使這項調查別具意義。這場全球大流行病造成好幾萬人死於失能長者住宿機構，暴露出法國公共衛生體制的缺陷，以及某些大型私人集團的黑幕。令人遺憾的是，冰凍三尺非一日之寒，終至釀成悲劇。

第一部　塞納河畔

第一章

銀髮族的天堂

莎伊達．布拉亞娜（Saïda Boulahyane）加快腳步，現在是早上七點十五分，再過幾分鐘，她即將展開她在歐葆庭集團第一天的工作。

出了地鐵站，她沿著塞納河和大碗島（Ile de la Grande Jatte）往前走。塞納河畔納伊的林蔭大道很寬闊，綠地修剪得一絲不苟，樹木錯落有致。想到要在這樣的新環境工作，她覺得很有成就感。她擔任生活助理快十年了，對這一行瞭若指掌：巴黎近郊破舊不堪的失能長者住宿機構每個月收費一千八百歐元，中級的每個月二千五百歐元，看起來比較像樣，至於高檔的每個月要價四千歐元，相當注重門面。但當她來到這棟氣勢恢宏的七層樓建築前面，寬敞的陽臺、柱廊和迎賓棕櫚樹映入眼簾，她覺得自己走進了另一個世界。

穿過大廳，她馬上發現她的第一印象是對的：「走進『塞納河畔』，感覺像來到銀髮族的天堂。」她第一次受訪時對我這麼說：「走過紅地毯和兩尊巨大的花瓶，你發現自己踩在五公分厚的天鵝絨地毯上。左手邊是那架著名的鋼琴，到處擺滿鮮花，我記得是白色的蘭花。每個人都笑容滿面，前面有一座琳瑯滿目的精品陳列櫃，真是美呆了。」對來替年邁親屬物色別致住所的有錢人來說，接下來的參訪一定會讓他們心動：首先，他們看到的是擺著香檳桶的洛可可風格酒吧和通往花園的長廊。來到中庭，坐著輪椅的住民在大型遮陽傘下喝咖啡；四周環繞著精心挑選的灌木叢，把城市喧囂隔絕在外。走進一樓的接待大廳，各個角落擺放著島型沙發。再推開幾扇門，就到了職能治療室，裡面附設精緻的馬賽克磁磚泳池。根據該機構的宣傳手冊，這裡有多感官治療室，還有心理師和心理運動治療師駐診。為了保持社交聯繫，每天節目表排得滿滿的：包括緩和體操、桌遊、記憶力訓練、烹飪、表演、縫紉、媒體、繪畫、閱讀、歌唱、聚會和各種出遊活動。全方位的奢華體驗，令人忍不住想馬上老個幾十歲，在這個超讚的地方享受人生。

二〇〇〇年代中期，歐葆庭打算進軍利潤豐厚的頂尖客戶市場，這家失能長者住宿機構是該集團大型計畫的一部分。最初的構想是一位熱愛精品與上流社會的女士提出來的，她總是穿著搭配黑色長褲的套裝，繫著路易・威登（Louis Vuitton）絲巾，打扮得無懈可擊。目前她在該集團旗下另一個事業部門工作，但二〇一六年布拉亞娜到職的時候，她是歐葆庭的協調經理，掌管該集團在法蘭西島（Île-de-France）大區所有的豪華失能長者住宿機構：巴黎十六區的「夏樂」（Chaillot）和「莫札特露臺」（Les Terrasses de Mozart）、十七區中心的「巴蒂尼奧勒藝術家」（Les Artistes de Batignolles）、旺沃門（Porte de Vanves）附近的「卡斯達那利」（Castagnary）、庫爾伯瓦（Courbevoie）的「李奧納多達文西」（Léonard de Vinci），其中最大的亮點就是位於納伊的「塞納河畔」。該機構自二〇一〇年開業以來，一直被歐葆庭當成宣傳樣板。幾乎每個月都有國外投資者或未來的商業夥伴來參觀，歐葆庭集團精心安排導覽，展現他們在空間規畫、場地維護、接待管理、照護服務等方面的專業知識，力拚成為全球失能照護產業的領導者。

「塞納河畔」除了被當成宣傳門面，也跟歐葆庭旗下所有的失能長者住宿機構一樣要會賺錢，而且要賺很大。這裡的房價高居全法國最貴之列，以「塞納河畔」一間二十平方公尺左右的入門款房型來說，每個月的租金將近六千五百歐元，至於附設浴室和更衣室的大套房，每個月的租金高達一萬二千歐元。每人每天收費三百八十歐元，是失能長者住宿機構平均費用的六倍，而且不是所有費用全包，還要另外支付上網費（每月二十五歐元）、電話費（每通十五分錢）、被服布品洗滌費、理髮費或修腳費。最後，根據住民的失能程度，每天的費用可能會增加五歐元到二十歐元（每個月最多六百歐元）。

這裡住的都是法國和外國富豪：大部分是企業家的親屬，也有演藝界人士和有錢的繼承人。其中最有名的有卡地亞（Cartier）夫人，她的司機幾乎每天都會開勞斯萊斯來接她去兜風；一位精神有問題的伊朗公主；以及法蘭索瓦絲・多蘭（Françoise Dorin）這位才女作家、演員尚・皮亞（Jean Piat）的摯愛。這裡也常常看到退休記者、高階公務員或法國政要的親屬，最近有一位法國第五共和的前總統之子低調入住，儘管他年事已高，大家還是經常看到他魁梧的身影悄悄出現在二樓走廊拜訪鄰居，向她獻上吻手禮，似乎禮數相當週到。

但二〇一六年六月的那個早晨，當布拉亞娜第一次踏上紅地毯的時候，一個名人都沒看到。一樓走廊上一片寂靜。大廳深處，一位老太太聚精會神在讀報，她弓起背，幾乎把臉貼在鉛字上。另一個角落裡，兩位女士正在喝茶玩牌。布拉亞娜靜靜地看著這幅安詳的景象。她記得，當時她甚至覺得，這裡的味道跟她之前工作的機構很不一樣，她說：「聞起來有茉莉花香！」

「塞納河畔」的櫃檯接待員粗魯地打斷她的思緒。布拉亞娜回答了幾個她是誰、為什麼到這裡來的例行性問題之後，前往五樓的特殊照護專區（unité protégée），夜班護佐在那裡等她來接班。電梯裡還有另一個驚喜等著她，在大多數貴賓入住的二樓，電梯門打開，一位身穿西裝的服務生走了進來。他手臂上掛著白色餐巾，手推車上擺滿銀質托盤、一壺壺柳橙汁和熱騰騰的甜酥麵包。他們在電梯往上爬升兩層樓的時候，簡短地交談幾句。布拉亞娜自我介紹，說她第一次來這裡打工。對方面露苦笑，對她說：「那就加油囉！」令她感到莫名其妙。到了五樓，電梯門打開，她走進另一個世界：「天堂瞬間成了地獄，我從來沒看過這樣的景象。我今年五十四歲，在很多企業工作過，這是我這輩子看到最慘不忍睹的一幕。」

第二章

一天三塊尿片

我剛展開本調查的時候認識布拉亞娜，當時我替《世界報》旗下的《M》雜誌（*M, le magazine du Monde*）寫了一篇報導，談到一個特別禁忌的話題：銀髮同志在安養照護機構的處境。

不過，處理長者議題不是我的專長。近幾年我關注國外議題，尤其是阿拉伯世界國家，如突尼西亞、巴勒斯坦或伊朗。身為獨立記者和紀錄片導演，我處理的主題相當多元，包括阿爾及利亞政府當局的反對者、伊朗女性示威者、義大利崛起的奈及利亞黑手黨，以及蒙古農村人口外流。我經常合作的媒體有《世界報》旗下的《M》雜誌、《巴黎競賽畫報》（*Paris-Match*）、《霓虹燈》（*NEON*）雜誌、《紅秀》（*Grazia*）雜誌、《XXI》

期刊、法國電視一臺（TF1）、法國電視六臺（M6）、付費電視頻道《第十三街》（13e Rue）以及紀錄片平臺Spicee。我幾乎從不接受委託，比較喜歡自己構思主題。

二〇一八年四月，我初嘗為人父的喜悅，決定暫時把重心放在國內議題上，避免連續好幾個星期不在國內。我對即時新聞和政治新聞不太感興趣，我希望盡可能貼近民眾的生活，報導那些鮮少被處理的議題，如銀髮同志的照護、身心障礙者的性苦悶或監獄如何因應受刑人高齡化的現象。

我對長者的生活處境特別有感。因為他們往往有著多重障礙，虛弱不堪。因為他們說起話來有氣無力。因為他們臉上的皺紋打動了我。而且，在我探討這些議題的時候，就像在跟我的祖父安托萬（Antoine）說話，他的人生即將走到盡頭。

我為《世界報》旗下的《M》雜誌寫了一篇文章〈失能長者住宿機構不准搞同性戀〉（L'homosexualité interdite de séjour en Ehpad），這是我打算寫的一系列關於長者的報導的第一篇。我看到愈來愈多長者孤苦無依，嚴重受虐，身為家屬的我們要為此負起部分責任。幾乎沒有人照料他們的日常起居，提供有尊嚴的照護，讓他們不致於淪為「長者虐待」的受害者。

羅宏・賈西亞（Laurent Garcia）是一家失能長者住宿機構的護理主任，他全程協助我完成第一篇報導。報導刊出之後，引起醫護人員與同志社群熱烈迴響，他決定告訴我他在歐葆庭的工作經驗，他說，待在「法國最豪華的失能長者住宿機構」「塞納河畔」的那幾個月實在糟透了。他踢爆該集團高層厚顏無恥，以致虐待事件頻傳，員工管理漏洞百出，違反醫療規範，從上到下都在撙節開支。他一臉嚴肅地對我說：「你應該去看看那裡發生了什麼事，真可恥。」

儘管我很信任他，還是很難想像這麼一家豪華機構竟然發生過這麼多疏失。為什麼該集團對此坐視不管？這些問題總有一天會害它形象受損，甚至影響獲利。我決定著手調查，一探究竟，請賈西亞幫我聯絡一些他在歐葆庭工作期間的前同事。布拉亞娜是我最早認識的人之一，當時我還不知道，我在她之後還會見到好幾十個人，也不知道這則「社會新聞」會讓我在接下來三年裡，幾乎走遍法國每一個角落，埋頭研究這個像滾雪球般愈滾愈大的案子，它牽涉的層面遠遠超過虐待。

二〇一九年三月，我好奇地走向巴黎夏洪大道（Boulevard de Charonne）上的露天咖啡座，親切樂天的布拉亞娜和賈西亞坐在那裡等我。他們兩個人在失能長者住宿機構認識，一見如故。賈西亞五十四歲，乍看之下有點無精打采。他穿著粗布牛仔褲、麂皮夾克和圓領T恤，像個優雅貴公子。但他說起話來滔滔不絕，全力投入他在失能長者住宿機構護理主任的工作。他最喜歡的事情之一，是在推特上對決策者和領導人嗆聲，不管對方是馬克宏（Emmanuel Macron）總統任內的衛生部長阿涅絲．比贊（Agnès Buzyn）、奧利維爾．韋蘭（Olivier Véran），還是私立長者住宿機構、公寓與到宅服務全國聯合會（Synerpa），或歐葆庭集團執行長伊夫．勒馬斯內（Yves Le Masne），他說話都很衝。他激進的發言有點像黃背心（gilet jaune）示威者，但不要指望他真的穿上黃背心。他是個處境優渥的反抗者，但不妨礙他全心全意照護長者。他也是個真情流露的人，我好幾次看到他在我面前因為悲傷或憤怒而哭泣。我們認識一年多之後，在新冠肺炎肆虐期間，這位護理主任對住民慷慨無私的付出，以及對醫護團隊無微不至的關懷，讓《世界報》和芙蘿倫絲．歐貝納（Florence Aubenas）的讀者，以及法國國際廣播電臺（France Inter）晨間新聞的聽眾無不動容。

布拉亞娜則是一位謙遜而謹慎的女士，她很關心她每天照護的長者，但她的經濟狀況不允許她惹麻煩，她唯一能做的就是盡力做好她份內的工作。那天晚上，她跟賈西亞一起開懷大笑，但從她說話的口氣、她的沉默、她菸不離手的樣子，我覺得她狀況不太好。在失能長者住宿機構擔任生活助理的待遇不比清潔女工好多少，何況她只是派遣人員。她在歐葆庭的薪水不高，每個月的稅前收入大約一千四百七十歐元，工作繁重，地位低微，隨時會被取代。但除此之外，最讓這些生活助理耿耿於懷的是他們照護的長者，是他們惶恐的眼神、顫抖的雙手、孱弱的身體，尤其是他們受到粗暴的對待。

隨著時間過去，這些工作上遇到的狀況在他們身上留下了痕跡。皮膚長繭了，心情變差了，笑聲不再清脆，不知不覺陷入憂鬱。

布拉亞娜告訴我，她在幾家大型企業工作過，包括世界第二大、法國最大的失能照護服務集團柯利安（Korian）。她自告奮勇去大家公認最操的特殊照護專區，照護所謂的「癡呆」老人。他們大多有嚴重的認知障礙，導致他們出現情緒、記憶與行為問題，有時候還有暴力行為，很多人罹患了阿茲海默症。為什麼布拉亞娜選擇在這裡工作？她只是覺得自己幫得上忙，特別是在這家機構。「我來到特殊照護專區，電梯門一打開，就知道有問題。一進去就聞到一股難聞的尿騷味，我很清楚，這是因為沒有常常換尿片的緣故。」接著她說：「確實是這樣，我在那裡工作了快一年，您一定想像不到，我們必須拚命為住民爭取失禁護理用品。尿片是定量供應的：一天最多三塊，多一塊都不行，不管住民是不是生病，得了腸胃炎還是傳染病，沒有人在乎。」賈西亞聽了布拉亞娜的話之後臉紅了，她立刻說：「不是你的錯。我知道你努力替我們爭取過，你盡力了。」

護理主任賈西亞在這家失能長者住宿機構負責採購，估算失禁護理用品（尿片）、敷料、小型醫療器材、營養補給品、沐浴手套的使用量……但他沒有決定權：「我當然替我的醫護團隊和住民努力爭取過。」他難過地低聲說：「但只是白費力氣。我每個月只能採購一次。大部分的訂單經過機構主任批准之後，交給協調經理，但協調經理必須聽從法蘭西島大區經理的指示，東砍西砍。沒有他的批准，什麼都不能買。我們沒有庫存，只能在每個月二十五日訂貨，所以幾乎每個月最後一週或次月第一週，我們就沒有尿片了。所有的護佐都會跑到我辦公室抱怨，我盡力安撫他們，我可以理解他們的憤怒，但我能怎麼辦？」

隨後賈西亞會上去七樓，向歐葆庭的協調經理說明狀況。「我去她的豪華辦公室拍桌嗆聲，這也是他們後來炒我魷魚的原因之一。她要我冷靜下來，卻什麼都不做。她大概認為自己給我的薪水還不錯，所以我應該乖乖聽話。」

布拉亞娜詳細告訴我定量供應尿片的後果。早上換一次，下午兩點再換一次，然後就要等到晚上。如果她的受照護者下午排泄了，只能讓他在糞便裡待上好幾個小時，不管聞起來多臭，不管他有多麼難受，對健康多麼有害。這裡跟氣氛安詳、殷勤體貼的一樓接待大廳有天壤之別。布拉亞娜說，她在這裡看到許多令她心碎的事。她記得，有一個有行為問題與暴力傾向的住民，在憤怒與絕望之下把髒尿片扔到牆上。還有一次，她別無選擇，只好把浴巾綁在好幾位住民身上，當成尿片來用。

她告訴我，這裡一天到晚缺尿片，有些家屬乾脆就自己買。他們每個月付將近一萬歐元，卻擔心雙親沒有尿片可以換。為什麼歐葆庭這家跨國集團旗下最豪華的失能長者住宿機構要剋扣尿片？這關乎長者的基本福祉，何況一塊尿片才幾十分錢：一般尿片平均二十五分錢，最貴的也只要五十分錢。

在歐葆庭工作的這一年裡，布拉亞娜煩惱的遠遠不只是尿片問題。她說，幾乎所有長者的日常護理用品都缺。不知道有多少次，她發現自己沒有拋棄式沐浴手套、床單和浴巾可用。她說：「我有好幾次必須讓三位住民共用一條浴巾。如果我發牢騷的話，就覺得自己好像在找麻煩。」似乎連吃的也定量供應：「食物都是零零碎碎地給。他們早餐只有兩塊麵包片，別想要第三塊。下午的點心只有一塊瑪德蓮蛋糕，想再吃一塊，門都沒有。而且早上常常沒有牛奶或果醬，我只好設法拜託服務生幫我留一點。我跟您說，這跟在打仗沒兩樣。」

這種豪華機構竟然老是缺東缺西，真是匪夷所思。布拉亞娜不是唯一一個這樣說的人。後來我訪談了三名護佐，其中有一名是員工代表，還有一名護理師和一名生活總管

（maîtresse de maison），他們在不同時期在「塞納河畔」不同樓層工作過，卻描述了同樣的狀況。

過了幾個星期，在「塞納河畔」工作了六年多的喀麥隆裔護佐約蘭德．克羅斯瓦德（Yollande Crossouard）在賈西亞的陪同之下告訴我，她因為多次抗議物資短缺而被歐葆庭解僱：「我（二〇一八年）在那裡上班的最後一個週末，沒有沐浴手套。您知道我不得不怎麼做嗎？把小垃圾袋套在手上，幫他們洗澡。我向醫務室投訴這件事。結果星期一被叫去主管辦公室，他對我說：『這封信拿去！您被停職了。』然後，他像對待罪犯一樣對待我，為了確保我走人，把我帶到更衣室去，站在門口等我換衣服。」

她旁邊的艾莉奧諾．庫阿梅（Éléonore Kouamé）點頭表示贊同。這位曾經是象牙海岸（Côte d'Ivoire）明星演員的護佐也在「塞納河畔」工作過幾年，常常跟克羅斯瓦德在同一層樓。她到現在仍然記得那裡物資短缺，氣氛很差：「在『塞納河畔』，只有家屬在場，他們才會演一下。到了星期天就端上香檳，笑臉迎人。但別的時候，他們什麼都不在乎。看到那些工作了一輩子，在戰場上出生入死的人受到這種對待，我很難過。但我能怎麼辦?!那些主管如果省了錢，就有獎金可以拿，實在有夠扯。」

除了物資短缺以外，這些生活助理和護佐遇到的另一個大問題是人手不足。四樓的特殊照護專區裡有十四位患有多重疾病、行為失控的住民。當我問布拉亞娜，有多少人跟她一起工作的時候，她說得很清楚：「我實在難以啟齒，」她一開始是這麼說的。沉默良久之後，她才向我透露：「我們通常有兩個人。但我常常自己一個人從早忙到晚，從早上七點半忙到晚上七點半，照顧這些住民，幫他們換尿片，餵他們吃飯，陪他們打發時間，這種情況發生過好幾次。」賈西亞接著說：「上面要我遇缺不補。缺人對他們來說正中下懷，可以幫他們省錢。」但我們要知道，生活助理三成的薪水和護佐全部的薪水都不是由失能長者住宿機構支付，而是政府公款買單。然而，布拉亞娜說，她記得很清楚，歐葆庭下達非常明確的指示，不准找人遞補：「當我抱怨自己一個人要管理一整層樓的時候，他們這樣說了好幾次。他們告訴我：『我們什麼都不能做。我們沒有權利僱人。』」根據我進行的大量訪談，這家機構有一百二十五個床位，但值夜班的通常只有三個人：一個人負責一個區，還有一個人負責其他樓層，而且值班人員不是護佐就是生活助理，萬一有人需要緊急醫療照護，現場根本沒有護理師。

「塞納河畔」似乎每一層樓都出了問題。首先是竊案頻傳，而且幾乎總是不了了之：名牌衣服不翼而飛，放在床頭櫃上的戒指或項鍊不見了，有時候連放在錢包或私人保險箱的現金也會神奇地人間蒸發。吉雍・戈貝（Guillaume Gobet）是法國總工會（Confédération

Générale du Travail）的會員代表，曾經在歐葆庭旗下另一家失能長者住宿機構擔任廚師。「在我工作的那家機構，有一位很有錢的女士，習慣把她的藍寶石戒指或珍珠項鍊等首飾塞在衛生紙團裡。問題是那裡的護佐缺乏培訓，工資太低。他們拿最低工資（Salaire Minimum Interprofessionnel de Croissance），工作條件惡劣，再加上這家公司又放任不管。所以可以確定的是，那些衛生紙團是永遠找不回來了。」

賈西亞和布拉亞娜告訴我，另一個很會從「有錢老人」身上揩油的是他們的主治醫師。之前有一位跟歐葆庭長期合作的醫師，常常每個月或每隔兩星期就主動來替他十五位左右的病患看病。只要家屬沒有叫他不要來，他就一直來，沒有人確實知道這麼做有什麼好處。他給每位病患更換處方，收取八十到一百歐元不等的費用。賈西亞氣憤地說：「他甚至常常連病人都不看，在處方箋上簽個名就走了！」這樣可以撈到不少油水，反正對這些有完整醫療險的有錢人家來說，根本不痛不癢，一切都有法國社會安全局（sécurité sociale）買單。他接著說：「還有一個牙醫，補個牙要收一千二百歐元，有時候還要求付現，卻沒有人說什麼。」有一陣子，「塞納河畔」的主責護理師（infirmier référent）把所有住民的健保卡（carte Vitale）都藏起來，不讓外人占他們便宜，但這一招玩不了多久，她不到一年就被炒魷魚了。

顯然，在失能長者住宿機構裡，金錢不總是能買到幸福，有些「塞納河畔」住民的家屬也意識到這一點。我展開調查的幾星期之後，拿到一份內部文件，顯示二〇一六年和二〇一七年，有幾位家屬向該機構求償，如實反映了賈西亞、布拉亞娜、克羅斯瓦德、庫阿梅和很多員工反映的問題。「塞納河畔」六樓一位住民的律師提到大量僱用臨時人力、食物定量供應與工作人員壓力過大的問題。三樓一位住民的女兒要求勤換尿片，隔壁鄰居的家屬則抱怨衣服「不翼而飛」，二樓和五樓也有好幾位住民的家屬抱怨東西遺失。有的家屬要求退款，有的抗議沒有值夜班的護理師，還有人指出回應病患的時間久得離譜。至少有六位家屬投訴身體清潔有待改善，在給藥、被服布品管理和膳食品質方面也頻頻出包。

這裡談到機構虐待、人力不足、尿片與醫療物資短缺，並不是「塞納河畔」特有的問題。身為一名記者、讀者與電視觀眾，我已經讀了許多關於這方面的調查報告。

不過，我意識到「塞納河畔」的情況反映出更多的問題。當時我還不知道接下來會挖到什麼，但我認為，在每天收費這麼貴的高級失能長者住宿機構發生虐待事件，已經很值得大書特書了。賈西亞提醒我注意「塞納河畔」的情況之後，我透過好幾位員工取得可信一致的證詞。現在，我要透過家屬來瞭解這些住民真實的日常生活。

第三章

籠子裡的阿茲海默症患者

一棟老舊的建築座落在巴黎近郊一家汽車修理廠和一幢幢毫無特色的建築物之間；充當入口的車庫裡堆滿了紙箱和雜物：我瞬間以為自己走錯了地方，猶豫著要不要折返。我跟嬉皮流行服飾品牌貝倫尼斯（Bérénice）的創辦人弗雷德里克・克里夫（Frédéric Krief）約在總公司見面，被請進他的辦公室等候。

過了大約二十分鐘，他出現了，兩名年輕女員工在他耳邊爭論不休。他坐下來聽她們說完，把她們打發走，說他半小時後再處理，現在別來煩他。克里夫先生是個大忙人，飛來飛去到處出差。他在二〇〇四年創立了貝倫尼斯，立志打造一個國際集團。我很難在他滿檔的行程中跟他約時間碰面，不過，看在他父親分上，他還是在百忙之中騰出半小時。

他父親就是布拉亞娜跟我提過的那位在憤怒與絕望之下，把尿片扔到房間牆上的住民。

在父親生前最後幾年，克里夫目睹他的病情每下愈況，到後來已經完全認不出自己的兒子了。這位八十幾歲的老先生有嚴重的認知障礙和暴力傾向。起初，克里夫先生讓他住在塞納河畔納伊的公寓裡，請了三名家庭看護，但在父親發病幾次之後，決定把他送進阿茲海默症患者專責照護機構。他選了他家附近的「塞納河畔」，去巴黎的時候就可以順路探望父親。克里夫一眼就看中這家機構：「那裡簡直就像地中海俱樂部（Club Med）的豪華度假村！裡面有游泳池，桌上鋪著白色桌巾，擺著鮮花，真是太讚了！」他仔細描述給我聽，還是一臉陶醉的樣子。「不過，對頭腦清楚的人來說當然很棒，但對阿茲海默症患者來說，就不是這麼一回事了。」

克里夫去「塞納河畔」探望父親的時候，沒發現有什麼不對勁，但他也聞到布拉亞娜說的臭味。他告訴我：「的確有件事情讓我很不舒服，我每次去都會聞到一股尿騷味，可能是因為他們沒有常常換尿片。總之，我待在那裡的時候，感覺快窒息了。」除此之外，沒有什麼可以抱怨的。他曾經多次詢問管理人員，聽說水療效果很好，為什麼他父親從來不去游泳？但他們總是跟他保證說會帶他去。也許是他不常來，所以沒發現他父親到底受到什麼樣的對待。後來他告訴我，他遇到一位非常細心的護佐。「我運氣超好，遇到一個很棒的女生來照顧爸爸，她叫莎伊達・布拉亞娜，她是最棒的。她不在就會天下大亂，但有她在我就放心了。」布拉亞娜跟老克里夫先生很投緣，兩個人都來自北非，當老克里夫先生狀況好的時候，兩人喜歡聊起家鄉往事。

布拉亞娜實地觀察這位患有多重疾病的老先生和他的鄰居們的日常生活，他們的情況也好不到哪裡去。「講白了，『塞納河畔』特殊照護專區的住民被當成垃圾。很抱歉必須這麼說，但這是事實，他們虐待可憐的老克里夫先生。他來的時候處於阿茲海默症初期，但沒有人給他任何刺激，讓他在房間裡睡一整天，病情當然會惡化。」克里夫先生記得他對此感到驚訝，但沒有意識到這麼做問題有多大。「的確，當我下午來的時候，他常常都在睡。我很火大，叫他們不要再讓他整天睡覺了。但他們有沒有改進？我也不清楚……」當然，他很瞭解企業文化，不至於馬上把事情鬧大。「您知道，我是公司主管，我很清楚他們能做的有限，」他坦白地告訴我：「公司給這家失能長者住宿機構的主任一定的預算，他只能盡力而為。這裡絕對沒有人是壞人，但他們手上沒有足夠的錢好好做事。」

布拉亞娜記得，在她任職期間，特殊照護專區的住民並沒有參加機構裡頻繁而豐富的活動。她印象中只有請治療犬來進行過幾次「擁抱療程」（câlinothérapie），這些快活而親人的狗狗搖著尾巴，乖巧地在拄著拐杖、步履蹣跚的長者之間穿梭，或用頭磨蹭他們的手肘。但她認為不管狗狗有多可愛，對於維持記憶力、刺激感官、保持專注、辨識物品和臉孔，都不會有什麼幫助。有沒有安排一些跟思考、藝術、園藝有關的活動？有沒有讓他們跳舞？玩簡單的組裝遊戲？這些她都沒印象，她只記得她不可以帶這些住民去一樓或二樓，以免有損機構形象。不管在巴黎聖母院還是「塞納河畔」，「駝子」[1]都見不得人：「一個垂著頭或瞪大眼睛的老人有損歐葆庭的形象，」布拉亞娜說：「我們寧可把他們藏起來，因為他們上不了檯面，配不上天鵝絨地毯。」總之，這家失能長者住宿機構很習慣把住民藏起來。好幾位工作人員告訴我，每次有「投資者」來訪，「塞納河畔」就搖身一變，成了完美無瑕的樣品屋。他們要花好幾個小時，把所有東西收拾乾淨，在走廊上狂噴除臭劑，讓這裡聞起來不像安養照護機構。為了讓訪客參觀醫務室，還要把狀況不夠好的住民趕到樓上去，讓他們待在自己房間裡，直到訪客離開。

布拉亞娜在這麼一個奇怪的地方，竭盡所能地照護老克里夫先生，維護他的尊嚴；她定期打給他兒子，讓他瞭解父親的狀況——儘管她省略了某些細節——並提醒他要小心：「她很棒，常常打來告訴我：『我這個週末不在，記得來看他喔！』所以我不敢疏忽，不是親自跑一趟就是請人去看我爸。」幾個月之後，家屬和護佐之間建立了深厚的信任。布拉亞娜很感動地想起有一天，小克里夫先生為了感謝她的付出，送她一件貝倫尼斯上衣：「這讓我很感動，我們很少收到禮物。家屬肯定我們的工作，對我們來說意義重大。這件上衣還在，我很常穿。它真的很好看，想想看，這一件要一百五十歐呢！」她轉身對賈西亞說。

有布拉亞娜在，克里夫先生或許原本可以放心讓父親在「塞納河畔」多住幾年，不會察覺任何異狀。但二〇一六年九月的一個晚上，我訪談過的吉東塞維拉（Guidon-Sevilla）一家人比平常晚了一點來到這家機構。吉東夫人跟她的孩子們開車接她先生去吃晚飯，再把他送回特殊照護專區。他們回來的時候發現，整層樓一個人都沒有，夜班護佐不見蹤影。然後，他們聽到一陣低沉的撞擊聲，好像有人在捶打牆壁。他們走過空蕩蕩的走廊，目瞪口呆地發現有一間臥室的門把上綁著一條床單，是老克里夫先生的房間。老先生被鎖在房間裡，搞不清楚發生了什麼事。這家人相當震驚，在通報機構主管之前拍下

1 譯注：指法國作家雨果（Victor Hugo）的名著《鐘樓怪人》（*Notre-Dame de Paris*）中的主角，巴黎聖母院的駝背敲鐘人加西莫多（Quasimodo）。

照片，馬上寄給克里夫先生。他看了怒火中燒：「我氣瘋了，」他繃緊下巴，低聲說：「他們把我爸鎖在房間裡。您能想像嗎?!他們讓他白天昏睡一整天，這樣就不用照顧他了，所以他晚上醒來很正常，問題是晚上整層樓只有一名護佐……我不用再解釋了吧?!她不得不把他鎖起來，才能去照顧其他人。因為他精神很好，會一直煩她，而她忙不過來，就把他鎖起來了！」

收到這張照片之後，克里夫先生火速趕到「塞納河畔」。他穿過大廳，看也不看櫃檯接待員一眼，扶起有點焦躁不安的父親，收拾所有的東西，扔進大行李箱裡，離開「塞納河畔」，發誓再也不會踏進那裡一步。

克里夫先生拒絕支付最後一個月的帳單。當時「塞納河畔」的主管曾經為了這件事向他道歉。然而，三個月之後，他收到一封催繳通知書，接著執達員也來了。

克里夫先生堅決不讓步。為了替他父親出一口氣，他跟歐葆庭鬧上法庭，我調查得愈深入，愈發現這不是單一個案。見過克里夫先生之後不久，我認識了一位傷心的女士，她母親在「塞納河畔」的普通房間住了四年多。她跟克里夫先生一樣，發現這家機構問題很多，為此付出很大的代價。

第四章
女兒的抗爭

「我爸生前是個王八蛋。他在二〇〇六年五月病倒之後，都是我在照顧他，直到最後。儘管他去世前一週的星期六，我們還大吵一架，但這是我的責任。」

胡塞勒（Rousselle）*[1]女士不是被捧在掌心長大的嬌嬌女。她說，她的童年過得很悲慘，從小母親對她不聞不問，她稱之為「怪物」的父親常常揍她。後來，父母反對她的婚姻，將近二十年不肯跟她先生見面。直到他們步入晚年，她父親病倒之後，才決定跟她聯絡，當時她已經年近六十了。當她接到這通睽違已久的電話，突然出現在他們家

1 譯注：本書人名後標注星號*者為假名，保護要求匿名作證的消息來源。

占地九十公頃的波爾多（Bordeaux）葡萄園，莊園的員工才難以置信地發現有她這個孩子，因為從來沒有人提起她。我對於她後來依然盡力照顧雙親感到驚訝，然而她斬釘截鐵地說：「這是為人子女的本分。」

胡塞勒*女士跟我約在巴黎第八區一家別緻的小酒館碰面，這位女士身材嬌小，精力充沛，令人印象深刻。我注意到她跟服務生說話的口氣既粗魯又靦腆，她那雙疲憊的眼睛，跟她母親一樣得了青光眼並持續惡化，還有我問她問題的時候，她攥得緊緊的雙手。六十年過去了，不幸的童年在她身上留下的傷痕並沒有淡去。她同意跟我見面，談談她母親在「塞納河畔」的遭遇，但她不願意透露姓名。她反覆強調，歐葆庭令她害怕，因為這個集團跟政壇大咖關係密切：「您不知道他們會幹出什麼事，他們有權有勢，非常危險。」有時候她會打斷我的話，懇求我：「答應我，千萬不要寫出我是誰！」幾個小時之後，我在她律師的見證之下簽了保密協議，保證不洩露她的身分，並且在我的報導中使用假名。這是我簽的一大堆保密協議中的第一份。

胡塞勒*女士的母親在先生去世後無依無靠，身體又差，於是她女兒決定把她接來巴黎照顧。儘管母親年事已高（八十二歲），虛弱不堪（雙眼幾乎失明，必須坐輪椅）

又難相處，她女兒一直不肯把她送進失能長者住宿機構，寧可請居家照顧服務員（aide à domicile，以下簡稱居服員）來照顧她，誰知道卻是惡夢的開始：「有人告訴我，聯絡某個組織可以找到人，」她說：「結果狀況百出，有些女居服員喝得醉醺醺的，我媽驚慌失措地打給我，要我把她攆出去……」還有一次，一個驚慌失措又羞愧不已的男士在她母親公寓裡打給她。他說，他人在書房裡，有個女人剛剛為他提供性服務，但他走進另一個房間，卻看到裡面有個睡得正熟的老太太。電話另一頭的她說不出話來：原來那位居服員給她可憐的媽媽下了藥，讓她昏睡，好在隔壁房間賣淫……歡迎來到銀髮商機大爆發的時代！

後來又發生了一件事，讓胡塞勒*女士下定決心把母親送進機構。最後一個居服員讓這位八十幾歲的老太太在公寓裡摔倒之後，打給消防隊求救。但她一到龐畢度醫院（Hôpital Georges Pompidou）就溜了，把失明的老太太一個人丟在走廊上。胡塞勒*女士當時人在波爾多照料家族經營的葡萄園，凌晨三點接到醫院來電，要她隔天早上九點去接她母親。「我實在沒辦法，」她說：「我寧可在家裡照顧我媽，但她生活無法自理，整間公寓要重新布置才行，不然她可能會撞倒檯燈，或打開烤箱就把房子燒了。何況，我再也不敢請居服員了。」這位很有責任感的女士試著親自照顧母親，但實在太難了，她做不到，也不知道怎麼做。她纖細的手臂抱不動她母親，看到母親赤裸衰老的肉體令她想吐，她感到內疚卻無可奈何。她不得不承認，她實在力不從心。

就在胡塞勒*女士苦思解決之道時，她遇到一位同病相憐的鄰居：「他向我推薦塞納河畔納伊的『塞納河畔』，他把媽媽送去那裡，說那裡環境好又漂亮，我接受了他的建議……」然後，她停頓了一下，有點生氣地說：「但他沒有告訴我，他根本沒去看他媽媽，也沒有照顧她，他大部分時間都在美國。」是啊，「塞納河畔」遠遠看起來似乎真的很讚。

胡塞勒*女士費了一番唇舌，終於說服不肯離開公寓的母親。二〇一二年的夏天，她們來到這家豪華的失能長者住宿機構，匆匆走了一圈，被這裡的環境和他們提供的服務吸引。胡塞勒*女士發現這裡收費相當昂貴，但她跟後來我遇到的許多家屬一樣，說她希望讓母親住最好的。

於是，她懷著五味雜陳的心情把年邁的母親留在「塞納河畔」，感到內疚、如釋重負又憂心忡忡。這家機構當天沒有要她簽入住合約書，接下來的幾個星期也沒有，儘管照規定應該要簽。當時她心事重重，無暇顧及這些細節。她馬上動身前往波爾多，並打算盡快回來探望親愛的母親。

過了幾個星期，老太太開始抱怨別人對她不好，或沒有人照顧她。胡塞勒*女士很瞭解母親的個性，認為她誇大其詞，不管怎麼做她都不會滿意。夏天過了，緊接著是採收葡萄的季節，胡塞勒*女士在酒莊裡忙得不可開交，她到晚年才接下這份新工作，必須從頭學起，而且天氣惡劣，影響收成，直到十一月她才有空回巴黎一趟。她看到的事情令她勃然大怒：「我媽告訴我她被打了，我也看到她腿上的瘀青。她告訴我，那裡的人對她很粗暴無禮，經常不聞不問。」胡塞勒*女士決定找律師諮詢，而且對方不是一般律師，是巴黎律師公會的前會長。他警告她千萬不要提告：「這樣會被列入黑名單！」據說他這麼告訴她：「以後您就別想在其他機構找到床位了。」

胡塞勒*女士聽懂了，轉而求見歐葆庭的法蘭西島大區經理。在她的堅持之下，對方答應了，他婉轉地向她保證，這種事情不會再發生，他們會在臥室電話上多加一個裝置，方便她失明的母親聯絡女兒，然後一切都會恢復正常。但她說，這個裝置從來沒裝上去。

胡塞勒*女士感到放心，決定讓母親留在「塞納河畔」：「我一開始對他們說的照單全收……」她嘆了一口氣：「而且儘管我媽常常抱怨，還是很高興有其他住民作伴，也交到一些朋友，她不想離開這裡。」「塞納河畔」也不是一無是處，這家機構很熱中辦活動，從星期二到星期六都有專人負責帶活動，讓住民有事可做，至少是那些被帶來參加活動的住民——在機構一百多位住民當中，大約有二十五位。音樂家或講師大約一星期來兩次，帶領他們思考、欣賞音樂、回顧人生值得懷念的時刻。有時候管理人員會在下午安排主題活動，特別令人印象深刻的有「查爾斯頓舞」（charleston）之夜，勾起住民年少輕狂的回憶，還有所謂的「中世紀」日，管理人員在這一天幫住民與家屬租了一百多套領主夫人與騎士的服裝，還有斗篷和劍。當然，胡塞勒*女士可憐的母親不能全程參加活動，但她會出席，半閉著眼睛躺在扶手椅上。每當有人在這些場合問她要不要來杯香檳，她會跳起來，用她低沉的嗓音回答：「喔，當然好！」

不過，胡塞勒*女士並沒有因此任由這家機構為所欲為，她不希望母親因為她的疏忽而出什麼差錯，所以更常來看她。老太太過去幾年吃盡苦頭，現在耳朵重聽，幾乎全盲。多虧胡塞勒*女士常來探視，她開始意識到情況有點不對勁。她說，她好幾次在會客室或走廊上，看到被丟下不管的住民呼救。她也幫忙呼叫，卻沒有人來，於是她只好陪他們回房間或上洗手間。在她母親住的三樓，通常只有一位員工協助二十幾位住民用餐，她認為這根本不夠。胡塞勒*女士每次去探望母親，總是主動扮演生活助理的角色，不只餵她母親吃飯，還要餵那些無精打采的鄰居，因為他們再也沒力氣拿起湯匙了。那她不在的時候怎麼辦？

我蒐集到的許多證詞，特別是布拉亞娜和賈西亞的證詞，都顯示位於塞納河畔納伊的這家失能長者住宿機構發生嚴重營養不良的問題。根據家屬與機構主管往來的電子郵件，該機構的體重紀錄顯示，二〇一六年有七成五的住民營養不良，比例高得嚇人。某住民的女兒義憤填膺地在一封郵件中表示痛心：「我記得，最近我看到他骨瘦如柴，好像剛從死亡集中營出來！身為負責任的成年人，我們怎麼能袖手旁觀？」儘管這位深受打擊的女士可能措辭不當，但她呼籲我們採取行動，何況這個問題在「塞納河畔」已經不是一天兩天了：早在二〇一四年，這家機構的協調醫師進行一系列檢查之後發現，有八成四的住民營養不良，她不得不通報主管。

為什麼這麼一家豪華機構會有人營養不良？這裡跟其他同等規模的機構一樣，也有專職廚師和服務生。但在「塞納河畔」，一切似乎只考慮到健康的住民，而不是需要照護的長者。

拿這家機構的食物來說好了，我蒐集到的證詞顯示，這裡的食物品質遠遠優於該集團旗下的其他機構。但是，歐葆庭的實際情況總是遠比表面上看到的複雜。相較於該集團大多數機構的「每日膳食費」（coût repas journalier）只有四歐元，歐葆庭的膳食費確實高出很多，並隨著該機構不同時期的獲利狀況而變動。跟我聊過的老員工指出，整體來說，食物品質每況愈下。吉東塞維拉女士說，她曾經好幾次拿著她先生的餐盤去找主任，對他發飆：「您自己吃吃看！這塊肉連餵我家的狗都不配。」此外，在「塞納河畔」，不是每個人都享有同樣的待遇。住在二、三樓的貴賓吃的是美饌佳餚，一般住民菜色普通，被關在四、五樓特殊照護專區的住民只有湯、麵包片和優格，落差很大。而且這些菜色往往是為正常進食的人設計的，不適合有吞嚥困難的人。

至於用餐，根本沒有足夠的人力協助餵食極重度和重度失能的長者。護佐值班的時候不知道看過幾次，餐廳裡到處都是尚未拆封的晚餐餐盤，被分身乏術的生活助理丟在那裡。「塞納河畔」有些員工已經習慣把他們平時看到的慘況拍下來，特別是那些原封不動的飯菜，他們寄了這些照片給我。

胡塞勒*女士再也受不了讓母親過這種沒有尊嚴的生活，但她向管理人員反映過好幾次都沒用。雙方僵持了幾個月之後，歐葆庭向她提出一個奇怪的解決方案：自費僱用一名所謂的「女伴」(dame de compagnie)，聽起來很時髦的一個詞。他們表示，至少她們的陪伴讓一些住民感到安心。而胡塞勒*女士願意不惜一切代價解決問題，就算花光她的遺產也無所謂。

「塞納河畔」有二十幾名「女伴」，人數並不固定。她們身分曖昧，不是歐葆庭的員工，也不是毫無瓜葛的外人；她們不領薪水，卻靠這個集團賺錢。她們都有一定的年紀，但總是打扮得體，戴著別緻的圍巾或帽子，很懂得討客戶歡心！她們和藹可親，說話客客氣氣，但很擅長討價還價，而且喜歡收現金。大多數的時候，她們都在一樓接待大廳聊天，等顧客上門。

歐葆庭總是公開否認他們在這些「女伴」與住民之間牽線，聲稱這是住民個人的私事，或他們入住「塞納河畔」之前就僱用了這些「女伴」。然而，胡塞勒＊女士以及我訪談過的其他家屬都表示，女伴是機構主管介紹的。當時的主任向胡塞勒＊女士推薦其中一名「女伴」，對她的親和力與配合度大加讚賞。為了母親的健康著想，她答應了，當時她並沒有意識到這種情況有多荒謬：她居然得花錢掩飾「塞納河畔」的營運問題，以及歐葆庭撙節開支的可疑行徑。儘管如此，胡塞勒＊女士還是拒絕付現，以便留下交易紀錄。三年來，她每個月除了付七千二百歐元給歐葆庭以外，還要付八百歐元左右給這名女士。

胡塞勒＊女士要求這名「女伴」協助她母親用餐，白天定時倒水給她喝，並花點時間陪她，讓她覺得不那麼孤單，偶爾帶她去參加活動或理髮，總之，好好照顧她就對了。

但事情沒有像她想像得那麼順利，胡塞勒*女士覺得這名跟「塞納河畔」主管很熟的「女伴」非但沒有助她一臂之力，反倒處處跟她作對。「女伴」要她每次來訪之前事先通知。胡塞勒*女士答應了，她來的時候看到母親精心打扮，全身上下珠光寶氣，看起來無懈可擊。這名「女伴」在她來看母親的時候，大部分時間都在場，她們之間的交談似乎一句也沒有漏聽。

有一天下午，胡塞勒*女士忘了事先通知「女伴」就突然造訪；這次她看到的就不太一樣了：「我發現我媽一個人在房間裡，」她心疼地告訴我：「光著腳，沒穿衣服。空調開得很強，她冷得瑟瑟發抖。」不知道誰去通知了這名「女伴」，她立刻飛快趕過來，告訴她一定是護佐的疏忽，而她本人早上必須去照顧另一位住民，反正一切都不是這家機構的錯。

幾個月之後，也就是二〇一七年初，又發生了一件事：「塞納河畔」附設的理髮店向胡塞勒*女士索討一千三百歐元，清償理髮、捲髮、吹髮等各種服務的欠款，但她早就把這筆錢給這名「女伴」。這名女士重施故技，把問題都推給理髮師，說一定是對方把支票搞丟。胡塞勒*女士堅決不肯再付一次錢，並威脅提告，後來這筆帳就神奇地自動結清了。

事情到此為止。

幾星期之後，曾經在「塞納河畔」工作的另一名「女伴」證實了胡塞勒*女士的猜測。她在走廊轉角把胡塞勒*女士拉到一邊，說她跟她母親被騙了好幾年：「她告訴我，我僱用的『女伴』並沒有照顧我媽，她手上同時有十七個客戶，根本忙不過來。她說她很惡劣，丟下我媽一個人好幾個小時，我叫她買的東西也沒買，一定要叫她滾。」胡塞勒*女士聽了很沮喪。在這裡她還能相信誰呢？幾個月之前，也就是二〇一六年的時候，這家機構來了一位新主任阿德南．阿扎烏伊（Adnane Azzaoui），似乎決定正視眾多家屬的投訴。但他向她坦承，這只是白費工夫，他只是一枚棋子，一切都是上面說了算。事實上，他在這個不討好的位置上甚至待不到一年，在家屬的要求和歐葆庭高層的命令之間左右為難。最後，他跟很多人一樣憤而辭職。

胡塞勒*女士看著母親被虐待了四年，最後震驚地發現她躺在床上，發燒四十度，而且泌尿道又感染了，卻沒有人通知她。二〇一七年的春天，她終於決定讓她母親離開「塞納河畔」，跟歐葆庭斷絕往來。您可能會說，她早就該這麼做了，但我們往往低估讓親人離開機構有多麼困難。

胡塞勒*女士下定決心，在盛夏時分拂袖而去，離開了這家位於塞納河畔納伊布爾東大道（Boulevard Bourdon）七十六號的失能長者住宿機構。

事情本來應該就此畫下句點。胡塞勒*女士以為歐葆庭會保持低調，免得被告上法庭，甚至就她看到的許多問題向她道歉。唉，沒想到他們走了沒幾天，就收到一封雙掛號寄出的催繳通知書，要求她在四十八小時內付清一萬八千多歐元的欠款！根據該集團的計算，這些款項包含一些欠繳的租金、滯納金和電話費（由於胡塞勒*女士的母親患有中度聽障，這些費用應該是來自未接通的電話）。值得一提的是，胡塞勒*女士這五年一共付給歐葆庭將近五十萬歐元的鉅款，確切金額是四十四萬七千零四十九歐元六十三分。該集團還變本加厲，在多次催繳未果之後，找了一家討債公司向胡塞勒*女士施壓。她說，這家討債公司打電話騷擾她，威脅採取法律行動。她感到不堪其擾，但絕不屈服，她不會再多付一分錢給歐葆庭了。她跟克里夫先生一樣堅持原則，不肯妥協。

她又找了一名律師，這一位雖然沒那麼有名，卻強悍多了。律師瞭解案情之後，告訴她所有的計算都是錯的，她並沒有欠歐葆庭一萬八千多歐元，反倒是歐葆庭欠她幾萬歐元。律師還認為，他們可以考慮提起反訴，控告該集團虐待她母親。這在法國可是破天荒的創舉！

胡塞勒*女士簡直不敢相信自己的耳朵。第一次有人認真聽她說話，而且似乎願意相信她：「當律師這樣說的時候，我高興得難以形容，」她回憶道：「我告訴他，他們實在太卑鄙了，我們要把他們幹的好事統統都抖出來！」然後她垂下肩膀，有點不好意思地說：「我知道您會覺得我很可笑，很荒唐。但那時候我告訴律師，這是我人生中最重要的一仗……這麼做不只為了我媽，也不是為了錢，而是我們不能再縱容他們胡作非為了。」當時胡塞勒*女士還不知道，她準備要打的這場仗有多麼艱難。

在我進行調查期間，胡塞勒*女士始終為母親奮戰不懈，結局且讓我們拭目以待。接下來的幾個月，我得知「塞納河畔」之前爆出更多令人憂心的問題，不只涉及虐待，還攸關生死、臨終、痛苦與沉默。

第五章

五星級安樂死

一場新的階級鬥爭在「塞納河畔」上演。

階級最低的是特殊照護專區的住民，儘管他們比其他人更需要照護、陪伴與刺激，卻最不受重視。他們被關在房間裡，沒有人看見，他們的家屬也聽不懂他們在抱怨什麼，所以很少受到關注。

比他們地位高一點的是普通單人房的住民，他們是沒有家屬的人，如喪偶、單身、沒有子女的人，或幾乎沒有家屬來探視的人。

階級最高的是這家機構的貴賓，「塞納河畔」就是專門替這些人服務的。他們身分背景各異，但都是政界、媒體或政府菁英人士。他們可能是退休高階公務員，如前省長或大區區長（préfet）、警察局長，也可能是退休記者或大牌現任記者的家屬。此外，還有政治人物的家屬或文學、電影界名人，這些貴賓受到無微不至的照護。兩位「塞納河畔」的前主任告訴我，他們常常要列出貴賓名單，交給歐葆庭高層，後者建議他們在費用上給這些貴賓九折或八五折的優惠。有時候，協調經理也會給她介紹進來的住民更多折扣，享有更多特殊待遇。賈西亞告訴我他們有哪些特權，「很簡單，」他說：「這些貴賓要什麼有什麼。他們早餐想吃某個牌子的玉米片，沒問題。我還記得那位有名的伊朗公主，她精神失常，根本不適合住普通房間，但她的家屬堅持不讓她住特殊照護專區，我們只好讓她待在普通房間好幾個月，不管協調醫師有沒有同意，也不管這麼做會不會危及其他住民和她自己的安全。」

有一位「塞納河畔」的前主任怕遭到報復，希望匿名作證。他憤怒地告訴我，協調經理是怎麼在接待貴賓時越俎代庖，干涉機構作業流程。他說：「按照規定，入住前要先進行面談，但有好幾次，有些住民跳過這個流程就住進來了。我們很晚才拿到病例，有時候甚至他們入住當天才拿到，而我們什麼都沒準備。有人突然來了，我們卻對他一無所知。護理主任大發牢騷，我們只好十萬火急地去找輪椅，還好及時找到了。沒錯，這麼做當然很危險。但她會繞過我們，不照規矩來。」

在所有這些貴賓中，有一位女士似乎特別重要，她是一位法國右翼政要的母親。這名政要曾經擔任國家最高職務，多次被任命為部長，他的家族跟協調經理很熟。這裡就稱她布赫加（Burgat）*女士吧，她叫什麼名字並不重要，洩露她的身分可能會侵犯她個人及其家族隱私，但她臨終的過程相當啟人疑竇。在我進行調查的這幾個月，不知道有多少人告訴我，「布赫加*事件」是這家機構最嚴重的醜聞之一，家屬、護佐和護理師都問我知不知道這件事，有沒有蒐集到什麼證據：「您有沒有聽說布赫加*女士的事？」「您知道這名政要的母親出了什麼事嗎？」「有人提供資訊給您嗎？」

賈西亞曾經在「塞納河畔」擔任護理主任，儘管他在布赫加*女士去世幾個月之後才來這裡工作，也常常在訪談中談到她的臨終階段。他是這麼告訴我的：「高層下令開立處方，盡快結束她的生命，他們要護理師進行注射。維克多，你可以不相信我的話，但我看過處方籤，護理師手上有一份，當時剛來機構不久的前主任阿扎烏伊先生也可以作證，我一來就聽說了這件事。」有很長一段時間，我一直認為這只是謠言，是歐葆庭的員工幻想出來的。一個含糊的指示、一場冗長的閉門密談或主管間的竊竊私語，就足以讓某些人大作文章。每個人似乎都知道一些內幕，卻拿不出任何具體證據，而本調查不能只聽信謠言。

某天，有人悄悄給我當時在場的一位醫療人員的姓名和手機號碼；似乎有人想把這件事公諸於世。我第一次跟這位女士通電話的時候，有一種奇怪的感覺，彷彿她已經等這通電話很多年了。她當然很驚訝我會找上她，而且我還知道這件事，不過她似乎有預感，這通電話遲早會打來。她同意跟我見面，但不願意透露姓名，並堅稱她還不確定要不要提供資料給我。這位我們稱為艾蓮娜（Hélène）*的女士聲稱工作繁忙，把我們的會晤延後了好幾次，她似乎還在猶豫不決。後來我們在電話上談了好幾個星期，她終於約我在她當時工作的機構見面，她離開歐葆庭之後就一直在那裡工作。當時是二〇一九年五月初，經過這幾個月的調查，我已經很瞭解「塞納河畔」的狀況了。

艾蓮娜*在那家機構的入口大廳微笑著迎接我，很快地把我帶到她樓上的辦公室。她是一位精力充沛、看起來個性堅毅的年輕女士。在一向中規中矩的醫療機構裡，她顯得有點格格不入。她的頭髮染成紅銅色，上衣下的刺青若隱若現，看起來不至於令人反感，但「塞納河畔」的協調經理並不欣賞這種特立獨行的打扮。「她直接叫我把頭髮顏色洗掉，把刺青遮住，也不准再塗口紅，」她說：「讓我非常難堪。」除了這些服儀規定之外，這家豪華機構的亂象也令她震驚：「二〇一四年底，我剛來的第一天，就發現一位老太太被丟在房間裡整整兩天，他們完全忘了她，結果她什麼都沒吃，也沒上洗手間。

隔天有一位女士摔到全身瘀青，卻沒有通知任何人，協調醫師和家屬都不知情，有夠誇張的。」艾蓮娜*不愛發牢騷，能做什麼就做什麼，即使她來到「塞納河畔」的時候，這裡一團混亂。「真是亂七八糟，」她說：「他們找我來的時候，要我去見當時的主任德雷亞諾（Dreano）先生，他接替已經升任協調經理的前主任。但等我進來，他已經走了，幹不到三個月就被開除，後來我們至少等了兩個月才有新主任。」而這名新主任也撐不了多久，不到一年就被炒魷魚了。

艾蓮娜*說，「塞納河畔」從上到下都有問題。歐葆庭高層下令削減成本，所以無法維持令人滿意的服務品質，主管還明目張膽地進行種種干預和威脅：「有一天早上，協調經理甚至對我說：『我知道您很優秀也很專業，但哪天您出包的時候，就不要讓我抓到。』實在太過分了。」艾蓮娜*也譴責某些工會代表的所作所為。「老實說，這真的很困擾，他們有些人很愛找麻煩，我們三天兩頭發現機車輪胎被刺破。」

「塞納河畔」的日子真不好過……

艾蓮娜*努力適應歐葆庭集團的規定，做好自己份內的事。她來到「塞納河畔」的時候，超級貴賓布赫加*女士已經在這裡住了好幾年了。艾蓮娜*記得她本來很獨立自主，坐在電動輪椅上行動自如，享有種種特權。她睡在最好的房間裡，有個人專屬護理師，只有他能安撫她。她有時候會對工作人員吹毛求疵，所以大家都仔細幫她補妝，按時幫她點眼藥水。「我們很清楚，協調經理跟布赫加*家族，也就是前部長的家屬很熟。」艾蓮娜*解釋，「協調經理毫不掩飾這一點，而且她幾乎跟所有貴賓的家屬都很熟。她跟我們講得很白，要好好伺候布赫加女士。身為一名護理師，我對大家一視同仁……但在服務布赫加*女士時，我確實更加小心。」幾個月過去了，艾蓮娜*不覺得這位超級貴賓的健康有什麼問題，她似乎平靜地安享晚年。然而在二〇一五年的夏末，這位女士的狀況急轉直下。艾蓮娜*記得，她在飛往法國南部的班機上出現心臟代償失調的症狀，八月分回到機構的時候，整體健康狀況大幅惡化。艾蓮娜*說：「她的身體每況愈下。」布赫加*女士失去生活自理能力，再也不能自己穿衣服了，似乎還出現精神異常。然而，「塞納河畔」有許多住民跟她一樣，遲早都會面臨退化的問題。

艾蓮娜*和醫療團隊的其他成員定期使用Algoplus疼痛量表（透過觀察長者臉部表情、眼神或呻吟聲來評估疼痛程度）進行檢查，發現布赫加*女士並沒有感到不適。她因為身體衰弱而備受關注，但沒有進行特殊治療，醫療團隊沒有開會討論新的處置方式，家屬也沒有提出具體的要求。二〇一五年九月那天早上發生的事情，讓艾蓮娜*和整個醫療團隊措手不及並深受打擊。我跟其中四名醫護人員聊過，他們詳細地描述那天的經過，這位超級貴賓臨終時引發了激烈的衝突。

那天下午兩點左右，艾蓮娜＊抵達「塞納河畔」時氣氛凝重。她剛進辦公室，就被一位六神無主的護理師拉住，告訴她情況不妙，並把早上發生的事說給她聽。這名護理師表示，一名主管打給布赫加＊女士的主治醫師，請他一大早過來，其他人也證實了這一點。這名護理師早上八點來上班的時候，他們還沒有從這位超級貴賓的房間裡出來。根據好幾位證人的說法，布赫加＊女士的健保卡本來鎖在護理主任的辦公室裡，後來卻有人拿了這張卡，連同處方箋交給該機構的清潔人員去「領藥」。主責護理師察覺似乎有人在她背後搞鬼，決定出手干預。她來到布赫加＊女士的房間，要求在場的主管解釋。對方告訴她，這位女士快不行了，他很清楚自己在做什麼。而且不管怎樣，這件事情都要趕快解決，因為他要去度假幾天。主責護理師簡直不敢相信自己的耳朵，不知道如何是好，於是向艾蓮娜＊求助，告訴她布赫加＊女士出事了，她很擔心，卻束手無策。艾蓮娜＊召集手下所有工作人員，叫他們不要輕舉妄動，一切交給她處理。她也到布赫加＊女士的房間去，質問這名主管。「我對他說：『聽著，進行安寧照護不是不行，但我們要坐下來討論，一起做出決定，不要再把我們蒙在鼓裡了。』」結果這名主管當著她的面，用力摔上門。

「塞納河畔」裡一片騷動，艾蓮娜*馬上通知主任。他相當震驚，立刻要她寫一封信報告這件事，接著把這封信交給法蘭西島大區經理，後者再通報歐葆庭高層。好幾位護佐、護理師和協調醫師都同意這麼做，分別出具證明。只有一名護理師不肯配合，表態支持該名主管。

過了幾個小時，該集團高層對這項「警告」迅速作出回應。令醫療團隊傻眼的是，他們瞭解整件事情的來龍去脈之後，處分的不是涉入事件的主管，卻是護理主任艾蓮娜*，限制她使用電子病歷軟體NETSoins的權限，使得她再也不知道機構的住民正在接受什麼樣的治療，整個醫療團隊對此相當錯愕。至於布赫加*女士房間裡發生了什麼事，每個人都只聽說一些零星的片段，沒有人知道是出於家屬要求，還是管理人員片面的決定。但大家都認為，這麼做不僅違反所有醫療相關規定，還有觸法的風險。

幾個星期之後，我透過某個消息來源得以查閱這起事件相關的所有醫療文件，其中以布赫加*女士的主治醫師開的處方箋最值得注意。這名醫師給她開了一些複雜而藥效強大的抗精神病與抗焦慮混合藥物，以及通常用於安寧照護的暢通呼吸道療法。好幾位醫療界人士指出，這張處方箋有很多問題：例如這些藥物通常用於治療精神病，劑量太高，還加注「如有必要」以規避責任。艾蓮娜*至今清楚記得當時的處方，告訴我當時的醫療團隊對此感到不安：「她並沒有感到身體不適，我們卻提前奪走她的命。」

接下來的幾個小時特別難熬。幾名護理師起初拒絕執行處置，但在巨大的壓力之下不得不屈服，開始注射。有人則虛應故事，其中一名護理師甚至把注射器裡的藥物倒進盆栽，以生理食鹽水取代。雖然不確定這些引起爭議的藥物是否足以致死，但可以確定的是：布赫加*女士在四十八小時之後宣告死亡。

「塞納河畔」全體住民都感到震驚。這些年來，這位老太太幾乎成了這裡的吉祥物，有些醫護人員更是深受打擊。艾蓮娜*說出了她們的心情：「有時候家屬會來跟我們說：『我們不忍心再看到媽媽受苦了，安寧照護不管用。你們可以幫幫忙嗎？』我們會告訴他們：『別擔心，我們會陪著她。』我們希望讓病人感到舒適，對我們來說，最重要的是不讓他們受苦。我們會面對現實，不會自欺欺人。在失能長者住宿機構裡，如果護理師、家屬、主治醫師和整個醫療團隊討論之後，一致同意這麼做，我們會陪伴她一路好走。但在布赫加*女士的事件中，我們什麼都沒做。我們沒有好好陪伴她，這是很粗暴的。我們常常聽說機構發生虐待事件，現在就活生生地在我們眼前上演。」

幾個月之後，我打給布赫加*女士的其中一個兒子，也就是前部長。他坦承自己還沒有從母親去世的哀痛中走出來，沒有心情談論這件事，但鼓勵我公布調查結果，並且告訴我，他對這種極端的做法完全不知情，也從未表示同意。

布赫加*女士事件讓住民和醫護人員感到心寒。「塞納河畔」恢復了以往的生活步調，但氣氛依舊緊繃。大家在走廊上議論紛紛，謠言滿天飛，對管理人員的不信任與日俱增。更離奇的是，布赫加*女士的紙本病歷竟然失蹤了，不在協調醫師的辦公室，也不在檔案室。有人認為它鎖在八樓的保險櫃裡，有人則認為它遭到銷毀，儘管沒有證據。假期結束後，「塞納河畔」的協調經理、主任、法蘭西島大區經理以及歐葆庭的高層代表開了一次會，當時的主任穆肖特（Mouchotte）先生直言批評醫療工作受到干預，但沒有得到回應，就這樣不了了之……

四個月之後，這個可悲的故事粗暴地畫下句點。隔年一月，穆肖特先生休了幾天陪產假之後回到「塞納河畔」，受到大陣仗的歡迎，當時的大區經理親自移駕，通知他被停職，即將因重大過失遭到解僱。歐葆庭為了不讓他拿回他的個人文件或可能用來指控這個集團的文件，派一名保全送他出去，還在門口監視了好幾天，這是該集團進行恫嚇並使對方打消報復念頭的手段之一。「我們看到保全站崗都很震驚，擺明是在威脅。」艾蓮娜*說。

接下來的幾個月，當時「塞納河畔」醫療團隊大部分的成員——包括協調醫師、主責護理師、護理主任——以及機構的副主任紛紛離職，有的主動請辭，有的被歐葆庭解僱。這是在清理門戶：每次碰上危機，該集團就開除部分員工，抹除過去發生的一切。留下來的都是集團的老員工和乖乖牌，在歐葆庭擔任要職的協調經理保住了她的飯碗，至於那位對歐葆庭忠心耿耿的護理師，則被提拔到集團旗下另一家機構擔任護理主任。

新的工作團隊很快就進駐「塞納河畔」。二〇一六年二月，阿扎烏伊先生接下主任一職，賈西亞擔任護理主任。我們都知道他們在歐葆庭沒待多久，阿扎烏伊先生上任不到一年就辭職了，賈西亞也一樣，做了九個月就被解僱。他們走了之後，新的工作團隊接手，但也撐不到一年。二〇一六年九月上任的新主任布沙哈（Bouchara）女士在二〇一七年十月遭到解僱。

在「塞納河畔」，臨終的最後一程就是這樣走過。

第六章

誰殺了法蘭索瓦絲．多蘭？

他們兩人終生廝守。

每天傍晚，年老體衰的皮亞都會來看「他的多蘭」。一輛計程車把他送到「塞納河畔」門口，接待櫃檯幫他準備助行器，因為他再也拿不穩拐杖了。他慢慢走到情人的房間裡，一待就是好幾個小時，直到櫃檯人員下班，夜班人員來了為止。他握著她的手，傾聽她的呼吸，因為她說話斷斷續續的，再也聽不清楚。大個子皮亞毫無怨言地看護她，親切地問候大家，笑臉迎人。遇到這家機構的樂齡活動帶領者的時候，他會神采飛揚地聊起戲劇和他在法蘭西劇院（Comédie-Française）演過的重要角色，如阿爾賽斯特（Alceste）、唐吉訶德、西哈諾（Cyrano），以及他演出的電視劇如《亨利．德．拉加代爾騎士》（*Lagardère*）和《宮廷恩仇記》（*Les Rois maudits*），有時候還會用他溫暖圓潤的嗓音朗誦一段臺詞。他總是非常低調，幾乎絕口不提伴侶的身體狀況，只有在極少數情況下才透露：「我的多蘭，她不太好！」看到這齣愛情戲的結尾，我們不禁覺得，當人生即將落幕，只剩下痛苦與憂傷之際，愛情顯得格外動人。即使一切煙消雲散，依然有愛，還有大個子皮亞樸實無華的話語。

第一次聽說「法蘭索瓦絲・多蘭事件」時，不得不承認我對這位女士的經歷一無所知。我對她的名字有印象，知道她是法國文化界的名人，我應該聽過我祖父談起她，但她的作品我一本都說不出來。我閱讀她的傳記，觀看資料影片時，發現她是一位幽默風趣、思想獨立而引人矚目的現代女性。她是著名歌謠作家荷內・多蘭（René Dorin）的女兒，是一九六〇和一九七〇年代最傑出的作家之一。她寫過《流行歌曲》（*Le Tube*）、《褲裙》（*Les Jupes-culottes*）、《三人行》（*Le Cœur à deux places*）等許多小說和劇本，但最為人傳頌的作品是她寫的歌。她曾經替克勞德・法蘭索瓦（Claude François）、茱麗葉・葛瑞科（Juliette Gréco）、瑪麗・拉弗雷特（Marie Laforêt）、米歇爾・李葛蘭（Michel Legrand）和席琳・迪翁（Céline Dion）等名歌手作詞。在兩次訪談之間的空檔，我抱著愉悅而懷舊的心情，反覆聆聽她寫過的流行歌，如夏爾・阿茲納弗（Charles Aznavour）的代表作

〈威尼斯何等悲哀〉（Que c'est triste Venise）或居伊・馬德爾（Guy Mardel）演唱的〈永不承認〉（N'avoue jamais）……

多蘭在入住「塞納河畔」的四十五年前跟皮亞譜出戀曲。他們在舞臺上結緣，當時他剛剛離開法蘭西劇院，在她的舞臺劇《轉捩點》（*Le Tournant*）第一次演出通俗喜劇的角色，這齣戲的名稱彷彿預言了他們的未來。兩人都熱愛戲劇，從此再也沒有離開對方。二〇一八年九月，主持人凱瑟琳・塞拉克（Catherine Ceylac）向皮亞致敬時，說了這段動人的話：「戲劇是他們畢生的志業。她寫，他演。」他們最後一起露面的場合之一，是二〇一〇年的電視節目《茶或咖啡》（*Thé ou café*）的拍攝現場，兩人默契十足，談笑風生。皮亞穿著一件無懈可擊的可可色斜紋軟呢西裝外套，坐在扶手椅上微微後仰，雙腿交叉，以宏亮的嗓音說起往事。身材嬌小的多蘭坐在他旁邊，打扮得光鮮亮麗，笑容滿面，神情專注；她頂著一頭數十年如一日的招牌碗狀髮型，灰藍色的墨鏡遮住她漂亮的眼睛。主持人問她，年齡增長帶來了什麼改變，她馬上回答：「完全沒有！」然後爽朗地開懷大笑。

不久之後，她的健康逐漸惡化。二〇一二年，她的記憶力開始出問題。有一天下午，她驚慌失措地打給她女兒，說她把車子緊急停在凱旋門附近的大軍團大街（Avenue de la

Grande-Armée）上，搞不清楚自己要去哪裡，也忘了怎麼開車。二〇一三年，她罹患肺結核緊急住院，出院之後，生活無法自理，表達困難。她的女兒和孫子們讓她繼續住在塞納河畔納伊的家裡三年多，直到二〇一七年十月，考慮到她在公寓裡坐輪椅行動愈來愈不方便，只好讓她住進「塞納河畔」。不難想像，她的成就和她那位有名的伴侶讓她在這家機構備受禮遇。但連她這樣的貴賓，在這裡還是無法倖免於難。

在我展開調查的前幾個星期，我聯絡上的幾位住民家屬談到多蘭臨終時的悲慘處境，強烈建議我去找多蘭的女兒和外孫，還要我去看看她其中一個孫子托馬．米辛基達斯（Thomas Mitsinkidès）一年前（二〇一八年四月）在Google上對「塞納河畔」的評論。全文轉載如下：

> 如果您不想花太多錢擺脫您的親人，現在三樓出電梯後左手邊有一間空房……名作家法蘭索瓦絲．多蘭女士住進來不到三個月。
>
> 這段時間裡，他們讓她瘦了二十公斤，再也不能說話。
>
> 這段時間裡，他們讓她的褥瘡惡化，長到像我拳頭那麼大。
>
> 這段時間裡，他們讓她的病情急轉直下。

喔，對啊！這裡美侖美奐，甚至稱得上溫馨。

他們會跟您吹噓這裡的水療設備和舒適的客房。

他們會滿臉堆笑，對您畢恭畢敬。

讓您相信一切都很好……

事實上，這家每個月要價超過七千歐元的失能長者住宿機構不是醫療機構，而是營利事業，跟老佛爺（Galeries Lafayette）或春天（Le Printemps）百貨沒兩樣。

他們用的伎倆也一樣！透過粉飾門面吸引潛在客戶，透過強力推銷或花言巧語引誘顧客上鉤，然後一旦您中了計……就來不及了。不過，在老佛爺百貨，如果您不滿意，可以在一個月內退貨退款……

不幸的是，在這裡，您卻不能透過售後服務換回您摯愛的親人、母親或祖母。

我發現，這篇悲憤交加的評論印證了許多以胡塞勒*女士為首的其他證人描述的內容。我必須去見托馬和他的家人，瞭解到底發生了什麼事，但他們都很低調，找到他們並不容易。不論是多蘭的女兒西爾維・米辛基達斯（Sylvie Mitsinkidès）還是她的孫子托馬和朱利安（Julien Mitsinkidès）都不用社群媒體，網路上幾乎找不到他們的資料，電話簿上也沒有他們的號碼。

我先聯絡《費加洛報》（*Le Figaro*）的一位記者，她寫過多蘭和皮亞這對伴侶的報導。遺憾的是，他們去世之後，她就跟他們各自的家屬斷了聯繫。接著，我從別人給我的一封信上得知米辛基達斯家的地址。問題是他們住在莫爾比昂灣（Golfe du Morbihan）沿岸的一座小島上，與世隔絕。我試圖聯絡住得離他們最近的村民，隨機打給商家和住戶，但一無所獲。後來我從一篇文章得知，多蘭的其中一個孫子朱利安曾經讀過戲劇學校，但校方沒有回覆我的郵件。我在網路上搜尋了好幾天，找到幾年前朱利安演出的一齣戲的海報，上面以細小字體印出整個劇團成員的姓名。我姑且一試，在臉書上發訊息給每個人。令人驚喜的是，其中一位演員回覆了，並把訊息轉發給朱利安，她也很多年沒跟他見面了。

沒想到，隔天早上我竟然接到朱利安的母親西爾維的電話！

米辛基達斯女士是多蘭跟她的第一位伴侶，傳奇演員尚．波瓦雷（Jean Poiret）所生的獨生女。這位名人之女一直跟舞臺和演藝界保持距離，她不想引起公眾關注，也不喜歡製造話題。當她母親在「塞納河畔」受盡折磨三個月之後去世，她一度想把這件事公諸於世並提起告訴，後來又打消念頭。有幾位記者來找她，但她都婉言謝絕。由於她母親是一位了不起的女士，出於謹慎，也為了保護她的形象，她不願意把她臨終時的悲慘細節說出來，何況這對她來說太痛苦了。至於沒有提告，她坦承因為膽怯而打退堂鼓：「歐葆庭這個國際集團有一大批律師，心狠手辣。我根本鬥不過他們，」她悲痛地說不出話來，但又馬上改口：「不過等您的書出版，也許我就敢這麼做了。」

我跟米辛基達斯女士取得聯繫時，她母親已經去世一年。她有時間好好思考，也從報章雜誌和電視上讀到或看到一些歐葆庭涉案的報導。她在訪談中沮喪地得知，「塞納河畔」還有其他住民也是該機構種種問題的受害者。因此，她同意我的調查引述她的話，並提及她母親多蘭。她兒子托馬也同意了，他經常負責照護外婆。他們願意回答我所有的問題，詳細描述多蘭女士臨終前的狀況多麼令人心痛。他們希望在媒體上公開這件事，提醒公眾注意這家失能長者住宿機構的種種離譜行徑。他們相信，這樣他們的母親和外婆就不會白白死去。

我在電話上跟西爾維和托馬談了好幾次，他們把多蘭住在「塞納河畔」期間所有留存的文件都寄給我。我也設法跟多蘭的生活總管阿曼迪娜（Amandine）*和當時的護理師喬瑟夫（Joseph）*見面，他們的證詞可以證實家屬陳述的內容。

多蘭在二〇一七年十月二十四日入住「塞納河畔」，雖然她有嚴重的認知障礙，但身體狀況良好，甚至有點發福。二〇一八年一月十二日，也就是兩個半月之後，她因為褥瘡惡化引發敗血性休克過世。根據相關人士的說法，在這段期間，這家機構出了許多問題。

第一個問題非常嚴重。即使機構知道多蘭女士腳踝上已經出現輕微的褥瘡，屬於高風險病患，卻沒有在她入住時提供預防褥瘡的專用床墊。褥瘡是因為長期維持同樣的躺姿或坐姿，導致血液循環不良、組織壞死產生的深層傷口，會引發劇烈疼痛。防褥瘡床墊由不同的氣囊構成，有助於減輕病患皮膚承受的壓力。

多蘭女士剛住進「塞納河畔」時，睡的是普通床墊。前兩星期一切順利，在醫護團隊眼中，她是一位意志堅強、笑容可掬的女士，一開始還可以自行起身沐浴。雖然她說起話來前後不連貫，但可以讓別人理解她的意思，好像也聽得懂別人說的話。她女兒西爾維甚至覺得，新環境讓多蘭女士感到振奮：「她前兩星期過得很棒，」西爾維承認：「她恢復了活力，因為她交到新朋友，還有人照顧她。她過得很好。」但很快就出了問題。

多蘭入住兩星期之後，一名每天來幫她梳洗的護佐發現她脆弱的皮膚泛紅，通知了生活總管阿曼迪娜*，後者建議改用防褥瘡床墊，當時大約是二〇一七年十一月十四日。後來，接替賈西亞的下一位護理主任也獲報此事，她之前是這家機構的護理師，我在前面提過她。這名護理師在歐葆庭旗下的另一家高檔失能長者住宿機構短暫工作一段時間後，又回到「塞納河畔」，晉升為護理主任。問題是，「塞納河畔」沒有防褥瘡床墊。於是護理主任向集團的長期供應商訂購了一張並負責安裝。四十八小時之後，傷痕累累的多蘭終於可以躺在合適的床墊上。

不幸的是，她卻碰上兩個嚴重的問題。

床墊裝好隔天，機構二樓的週末照護團隊，包括一名生活總管和一名護理師，走進多蘭女士的房間，發現送來的床墊有瑕疵。這是生活總管阿曼迪娜*告訴我的，她猶豫了好一陣子才跟我見面。這位來自法國南部的年輕女士想談談她在「塞納河畔」的經歷和多蘭女士臨終時的狀況，但不肯透露姓名，怕以後再也別想在失能長者住宿機構工作。二〇一九年四月底，我們談了將近四個小時。

根據她的說法，二〇一七年十一月那天早上，她發現以下狀況：「嗶嗶聲響個不停！床墊根本沒有充氣，可憐的多蘭女士躺在一塊廢金屬上。護理師和我發現以後，急忙到隔壁的空房間拿了一塊普通床墊，沒有徵得護理主任的同意，就幫她換了，我們不能讓她躺在壞掉的床墊上。」當我問阿曼迪娜*，護理主任怎麼會讓多蘭女士睡有問題的床墊，她語帶保留地說：「我當時不在房間裡，不能確定。不過，抗褥瘡床墊通常要花二十分鐘充氣，最好等個半小時比較保險，再把多蘭女士移到充飽氣的床墊上。但床墊一定是從她插上電源的那一刻就開始嗶嗶作響，它不會就這樣突然壞掉，但她注意到了嗎？這我就不清楚了。」我們很難想像，一名護理主任會故意把這位「貴賓級」的住民丟在一塊廢金屬上不管。很可能是她時間不夠又缺乏組織能力，沒有按部就班完成安裝。至於晚上沒有人發現，則反映了該機構人手不足的棘手問題。

其次是聯絡和訊息傳達上的問題。日子一天天過去，多蘭的健康狀況並沒有好轉：「情況開始不妙了，」阿曼迪娜*回憶：「我意識到她狀況不好，自從這件事情發生之後，她就不肯吃東西了。因此，我們決定不帶她去餐廳跟其他住民一起吃飯，看看問題是不是出在這裡。」阿曼迪娜*盡量讓多蘭女士的營養狀況不至於惡化得太嚴重：「坦白說，關於這一點，我不得不承認，當時我們在『塞納河畔』有很多選擇，我們試著給她各種口味的營養補給品，有草莓、巧克力、香草口味，也試過各種果汁，包括蘋果汁、鳳梨汁、黑醋栗汁、覆盆子汁，什麼都試過了。」但多蘭女士都置之不理，自從床墊壞掉，她就再也不肯開口了。

在此同時，她尾骶骨上的褥瘡愈來愈嚴重，傷口愈來愈深。然而，過了十幾天，「塞納河畔」卻沒有一個人按照基本處理流程通知家屬。幾天之後，我跟賈西亞談起這件事，他表示震驚：「十天？誰會幹這種事？哪家機構會隱瞞家屬這麼久？」阿曼迪娜*也這麼認為。她告訴我，通知家屬不是生活總管的事，而是護理主任或協調醫師的責任。在她離開歐葆庭之後一直工作至今的失能長者住宿機構裡，有非常明確的規定：「萬一病人出現褥瘡，我會轉告跟我一起工作的護理師，由她通知護佐。我們幾個人會一起用特定的評估工具來判定褥瘡屬於哪一級（分成一到四級），紀錄在NETSoins軟體上，然後立刻通知協調醫師。一般來說，我們會在二十四小時內讓整個醫療團隊掌握訊息，並通知家屬，最多不會超過四十八小時。」

照理來說，這套處理流程可以讓失能長者住宿機構的協調醫師、病患的主治醫師或家屬聘請的其他醫師進行診斷。褥瘡會迅速惡化，必須制定適當的治療計畫，但多蘭女士沒這麼幸運。歐葆庭在業界享有盛名，制定了好幾份鉅細靡遺的章程，逐項說明處理流程，甚至被該集團奉為「聖經」，但「塞納河畔」似乎沒有遵守規定。

不幸的是，褥瘡沒有自行消退，而且逐漸惡化。「塞納河畔」的副主任和心理師終於在十一月二十四日召開會議，告知多蘭的女兒這件事。護理主任通知了她，但沒有透露太多。「她要我放心，」西爾維回憶：「她跟我保證，說情況並不嚴重，他們很快就會治好這個小小的褥瘡，而且她會親自處理。」於是米辛基達斯女士放心地回到她在布列塔尼（Bretagne）小島上的家。不過，她還是提醒住在巴黎的兒子們提高警覺。

此時，「塞納河畔」的協調醫師仍然沒有接到通知，多蘭的主治醫師也沒有。因此，護佐和護理師很可能在沒有醫師監督的情況下進行照護。至於多蘭的家屬則完全被蒙在鼓裡，沒有人告訴他們褥瘡的治療進度，儘管他們每天至少都有一個人來探視多蘭，不是托馬和他的女友、他的兄弟朱利安，就是多蘭以前的居服員。皮亞更不用說了，他每天下午五點到晚上九點都會來，風雨無阻。

對米辛基達斯女士來說，這不只是疏於告知，根本就是「隱瞞」；托馬問過好幾次，都沒有得到答覆，多蘭接受治療時，也不讓他進去看外婆。然而，這個年輕人很瞭解他外婆的狀況。他是過去幾年最常照顧外婆的人之一，當過她的生活助理。

有一次，他跟我談起照顧外婆的經過，令我既佩服又困惑。幾年前，也就是二〇一五年，這個二十六歲的年輕人決定放下一切，陪伴外婆。他跟女友甚至辭掉老佛爺百貨銷售員的工作：「我跟爸媽提議，每星期在外婆家住四個晚上。我僱用我女朋友當生活助理，她每星期有三天半跟我們在一起，我弟也來住兩個晚上。」哪個孫子能做到這種地步？「確實很辛苦，」他在電話中坦承：「角色顛倒了。我們照顧的是一個老小孩，必須二十四小時隨侍在側，幫她梳洗，但我覺得這是我的責任。我小時候有一段時間是外婆帶大的，沒有她的話，我不可能過得那麼多采多姿，這是我報答她的方式。」

所以，他很清楚怎麼照顧外婆，幫她梳洗，她赤身裸體的樣子、乾癟的皮膚與痛苦的眼神，對他來說並不陌生，他一點也不覺得尷尬。他知道她老了，即將離開人世，這是無法改變的事實。但令托馬非常憤慨的是，「塞納河畔」隱瞞事實，讓他外婆承受沒有必要的痛苦。他跟很多人一樣，也注意到這家機構有很多問題：「如果說現在還有什麼事情讓我耿耿於懷，就是當我想起某些下午，我按下叫人鈴，等了半小時或四十五分鐘還是沒有人來，皮亞也遇過這種狀況。」他氣憤地繼續說：「那晚上呢？我外婆是不是常常按鈴卻沒有人理她？」喬瑟夫*曾經在「塞納河畔」擔任護理師，他在二〇一八年初辭職，說他對該機構發生的種種疏失感到震驚，也證實常常有人投訴這件事。

隨著時間過去，多蘭的傷口疼痛加劇。十二月二十七日，「塞納河畔」的醫療團隊把多蘭送進博戎醫院（Hôpital Beaujon），在傷口上覆蓋負壓輔助癒合（Vacuum Assisted Closure）敷料。在一個多小時的治療過程中，透過負壓裝置把傷口裡的雜質吸出來，這必須交由失能長者住宿機構以外的護理師進行處置，多蘭的女兒米辛基達斯女士當時也在場。

那天早上看到的景象令她畢生難忘：「博戎醫院的護理師掀開被單，我看到她尾骶骨上有一個比拳頭還大的洞，實在太可怕了。」她在電話中停頓良久，久到我一度以為她掛了電話，然後她非常激動地說：「一個孩子不應該看到這種事，沒有人應該看到這種事。」當時連護理師都嚇得倒退一步，說她對病患的情況感到震驚，要米辛基達斯女士拍照存證。治療一結束，她就打給「塞納河畔」，要求馬上轉接協調醫師。後者立刻坦承疏失，向她道歉，但他是在十二月十二日，也就是褥瘡出現一個月之後才知道這件事，這不是他的錯，他只是在這裡兼職，不過他會接手解決這個問題。

多蘭回到「塞納河畔」之後，只剩下兩個星期的壽命了，這段期間她飽受折磨。每天早上，一名聖西門十字醫院（Hôpital de la Croix Saint-Simon）的居家醫療護理師會來替她更換前面提到的負壓輔助癒合敷料，時間長達一個多小時。生活總管阿曼迪娜*每次都在場，握著多蘭女士的手。她情緒激動地回憶多蘭當時所受的折磨：「多蘭女士沒有叫，她不是那種會尖叫的女人。但她抓著我的手臂，幾乎快把我皮膚扯下來了。從她驚恐的眼神可以看得出來，她多麼痛苦，完全不知道她身上發生了什麼事。」托馬在二〇一八年一月一日最後一次見到他外婆：「她完全失去意識，嘴唇乾澀，再也不能開口說話了。」一月八日，多蘭因敗血性休克引發全身性感染，被緊急送往塞納河畔納伊醫院。一月十二日，她在經歷好幾個星期的煎熬之後，無聲無息地去世了，享年八十九歲。

第七章

「人生路上有我們相伴」

多蘭的離世讓她的女兒西爾維、她的孫子托馬和朱利安受到很大的打擊，皮亞更是悲痛欲絕。這位偉大的演員跟羽毛黃綠相間的情侶鸚鵡一樣癡情，得知他的終身伴侶「我的多蘭」傳來噩耗，他失去生存意志，半年後隨她而去。西爾維告訴我，讓他們深受打擊的不是她母親的死，而是她經歷的痛苦。「如果我媽是在她想走的時候走，對她和對我們來說都是一種解脫，因為她當時可以說是生不如死，而她熱愛生命。但他們不應該讓她過得這麼悲慘，她去世時本來不必承受這些無謂的痛苦，這太令人痛心了，讓我們留下難以磨滅的傷痕。」

西爾維充滿無力感，但又想讓歐葆庭知道他們讓母親吃了多少苦。多蘭去世幾天之後，她悲憤交加地寫了一封信給歐葆庭的執行長勒馬斯內。信中詳細描述多蘭在「塞納河畔」受到的折磨，指出一些嚴重的問題，表示考慮對該集團提告。勒馬斯內在二十四小時之內回覆，當她看到信紙的信頭上印著歐葆庭的口號：「人生路上有我們相伴」，她露出苦笑。執行長在回信中表示，他同意跟她見面，並已將此事提交集團的醫療管理部門處理。他以該集團常見的制式用語這麼寫：「請放心，我們非常重視您的意見，也十分關切您在信中提出的問題，我們將全力思考對策並向您報告。」

然而，他們什麼都沒做。沒有約談護理主任和醫療人員，不遵守標準處理流程的人沒有受到處分或警告，也沒有人分析問題出在哪裡並加以修正，顯然沒有人從這件事情記取教訓。歐葆庭的人事大權掌握在由集團創辦人尚克勞德．馬利安（Jean-Claude Marian）醫師、執行長勒馬斯內、營運長尚克勞德．布爾登克（Jean-Claude Brdenk）組成的鐵三角手上，員工去留與升遷都是他們說了算。

於是，掌管「塞納河畔」的還是老面孔，整個工作團隊獲得留任。儘管名作家多蘭之死爆出許多問題，但護理主任在布赫加*事件中表現得相當配合，又懂得忠實執行歐葆庭削減成本的命令，似乎再次受到該集團高層袒護。

有人可能會認為，多蘭臨終前發生的事是特例或無關緊要的社會新聞。不幸的是，法國任何一家失能長者住宿機構都可能出現褥瘡問題。但正如我們所知，這必須歸咎於「塞納河畔」的疏失，由於機構處理不當，造成住民的褥瘡惡化，引發敗血性休克而死，這種情況並不多見。更重要的是，我很快就發現這不是單一個案。好幾位該機構的員工、前員工和派遣人員告訴我，多蘭女士去世後六個月，至少還有兩位「塞納河畔」的住民經歷過同樣的痛苦：身上出現第四級褥瘡，必須交由居家醫療護理師進行處置。

第一位是維洛（Vilot）*女士，她是一位沒有子女的寡婦，一九四四年曾經參與法國抵抗運動被送進集中營，她在「塞納河畔」住了一年半。二〇一八年五月，她的尾骶骨上出現褥瘡，必須交由居家醫療護理師進行處置。二〇一八年八月，她死於心肺衰竭。

第二位是克拉拉．安東尼尼（Clara Antonini）*，她跟多蘭一樣死於敗血性休克。我在她巴黎的寬敞公寓裡見到她先生路易吉（Luigi）*，他沉浸在憤怒與悲傷之中，告訴我同樣的問題和類似的故事。他的妻子在多蘭女士去世前後，也就是二〇一八年一月中旬入住「塞納河畔」。大約兩個星期之後，他接到通知，說她腳後跟出現褥瘡。護理師在沒有主治醫師或協調醫師監督的情況下進行照護，結果褥瘡惡化了。二〇一八年七月初，該機構表示無法治療他妻子的腿，必須緊急把她送進阿讓特伊醫院（Hôpital d'Argenteuil）。她出院之後，傳來晴天霹靂：護理主任說他妻子腿上出現壞疽，必須截肢。他勃然大怒，馬上把他妻子從歐葆庭的魔掌中救出來，送進美國醫院（Hôpital américain）。但醫師告訴他，為時已晚，整條腿已經感染，非動手術不可。他很猶豫，因為他的妻子一向愛漂亮，每天要換兩次衣服，戴上華麗的首飾，怎麼受得了自己少一條腿。七月二十日，她發生敗血性休克，七月二十六日過世。

安東尼尼女士的先生是義大利移民，一九四〇年代來到法國，曾經露宿街頭，歷經千辛萬苦才過上舒適優渥的生活。當我問這位身材圓胖而悲傷的老先生是否怨恨「塞納河畔」，他氣沖沖地說：「他們不該這樣對待我的克拉拉*，真是太卑鄙了。」

瑪麗克萊兒（Marie-Claire）*是一名主責護理師，二〇一八年春天在「塞納河畔」短暫工作過三個月，她詳細描述了以上兩個特別嚴重的褥瘡病例。這位女士工作經驗豐富，身材豐滿結實，說起話來妙語如珠，她在一九九二年取得護理師資格之後，一直在失能長者住宿機構工作。她簡略描述她在塞納河畔納伊這家豪華機構的工作情形，跟三個月前布拉亞娜初次跟我見面時說的差不多。她直言不諱地說：「我待過十幾家公私立失能長者住宿機構，什麼價位都有。我現在工作的這一家，每個月費用是二千五百歐元，一切都很正常。很遺憾必須這麼說，但『塞納河畔』是我待過最爛的機構了，一家這麼豪華的機構卻爛到爆。照理說，這種機構應該提供頂級服務，卻什麼都不行，連最基本的照護都做不好。」

她告訴我，「塞納河畔」沒有提供預防與舒適照護服務。這家機構不給她用來滋潤皮膚、預防褥瘡的Dexeryl護膚霜。她跟布拉亞娜、賈西亞、約蘭德、阿曼迪娜*和很多人一樣，表示手套、尿片與醫療器材不夠用。她還說，該機構僱用太多臨時人力，無法充分進行後續追蹤；她建議每三小時替患有褥瘡的住民翻身，但沒有人聽進去；維洛特*女士褥瘡惡化的時候，是她去通知居家醫療護理師，儘管這不是她分內的工作。她還告訴我，她寫了一份報告給「塞納河畔」的新主任，請他注意這件事，結果馬上被炒魷魚。

她的話印證了之前很多人告訴我的事情。

我在前面提過多蘭女士、維洛特*女士和安東尼尼*女士臨終時的狀況，但我還想談談比雷（Biret）*先生生前的最後幾個月。他是一位退休的工業家，二〇一二到二〇一六年住在「塞納河畔」。他的家屬在二〇一六年寄給該機構的電子郵件中提到他的健康狀況，說他看起來「好像剛從死亡集中營出來」。我跟他的家屬丹尼爾·勒梅特（Daniel Le Maître）見過幾次面，多年來一直是他負責照顧比雷先生。他注意到該機構內部的種種疏失之後，也多次提醒機構主管：「我常常抱怨工作人員老是換來換去，根本沒有後續追蹤，也不會協助餵食。比雷*先生好幾次因為嚴重營養不良送醫，最後被送到科涅克傑伊基金會（Fondation Cognacq-Jay）旗下的醫院。他瘦到皮包骨，腿上長滿褥瘡，看起來慘不忍睹。幫他做檢查的醫師告訴我，她的執業生涯中從來沒看過這種事，願意幫我開立診斷證明。」

我並不是說「塞納河畔」大部分的住民都抱怨這裡很爛，大多數的貴賓受到無微不至的照護，一些有幸在過世前維持生活自理能力的住民在這裡盡情享受。另一些受到家屬妥善照護，或在管理階層被迫短暫進行改善期間入住的貴賓，則僥倖逃過一劫。但可以確定的是，在塞納河畔納伊的這家高檔機構裡，悲慘死去和遭到虐待的例子比比皆是。我在雅致的小酒館、豪華公寓、露天咖啡座、高級地段的辦公室或巴黎公園裡，見過多少位家屬？這些住民的子孫、姪甥和友人是這家機構種種疏失的見證者，也是受害者，他們希望出來作證。其中一些人把證據和裝滿文件的資料夾交給我，裡面有發票、醫療費用明細、電子郵件、照片、法律證明和起訴狀。我在家屬及「塞納河畔」員工的協助之下，歸納出住民遭到虐待的種種原因，包括人手不足、僱用太多臨時人力、尿片和醫療器材短缺、管理階層人事異動頻繁等。接下來呢？怎麼處理這些問題？證據歷歷，但誰該為此負責？一些「塞納河畔」住民的家屬發現，歐葆庭的高層根本不在乎他們親人的死活，所以他們嘗試提告……

第八章

納伊的革命

對家人可能遭到虐待的家屬來說，控告歐葆庭這樣的集團不是一件容易的事。首先，您必須常常造訪它旗下的失能長者住宿機構，瞭解它有哪些缺失。

接著，如果您向機構主任投訴，他會搬出一套冠冕堂皇的說詞，宣稱該集團在國際上聲譽卓著，在法國經營大約三百五十家機構，制定了好幾十項規定來保障住民的照護品質，並按照規定僱用由法國大區衛生局和省參政委員會支付薪資的員工人數，但您無法確認這一點是否屬實。

當情況愈來愈棘手，歐葆庭高層就會委派當地主管接手處理，把責任推給機構主任和工作團隊，必要時毫不猶豫地解僱他們。

如果您無論如何都想提告，歐葆庭會試著勸阻您打消念頭。如果您堅持告到底，不只要有雄厚的財力聘請律師，還要有勇氣對抗一個市值六十億歐元的集團，背後有一票精明能幹的律師幫它撐腰。

許多家屬往往因恐懼而放棄提告。

出乎歐葆庭集團意料的是，在「塞納河畔」，家屬的怒氣一發不可收拾。這些有錢人通常不習慣發起革命，他們保持低調，不想鬧出什麼醜聞。不過，該集團可能忽略了一件事：基本上，他們是一群要求很高的客戶，口袋夠深，可以聘請優秀的律師，人脈也夠廣，足以讓主管機關甚至集團本身出手干預。對歐葆庭來說，沒有什麼比維持形象更重要了。

儘管從二〇一〇年代初期「塞納河畔」開業以來，經常有一些家屬提出零星的抱怨，但直到二〇一六年春天，才由一群住民的女兒帶頭展開有組織的行動。她們透過電子郵件表達憤怒與憂慮，嚴厲質問「塞納河畔」的主任和法蘭西島大區經理，並把副本寄給歐葆庭的營運長布爾登克先生。我看了這些郵件，裡面提到僱用太多臨時人力、住民營養不良與脫水、給藥錯誤、尿片經常短缺等這些我們前面已經知道的問題。

歐葆庭遲遲沒有回覆。二〇一六年九月，伊莉莎白・吉東（Elisabeth Guidon）拍到克里夫先生的父親被一條床單鎖在特殊照護專區房間裡的照片，令家屬大為憤慨，採取更多行動。本身也是社區管理委員會主委的吉東女士決定發起抗爭。她在「塞納河畔」召開家屬會議，口號是：「為無力反抗的家人爭取福祉！」大資產階級和領取最低工資的護佐、生活助理等無產階級為了爭取共同利益攜手合作。這些家屬要求護佐代表出席會議，談談他們遇到的困難。家屬還要求增加人力與經費，這也是員工代表反覆提出的要求。

由於集團沒有具體回應，有些家屬通報法蘭西島大區衛生局，還有一些家屬向上塞納省負責處理虐待問題的組織Solres 92檢舉。為了追蹤這些申訴案件，統一對外說明，這些住民的女兒們決定成立「住民家屬團體」（collectif des parents de résidents）。二〇一六年十一月底，他們再次向法蘭西島大區經理投訴，在郵件裡大力抨擊歐葆庭的矛盾之處：「看到『塞納河畔』發生的種種疏失，再看到monfinancier.com網站最近公布歐葆庭的營業額成長了二〇．〇八%，超越二十八億一千萬歐元的目標！真是可喜可賀啊，可見在小地方省錢多麼重要，省到連尿片這種最基本的衛生用品都沒有庫存，經常短缺……一家貴到爆（每個月七千歐元起跳）的豪華機構卻不能提供更好的服務，我們不能接受。」他們的口號是：「反對歐葆庭『塞納河畔』的虐待」、「反對不尊重受照護者身心健全與尊嚴的照護服務」。這不是醫護人員總工會的標語，而是上塞納省有錢人的訴求。

面對抗議的家屬和累垮的員工，主任阿扎烏伊上任不到一年就辭職不幹了，護理師的離職率也高得驚人。而從我開始進行調查就提供協助的前護理主任賈西亞，卻選擇留下來，支援家屬的抗爭。他說：「主任離職前曾經找我去他辦公室，勸我不要做了。他情緒激動地擁抱了我，跟我說我們無能為力，一切都是總公司說了算，說這家企業有毛病，不要再蹚這趟渾水了。我應該聽他的，但還是想努力看看。」

賈西亞留下來爭取更多的物資，他常常勸訪客不要讓他們的家人住在這裡，有一次還協助好幾位家屬提出抗議。當法蘭西島大區經理和這家機構十幾位主管在這裡開會的時候，賈西亞按下門禁密碼，把門打開。「坦白說，我受夠了我們什麼都不能做，我們講的話沒人聽。」他得意地笑著說。好幾位住民的女兒馬上衝進去，打斷會議，質問所有的與會者，要他們說明該機構的狀況，發現有住民被鎖在房間裡的吉東女士也是其中之一。三年後的今天，她仍然津津樂道當時的「瘋狂之舉」。

面對各方撻伐，歐葆庭感到不安，只好讓步。法蘭西島大區經理徵得上司同意，以書面承諾增聘五位「生活總管」（某種能夠執行管理工作與處理社交生活事務的超級管家）來分擔護佐的工作量，讓十幾位約聘人員轉正職，並提供員工訓練。氣氛一度緩和下來，家屬以為該集團會說到做到，遺憾的是並沒有。「五個生活總管只僱了三個，後來變成兩個，最後剩下一個，尿片也一樣。」吉東女士說。包括吉東家在內的一些家屬決定拿錢包開刀，有幾個月只付一部分住宿費。幾個月之前，掌管巴黎豪華失能長者住宿機構的協調經理轉職到該集團旗下另一個事業部門，但她持續關注「塞納河畔」的近況，不敢相信她珍視的「掌上明珠」竟然淪落到這種地步。

胡塞勒*女士讓她母親在這裡住了五年，決定採取進一步的行動。我們上次提到她的時候，她已經決定離開「塞納河畔」。歐葆庭要她付清一萬八千多歐元的欠款，而她已經付給該集團一筆鉅款（將近四十五萬歐元），不肯再多付一分錢。她的律師瞭解案情之後，給了她一個出乎意料的答覆：根據他的估算，反倒是歐葆庭欠她錢。更重要的是，他認為他們可以提起反訴，控告該集團虐待她的母親。

於是，胡塞勒*女士跟歐葆庭展開一場法律攻防戰，這是她「人生中最重要的一仗」。她的律師著手整理案情資料，而歐葆庭也準備針對虐待指控進行辯護。該集團要求幾名員工和「女伴」就胡塞勒*女士和她母親的關係作證：「他們找了幾名護佐來，那些女孩我跟我媽都沒看過，她們卻說我從來沒去探望過我媽。」她沮喪地說：「全是胡說八道！法官審理時也說：『如果她從來沒去看她母親，怎麼能寫出這麼多鉅細靡遺的投訴信？』他們找了我媽的女伴出庭，她無所不用其極地攻擊我，說我對她不聞不問，他們的律師在法庭上說我滿腦子都是錢，卻不看看我在我媽身上花了多少錢……真是太可怕了！我受到很大的打擊，現在心情還沒有平復。這實在太痛苦了，我不知道我還能撐多久……」

在法院審理此案之際，歐葆庭接連遭到警告與稽查。參議院副議長伊莎貝爾·德布雷（Isabelle Debré）接到「塞納河畔」的家屬陳情之後，在二〇一七年六月寫了一封信給該集團（儘管她身居要職，卻等了六個月才收到歐葆庭的回覆）。

此外，當時由雅克·圖邦（Jacques Toubon）擔任主席，負責保護公民權益的重要行政機關人權保護官署（Défenseur des droits）也展開調查，開始約談家屬和員工。

法國新聞網站《獨立媒體》（*Mediapart*）接獲「塞納河畔」家屬爆料之後，決定進行調查，在二〇一八年一月刊出報導。一個月之後，二〇一八年二月二十二日，上塞納省參政委員會決定來個突擊稽查（該集團在前一天晚上接到通知）。我們大概以為「塞納河畔」遭到這麼多家屬投訴，被媒體大肆報導之後，應該會卯足全力，表現得無可指摘，但並非如此……

勞動檢查員注意到，上次稽查之後，情況略有改善：目前膳食品質堪稱滿意，衛生照護品質有所提升，也採取一些措施來解決尿片短缺的問題。不過，他們發現，這家機構的人力資源管理不符合現行法律規定，護佐中的臨時人力比例過高（三三％），管理階層的高流動率令人憂心（第七任主任在二〇一七年九月上任），「塞納河畔」的組織架構不斷變動，介紹住民僱用所謂的「女伴」也有問題。我們覺得很納悶，這些稽查、家屬投訴與媒體報導對歐葆庭來說，似乎無關痛癢。

或許要有歐葆庭的幹部出庭作證，具體揭露涉及公司高層的內幕，才能有所改變。這正是我進行這項調查的意義：超越表象的觀察，追溯導致長者虐待的根本機制。多年以來，失能長者住宿機構的員工沉痛疾呼，卻無人傾聽。多年以來，有關私立安養照護機構與診所的報導屢見不鮮，卻不了了之。我必須聯絡決策高層，才能取得重大進展。

這一刻，我等了好幾個星期，「塞納河畔」的一位前主任終於同意跟我見面。

第九章
「把一切都抖出來」

二〇一九年五月的某一天下午，我傳了簡訊給一名男士，提到他簽過一些有問題的勞動契約，請他跟我聯絡。

等到晚上九點，他的孩子都睡了，他氣沖沖地打給我：「您以為您在幹嘛？您不知道您在攻擊誰嗎？白癡混帳小記者，您根本不知道他們會怎麼對付您。您希望我打給布爾登克（歐葆庭的營運長），毀了您的調查嗎？如果您敢提到我的話，我會讓您死得很難看。您說的都不是事實！從頭到尾都不是真的！」

他在電話裡怒吼了快十分鐘，爆出一連串飆罵與威脅。我好幾次試著打斷他，告訴他我不是在指控他，只是希望他提出說明。

當時我還不知道，我找對人了。

接到這通電話的前幾個星期，我設法蒐集了一些資料，瞭解失能長者住宿機構的資金來源和歐葆庭如何控管員工的薪資總額。

首先，賈西亞向我詳細說明了失能長者住宿機構的資金來源，不論公立或私立失能長者住宿機構的收入都可以分成三部分：一是機構住民支付的「住宿費」，包括膳食、住房與設備維護等費用。二是「照護費」，根據住民的失能程度（groupe iso-ressources, GIR）分成六級，[1]大部分由省參政委員會支付。三是由法國健康保險（Assurance maladie，以下簡稱健保）負擔的「醫療費」，涵蓋住民的日常醫療支出，由大區衛生局支付。

這一點對我接下來的調查非常重要：失能長者住宿機構高度仰賴政府公款資助。這些錢直接匯給機構，支應他們的開銷。每天在機構工作的護佐、護理師、協調醫師、心理師和物理治療師的薪資全數由公款支付。生活助理或負責場地維護、協助餵食的醫療服務人員（agents des services hospitaliers）[2]的薪資則有三成由公款支付。此外，大區衛

1 譯注：GIR級數愈高，代表自理生活能力愈高，如GIR 5或6代表輕度失能。
2 譯注：醫療服務人員（ASH）通常在醫療單位維護環境清潔衛生工作，亦可在長者住宿機構工作，協助備餐、打掃，甚至在人手不足時支援部分照顧工作。

生局和省參政委員會出錢購買或租借醫療床、輪椅、手推車和機構內部所有的醫療設備，以及照護住民所需要的尿片、醫療器材（敷料、靜脈注射裝置、防褥瘡輔具等）和營養補給品。更令人驚訝的是，失能長者住宿機構有一部分清潔用品和被服布品也是他們買單。

每年直接匯給各家機構的政府補助款，通常介於一百萬到二百萬歐元之間。所以，歐葆庭這種大型私人照護服務集團領取的金額高達好幾千萬甚至好幾億歐元。理論上，他們無權挪用公款牟利。

這些錢用於補助哪些職位，採購哪些物資，在所謂的「三方協議」裡有詳細的規定。「三方協議」是失能長者住宿機構和省參政委員會、大區衛生局之間簽署的一項為期五年的協議。然後，該機構每年要提交一份補助經費支出明細表，確實說明過去一年花了多少錢以及這些錢用在哪裡。理論上，大區衛生局和省參政委員會藉此監督公款是否妥善使用，並在必要時收回補助款或進行調整。

我跟賈西亞和其他熟悉補助事宜的人討論之後，認為有必要查閱「塞納河畔」的「三方協議」，尤其是該機構的年度支出明細表，才能確實瞭解他們有多少人事費由公款支付，以及在尿片、醫療器材和清潔用品方面拿到多少補助。當然，還要瞭解該機構每年到底把這筆錢花在哪裡，有沒有用在該用的地方。

在我進行調查的那段期間，我還不知道「塞納河畔」每年到底拿了多少補助款，也不知道他們怎麼用這筆錢，但有一點很耐人尋味：該機構大量僱用臨時人力，幾乎所有公款補助的職位如護理師、護佐、生活助理，都是短期約聘人員。

賈西亞告訴我另一件蹊蹺的事：他剛進「塞納河畔」的時候，歐葆庭要他把前一個工作單位經常合作的臨時護佐和生活助理列出一份名單，他照辦了，以為他們想建立一個臨時人力資料庫，以備不時之需。但是過了幾個月，他離開該集團之後，發現歐葆庭不但從來沒聯絡過這些人，還拿他們的名字簽訂假的職務代理合約。歐葆庭跟法國其他公司一樣，要有正當理由才能僱用拿定期契約（Contrat à durée déterminée）的短期約聘人員，尤其是薪資由公款支付的護佐，該集團沒有權利僱用臨時人力來填補正式職缺。但「塞納河畔」似乎找到應付之道：他們捏造需要代班的人員來杜撰短期職務代理契約。

為什麼歐葆庭無視《勞動法》的規定，在這家豪華機構僱用這麼多約聘人員，而不是多聘幾位正職員工？何況他們的薪資由公款買單。為了進行更深入的調查，我決定聯絡「塞納河畔」的一位前主任，我在幾份可疑的合約上看到他的簽名，他就是本章開頭提到的那位先生。

我們已經知道，他一開始充滿敵意，不停地辱罵我、威脅我，但十五分鐘後卻變得溫和得不得了，像個控制不了情緒的孩子一樣尷尬：「對不起，」他羞愧地說：「我不應該用這種口氣跟您說話。我失控了，說了一些蠢話，真的很抱歉。」我簡直不敢相信，情況竟然瞬間大逆轉。「您勾起我那段痛苦的回憶，所以我氣炸了。好吧，為了表示歉意，我同意跟您見面，說出一切。我會告訴您這個集團是怎麼運作的，把一切都抖出來！但我不希望您提到我的名字，好嗎？我還在失能長者住宿機構工作，不想惹上麻煩。」

當然，我答應了。進行調查的目的並不是要歸咎於個人，而是剖析與揭發整個失能照護體制的弊端。因此，我必須跟集團內部各個決策階層的重要人士談談，但這可能會讓他們賠上自己的職業生涯，願意這麼做的人並不多。我們掛上電話，幾秒鐘之後，我收到一則簡訊：「好，五月十四日上午十點，約在尼斯（Nice）奧諾雷索萬街（rue Honoré-Sauvan）的萬豪 AC 飯店（AC Hôtel Marriott）。」

我們就稱他亞瑟．米亞（Arthur Millard）*吧，他跟一般的失能長者住宿機構主任不一樣。有一名員工說他是「神經病」，脾氣暴躁，甚至會進行人身威脅，但也有人稱讚他努力不懈地整頓機構。住民家屬有時候覺得他有邊緣型人格障礙，但承認他盡忠職守，善於傾聽，對有問題的處理流程或規畫提出質疑，甚至不惜槓上歐葆庭高層或「塞納河畔」的員工。毫無疑問，他是一個複雜的人，但在工作上全心投入，一絲不苟。

我們碰面的前一天，我搭火車前往尼斯。自從我展開調查以來，第一次感到不安，不是因為焦慮，而是面對為求自保而不擇手段的集團感到不快。米亞＊先生讓我明白，歐葆庭絕不會善罷甘休，我開始提高警覺。我選了一家尼斯市中心鬧區的飯店。隔天早上，我提前半小時抵達碰面地點，只是想看看環境。飯店門口停著一輛車，我遠遠觀察車上的乘客。

早上十點整，米亞＊先生步伐堅定地走進大廳。他身材瘦削，體格健壯，似乎總是處於緊張狀態。我們一開始交談，他就暗中跟我較勁。他重重握住我的手，在扶手椅坐下，上半身微微前傾。他似乎已經準備說出一切，但要我知道他才是主導者。在他的要求之下，我馬上簽了一份保密協議，保證不會透露他的身分。「我在很多企業工作過，」他向我解釋：「一旦名字曝光，就別想在這一行混了。而且不是我自誇，我很能幹，幫大家做了很多事，我希望繼續在這個領域發展。」他接著說：「不過，只要對事情有幫助，我不介意爆料。我再也不會替某些公司工作了，歐葆庭就是其中之一。」

米亞＊先生起初負責為該集團在法蘭西島大區開設一家新的失能長者住宿機構，接著被派去納伊，整頓「塞納河畔」。他上任不到十天，就發現情況不妙。「我當上主任沒多久，勞動檢查員就上門了，」他這麼告訴我。「結果，他們發現一堆情節重大的違規事件，打算叫我寫報告，但這不是我的錯啊，我才剛接手。」

過了幾個星期，我好不容易才拿到大區企業、競爭、消費、勞動與就業管理局（Direction Régionale des Entreprises, de la Concurrence, de la Consommation, du Travail et de l'Emploi，以下簡稱就業管理局）的稽查報告，勞動檢查員在報告中批評工作場所容易發生事故，導致員工罹患「肌肉骨骼疾病」，譴責「塞納河畔」沒有培訓員工如何協助住民轉移位，並提醒該機構不得讓員工超時工作。更重要的是，就業管理局指出兩件事嚴重違反《勞動法》：首先，有幾十份僱用前聲明（déclaration préalable à l'embauche）不是在僱用派遣人員（護佐或生活助理）前簽署，而是之後才簽的，有時候甚至拖了好幾個月，表示這些員工還沒簽約就開始工作，勞動權益缺乏保障，發生職災時無法獲得保險理賠。有一名護佐在二〇一四年十二月十二日上工，卻拖到二〇一五年二月七日才簽署僱用前聲明。更過分的是，有些員工根本沒簽。然而，只有依規定向社會安全暨家庭津貼徵繳聯盟（Union de recouvrement des cotisations de sécurité sociale et d'allocations familiales）進行申報，才能僱用員工。對勞動檢查員來說，這代表隱瞞工作事實：「《勞動法》第八二二一條第五項規定，任何故意不在僱用前完成申報相關手續的僱主，均視為隱瞞工作事實。」就業管理局經過深入分析之後，在一份正式報告中認定「塞納河畔」違法，提交給檢察官。

他們還注意到，該機構違法僱用短期約聘人員。有些短期約聘人員明明是為了支援「臨時增加的業務」，理由卻是「職位出缺」或「填補全職員工轉兼職的人力缺口」，兩者完全扯不上關係；另一個理由則是代理由約聘轉正職的員工，儘管沒有任何證據顯示確實如此，甚至還出現同一個人、同一段時間的正式職缺由好幾名短期約聘人員代理的狀況。最後，勞動檢查員還注意到，有兩名護佐的職缺連續十八個月找了好幾名短期約聘人員代理。

勞動檢查局注意到的這些違規行為，只是冰山一角，暴露出比偶爾違反《勞動法》更嚴重的問題。我們發現「歐葆庭體制」有兩大特徵：一是歐葆庭旗下的失能長者住宿機構與診所主管不具備決策權力，二是該集團長期致力於將薪資總額最佳化。這正是就業管理局進行稽查時無法想像，而米亞*先生即將向我揭露的內幕。

第十章

「想辦法給我省錢」

請注意！

這一章讀起來有點硬，但很重要。前幾章有許多證人提到「塞納河畔」的住民遭到虐待，我在這裡說明發生虐待事件的主因。

為什麼「塞納河畔」僱用這麼多醫護人員，卻沒有簽僱用前聲明？不是因為歐葆庭有意隱瞞這些派遣人員的工作事實，那就太過分了，而是因為身為機構主任的米亞*先生根本沒有人事決定權，有時候甚至要等上很久，才能得到上司批准。「歐葆庭超誇張，我在別的集團從來沒碰過這麼離譜的事，」他承認：「沒有大區經理的批准，我不能僱用正職或約聘人員，這一點白紙黑字寫在我的委任書和勞動契約上。他們的規定實在莫名其妙，我必須事先估算請帶薪特休、補班、請假的人數，在某個軟體輸入我下個月打算僱用的派遣人員，並根據機構的住房率來決定我需要多少人手。我把這份文件寄給掌管豪華安養照護機構的協調經理，等她批准之後，再寄給大區經理，他們簽完之後，才可以簽訂勞動契約。我們通常在每個月二十二日或二十三日寄出文件，卻要等到下個月五日、六日或八日才得到回覆。所以，如果我在某個月五日僱用一名派遣人員，她只能在沒有簽約的情況下工作，因為我必須得到大區經理的批准，才能印出合約。」

也就是說，米亞*先生沒有得到上司批准之前，不能簽訂勞動契約。在他使用的軟體上，合約前方有一個紅色按鈕，要等它變綠才能繼續處理。

後來，我查閱了幾份歐葆庭旗下的失能長者住宿機構主任的勞動契約。跟米亞*先生說的一樣，他們都必須簽一份「職務權責委任書」(délégation de compétences et de missions)，上面注明「歐葆庭集團並未授予主任在人力資源管理方面的自主權或代表權」。他們對預算也沒有置喙的餘地，歐葆庭集團沒有授予他們「在財務方面的自主權或代表權」。他們必須「在總公司高層的監督之下，和大區管理階層共同執行已核定之預算，遵循管理與預算控制的指示，確實在已核定的預算範圍內，向指定供應商採購」。看到了吧！一切都寫得明明白白。

這一點很重要：很多家屬都誤解了，失能長者住宿機構的主任不見得是決策者。有時候他們只不過是執行者，甚至是次要角色。他們在公部門或民間團體有相對比較大的發揮空間，在私人企業則視該集團的規模與政策而定。近年來，世界第二大的失能照護服務集團柯利安和高利澤（Colisée）等企業也為了維護總公司的利益而實施中央集權，調整旗下各機構主任的授權範圍，但似乎沒有一家做得像歐葆庭那麼誇張。「歐葆庭的做法有別於柯利安或多慰（DomusVi）集團，他們大幅限縮機構的權限，」米亞＊先生說：「拿爭取預算來說好了，他們不會全數照給，也從來不給我看資產負債表或損益表。在失能照護服務這一行，負責填寫補助經費支出明細表和損益表的應該是機構主任（再交給大區衛生局和省參政委員會）。但歐葆庭就是跟別人不一樣！一切都交給總公司處理。我不是主管，只是一枚棋子！他們叫我拚命省錢，限制我使用軟體的權限。我對未來沒有任何展望，什麼都不能做。離開這裡以後，我繼續在其他大型集團擔任失能長者住宿機構主任。在別家公司，我看得到資產負債表或損益表，知道自己該做什麼，也可以放手去做。」米亞＊先生跟我說話的時候，我可以感覺到他非常氣憤。他顯然不是那種想要推翻體制的人，而是比較接近專業菁英和所謂的「企業人」。但他說，歐葆庭的經歷讓他對這份工作深感厭惡。「他們甚至不向主任透露他們的利潤，從來不告訴我『塞納河畔』幫他們賺了多少錢。但這種事總有一天會穿幫，我又不是笨蛋，很快就算出這家機構每年的營業額起碼有一千萬歐元。結果人家就不開心了，所以他們叫我滾！滾得愈遠愈好！」

我在米亞*先生的協助之下，對這個集團有了更多瞭解。歐葆庭這種限縮旗下機構權限的做法很不尋常，我們之後再繼續討論這個問題。不過，值得注意的是，這產生了兩個重大的影響：其一，機構主任無法負起個人責任。如果他們連員工數量或預算都無權過問，怎麼能把住民照護上的疏失或品質下降怪在他們頭上？畢竟這一切都取決於每家機構分配到多少資源。

由此可以推論出第二點：影響失能長者住宿機構營運的具體決策是由歐葆庭高層制定的。坐鎮總公司的營運長布爾登克先生是企業重組方面的專家，本來跟醫療界毫無瓜葛。某家機構是否需要額外僱用一位護佐，或增加膳食、尿片和醫療器材方面的預算，都是他說了算。基本上，這位主管做決策時考慮的從來不是需求，而是預算。照理來說，機構主任最清楚需要多少人手才能讓機構正常運作，需要多少經費來應付某個活動非預期的開銷，或在工作團隊處理重大醫療危機之後，減輕他們的負擔。然而，歐葆庭不允許機構主任報支非預期的開銷或做出個人決定，實際管理機構的人是布爾登克，在他位於皮托（Puteaux）的辦公室裡用Excel表單和財務軟體進行遠端遙控。接下來，其他的消息來源會告訴我更多細節，但我們可以看得出來，這種管理模式很可能導致失能長者照護服務日益疏離，去人性化，純粹向錢看。不在第一線工作的主管似乎不太能理解，不肯在「塞納河畔」的特殊照護專區多僱用一名護佐，讓布拉亞娜自己一個人值夜班，會讓她疲憊不堪，導致過勞而引發事故。只有機構主任才知道這些決策會有什麼影響，也只有他們為此感到憂心。這種總公司大權獨攬的集中管理模式，是歐葆庭的特色。

勞動檢查員還發現，「塞納河畔」大量僱用短期約聘人員，相當可疑。這裡我們關切的也不是規避《勞動法》這件事情本身，而是什麼樣的體制造成這種現象。米亞＊先生詳細轉述了當時他跟上司之間的對話，讓我明白歐葆庭致力於將薪資總額「最佳化」。他是這麼說的：「每次我等大區經理的批准等到受不了，就會對他說：『拜託，一定要批准我的合約！我的護佐這個月一號就開始上班了，卻還沒有完成聘僱手續。』大區經理則說：『呃，我也沒辦法，因為上司還沒有批准。』事實上，上司是根據機構的住房率來批准薪資總額。他們會對我說：『你打算僱用太多派遣人員了。嗯，你給我聽好，不准這麼做。把這個月的薪資總額砍掉三、四千歐元。』我回答：『怎麼可能砍？缺人就要找人遞補。這筆錢不能砍，我非找到人不可。』他們則說：『想都別想！反正住房率沒有達標，你就別想僱人，給我砍掉。』」

這是誰的命令？「法蘭西島大區經理向協調經理下達指示，協調經理再轉告我。但不只是口頭告知，我保留了跟薪資總額有關的文件，上面常常有大區經理的批示：『薪資總額有待最佳化，請撙節開支！』但歐葆庭很賊，不會告訴我們要砍什麼，只會說：『想辦法給我省錢！』他們讓主任替集團承擔風險。」

所有大型私人集團都知道一件事：失能長者住宿機構最大的開銷是人事費，歐葆庭也不例外，他們知道只要精打細算，妥善規劃，就可以透過將薪資總額「最佳化」大賺一票，也就是說，所有的正式職缺都僱用短期約聘人員，以便靈活調整薪資總額，因為其中部分人力的薪資由公款買單。

員工流動率高和人力不足都會嚴重影響機構住民的照護品質。米亞*先生是第一個承認這件事情的人。「我們僱了太多短期約聘人員，一天到晚臨時換人，來不及找人遞補，導致住民照護品質下降。」為什麼？他向我解釋：「因為我們必須根據每位住民的生活習慣，安排醫療與生活照護。如果我們派去的人瞭解住民的生活習慣，他就知道怎麼照顧他們。但如果派一個派遣人員去的話……他一定會出包。」

這一點，在我針對「塞納河畔」進行的初步調查中得到印證，而這家機構還被歐葆庭拿來當作宣傳樣板。包括胡塞勒*女士、多蘭的家屬、克里夫先生、勒梅特先生在內，有多少家屬抱怨過「塞納河畔」僱用太多臨時人力，護佐老是換來換去，無法提供妥善的照護，以及在給藥或處理褥瘡時發生疏失？這不只讓家屬感到困擾，更嚴重的是，還會危及住民的生命安全。派遣人員是失能長者住宿機構的要角，少了他們，機構無法運作。但派遣人員太多，也會造成正職人事異動頻繁，妨礙機構正常運作。穩定的工作團隊是預防虐待事件的第一道防線。

最後，「塞納河畔」的前主任米亞*先生提到第三個因素，歐葆庭高層對失能長者住宿機構施加的財務壓力，對住民的照護品質也有很大的影響。米亞*先生告訴我：「在我任職期間，歐葆庭要求旗下機構在扣除利息、稅金、折舊與攤銷之前的利潤率必須達到三五%到三八%，這一點寫在我的合約上。」他繼續說：「這滿高的！我目前工作的集團給我設定的目標是二八%，少了一成。當時歐葆庭的業績壓力非常大。」

簡單來說，利潤率指的是企業扣除租金與稅金前的利潤，不計算租金、貸款、公司稅或其他稅金，只計算經營者在機構日常營運中可以掌控的因素。一般來說，不管哪一個領域，當一家公司的利潤率超過三成，表示它非常賺錢，在這一行更是如此，因為失能長者住宿機構的固定成本很高，人事費用負擔大，業務活動也受限於政府核定的床位數。要提升機構的利潤率，不僅必須盡量增加收入，還要全面撙節開支，每天監控。表現亮眼的利潤率讓股東安心，卻令住民憂心，因為撙節開支對他們不利。更何況如果我們仔細研究這些數字，就會發現歐葆庭的利潤率高於同業。

比如說，在二〇一五年，歐葆庭旗下所有失能長者住宿機構的平均利潤率是二七．二五%，而它的主要競爭對手柯利安則是二六．四%。以好幾百家機構來算，即使只少了一%也相當可觀。更重要的是，二七．二五%這個數字背後隱藏著國內外收益的巨大差距。米亞*先生表示，「當時歐葆庭為了開拓海外事業版圖，全力衝刺國內業績。在二〇一五年左右召開的全國大會期間，他們說，國外開設的機構要兩、三年之後才會賺錢，所以要衝高國內業績，才能應付國際擴張的成本。」

米亞*先生花了四個多小時，鉅細彌遺地告訴我他在歐葆庭的工作經歷和該集團的經營手段，也毫不避諱對大區衛生局的補助款、某些工會的態度和公立失能長者住宿機構的狀況提出質疑。然後他站起身，不再跟我客套了，臨別之際再次警告我：「好了，維克多，我該走了！我跟您談了這麼久，希望可以幫到您。我不認為您的調查有什麼用處，我知道他們是狠角色，什麼都幹得出來。您知道嗎，有一次，布爾登克決定一口氣開除某大區二十七個機構主任，而且這些機構的住房率都接近百分之百喔！但他只花了幾個月就搞定，因為他收買了二十七個勞資調解仲裁委員（prud'hommes）！他們有的是錢，什麼都不在乎，想幹什麼就幹什麼。這家公司心狠手辣，您不是他們的對手。」

第二部　歐葆庭體制

第十一章

「我們在圈養一群老傢伙」

一般大眾對歐葆庭高層與該集團的歷史不太熟悉。創辦人馬利安醫師是神經精神病學家出身，很多人說他拘謹嚴肅。他總是穿著無懈可擊的炭灰色西裝，不苟言笑。儘管他事業有成，卻沒有引起媒體大肆報導。他通常出現在經濟雜誌《挑戰》（*Challenges*）的法國前五百大富豪專題報導或商業調頻電視臺（BFM Business）上，被譽為一位優秀的企業家。我發現他二〇一四年上了馬克・菲奧倫蒂諾（Marc Fiorentino）主持的《理財達人秀》（*C'est votre argent*）。

在此摘錄一些他受訪的片段：

主持人轉向來賓。

——「先請教您一個問題：我應該稱呼您醫師嗎？」

——「喔，叫我醫師或尚克勞德．馬利安都可以啊！也可以叫我尚克勞德啦，不過好像太裝熟了。」歐葆庭創辦人回答，他想故作輕鬆，但沒有成功。

——「歐葆庭的表現非常亮眼。」菲奧倫蒂諾接著說：「床位數在十二年內增加六倍，股價從二〇〇二年以來上漲九倍，從今年初以來上漲二三％。當您回顧這一切，有沒有覺得很驕傲？」

——「不，我一點也不覺得驕傲……而是對它背後的意義，也就是對我們改變了很多事情感到滿意。對，我很滿意！但那是因為我們很幸運，能夠從事助人的工作。」

——「您一直都這麼覺得嗎？還是都在煩惱管理、股價、利潤和盈餘之類的問題，所以沒空想這個？」

——「不不不！我不想變成那樣。您知道，我是學醫的，既然我們從事醫療工作，就要喜歡跟人接觸，不然只能轉行。」

——「但您看到貴集團的股價和市值，還是覺得很驚人吧？」

——「是啊，是很驚人沒錯，」馬利安非常滿意地說：「不過，我們還是要保持謙虛，是我們運氣好，投入這個蓬勃發展的產業。所以，當一切都很順利，業績蒸蒸日上，床位數、營業額和盈餘逐年增加，當然很棒囉。」

——「您怎麼看目前的產業發展？」

——「這是長期趨勢。許多預測都指出，超高齡老人會愈來愈多。」

——「您這一行是否非常依賴政府？當我們看到政府決定凍漲電價，導致法國電力集團（Électricité de France）股價下跌七％，您是否有時候會覺得政府政策對您不利？」

——「可以說是，也可以說不是……您知道，我們的安養照護機構有點像飯店，是按日收費的。醫療支出可以核銷，但扣掉營運成本之後，根本沒有利潤。換句話說，這筆錢只夠支付護理師、護佐和生活助理的薪水。我們不太依賴政府，補助款只占我們營收的二成五到三成而已，我們沒有從政府補助中獲利，利潤都來自住宿費。」

訪談告一段落之後，我們不禁對這個法國的成功案例肅然起敬，對該集團的未來充滿信心，每次聽完歐葆庭發跡的故事都會有這種感覺。這位白手起家的醫師，短短三十年建立起全球首屈一指的失能照護服務集團。在我寫這本書的時候，該集團的事業版圖已經擴張到歐洲、美洲、亞洲二十三個國家，擁有一千一百一十多家機構，超過十一萬個床位，員工超過六萬五千人。歐葆庭擁有完整的失能照護體系，旗下有失能長者住宿機構、後續治療與復健診所（cliniques de soins de suite et de réadaptation）、精神科診所、銀髮住宅、居家照護服務機構。它自行創辦的護佐培訓機構多美（Doméa）和著名的歐洲高等商學院（ESCP Business School）合作，善盡生態保護責任，進行大量內部評估與滿意度調查，還聲稱自己是照護阿茲海默症患者的先驅。總之，它是一家模範企業就對了。

問題是，這個了不起的創業故事裡充斥著妥協與謊言。

馬利安在一九八〇年代中期創業，接管一家位於法國西南部索容（Saujon）的安養照護機構。他的經營長才備受矚目，其他市公所很快對他信任有加。跟業界其他競爭對手相比，醫師出身的他有一個很大的優勢：他透過自家公司SDH來設計並興建旗下的安養照護機構。他的一位前同事告訴我，這家公司總部設在巴黎麗葉街（rue des Belles-Feuilles）一棟簡陋的公寓裡，起初只有兩張折疊桌，馬利安在這裡建立起他的事業版圖。

他還說，馬利安比任何人都更早意識到，一個龐大的高齡市場蓄勢待發，他們必須盡快搶攻這塊大餅。他形容馬利安是工作狂，聰明絕頂又高深莫測，總是在構思新計畫。

馬利安後來採取的策略是對的：他跟其他經營小型機構的企業家不同，很早就意識到一百個床位左右的中型機構最賺錢；他選擇黃金地段，迅速往中階與高階路線發展，以便跟公立失能長者住宿機構進行市場區隔。他成功讓這個原本缺乏嚴謹預算與管理的產業走向專業化，並接管一些經營不善的機構加以整頓。

歐葆庭無疑是一家成功的企業，但檯面上的成功背後另有內幕：跟馬利安醫師共事過的人都說，他是熱中擴張公司規模的商人，卻對管理旗下的失能長者住宿機構和診所興趣缺缺。派屈克·梅泰（Patrick Métais）曾經在歐葆庭旗下專門經營診所的子公司可寧（Clinéa）擔任醫療總監，他甚至毫不諱言：「他超討厭老人。」他說：「他只是利用老人賺錢。至於怎麼照護失能或生病的長者，根本不關他的事！哼！他根本不鳥這些人的死活！」

馬利安身邊的核心圈人士常常說，他以吝嗇出名，還有他很晚才開始稍微關注機構的照護品質。梅泰曾經聽過一些馬利安醫師的故事，他告訴我的這件事很能說明他是什麼樣的人：「馬利安很愛講他發跡的故事，特別是他開設第一家安養照護機構的經過。

當時他接管一家空蕩蕩的機構，整修費用由當地的市公所負擔，但剛開始有人入住的時候，連一件家具和像樣的日常生活用品都沒有。我覺得他的做法很像詐騙，因為他去宜家家居（Ikea）採購的時候，沒有馬上買下一百張床和合適的家具，而是只買了兩張床，給剛來的兩位住民使用，然後用這兩位住民付的錢，再買下兩張床，讓四個人入住，以此類推……直到現在，他有了好幾萬張床。這就是馬利安的作風！他喜歡吹噓自己把成本壓到最低，這也是歐葆庭的核心價值：盡可能用最少的預算為失能長者提供照護服務，這是瞭解這個集團的關鍵。」

另一個故事更有代表性。我花了好幾天，試圖找到那些在一九九〇年代初期歐葆庭剛創立時的前員工，希望他們告訴我，年輕的企業家馬利安為日後的事業版圖奠定基礎時，提出什麼樣的願景。皇天不負苦心人，我終於聯絡上歐葆庭早期的一位大區經理，他現在是某大型餐飲公司的主管，一九九四年受聘於歐葆庭，當時該集團只有三十幾家失能長者住宿機構和幾間診所。我們就稱他萊昂．杜福爾（Léon Dufour）*吧，他坦白告訴我，在歐葆庭工作很有趣，充滿挑戰性，他一點也不後悔。當時歐葆庭蓬勃發展，企圖在失能照護產業推動改革，還沒有發生今天我們看到的種種疏失：失能長者住宿機構主任還有足夠的資金和決策空間。

杜福爾*先生在歐葆庭待了兩年，掌管集團旗下的失能長者住宿機構，他勝任愉快，但馬利安醫師的貪婪令他逐漸萌生去意。工作一年之後，他第一次遭到警告。那天他去參加年度考核，面對六位高階主管。馬利安醫師仔細檢視該機構的盈餘之後，厲聲訓斥他：「杜福爾*先生，我很失望！每投資一歐元，我要賺到三歐元。所以您要更有企圖心！好好衝高您的營業額。」杜福爾*一直都在法國大企業工作，他在電話中強調他不反對賺錢獲利，但歐葆庭的要求太過分了。遭到警告之後，杜福爾*先生回到工作崗位上，激勵他的團隊努力衝刺。但過了幾個月，他跟馬利安醫師再次交談之後，決定不再戀棧：「當時我掌管安傑（Angers）的一家機構，提出一個日間照護中心計畫，不只提供更完善的服務，還可以增加收入。有一天，馬利安到安傑處理擴充床位數的申請作業，後來我開車送他去車站。他很匆忙，但我趁機把日間照護中心的設計圖拿出來，放在引擎蓋上給他看。我統統都規劃好了：我打算利用一樓的一間二十五平方公尺左右的接待室，再加上兩間十平方公尺左右的房間，加起來一共四十五平方公尺。只要打掉兩個隔間就行了，非常簡單。馬利安看了設計圖之後，對我說：「可是，您為什麼要拆掉這兩個房間？二十五平方公尺的接待室就綽綽有餘了。」他當時一定感覺到我很尷尬。他把目光從設計圖上移開，轉向我說：「好了，杜福爾*先生，我們把話講清楚！別忘了，我們在圈養一群老傢伙。」然後，他把設計圖捲起來遞給我，就去搭火車了。這句話不斷在我腦海中迴盪。我想，我就是那天決定辭職的。我不介意在一家獲利導向的公司上班賺錢，但不能不擇手段……更何況醫療工作有它的特殊性，不能亂來。我們面對的是人，不是罐頭或醃黃瓜。」我聯絡了馬利安醫師，但他不願回應。

歐葆庭創辦人告訴他的工作團隊，集團的使命是「圈養一群老傢伙」，這種說法令人心寒。當然，我們不能用一句話來概括一個人，更別說一家企業，但它可能就是一切弊端與疏失的根源……

一九九〇年代中期，這種講求效率的企業文化開始出現，有時候甚至罔顧人性尊嚴。只有極少數的歐葆庭員工知道，集團創立之初，馬利安並不是唯一的老闆，他有一位叫皮耶．梅亞爾（Pierre Maillard）的合夥人，兩人在一九八〇年代相識。當時馬利安開了一家專門設計醫療機構的公司，而梅亞爾剛開始經營一家失能長者住宿機構。他們決定集思廣益，分工合作：嚴謹而受人尊敬的里昂人梅亞爾負責機構的營運管理；有遠見的巴黎人馬利安則負責未來的不動產規畫，以及策略管理、開發與設計。有一些當年在歐葆庭任職的幹部告訴我，馬利安幾乎從來沒去過任何一家他開設的失能長者住宿機構。有一天，某機構主任驚訝地發現一輛豪華轎車停在機構的車道上，駕駛座上有一位衣著體面，上了年紀的男士，自稱是這裡的老闆。原來是馬利安醫師在妻子陪同之下，前來致贈厚禮給一個朋友。這位主任在這裡工作了好幾年，這是她第一次見到這位赫赫有名的醫師。

接下來的十幾年，馬利安和梅亞爾兩人合作無間，失能長者住宿機構的數量穩定成長。梅亞爾制定預算，但也給旗下機構的主任（當時都是女性）決策權。漸漸的，兩人看法出現分歧。馬利安在銀行貸款的壓力之下，不斷追求更高的獲利。他希望收回旗下機構的管理權，並一度委託一家叫歐風（Euroforce）的顧問公司來賺取最大利潤。主任開始失去自主權，被迫裁員並找短期約聘人員代理。梅亞爾跟總公司的理念愈來愈不合，於是掛冠求去。我花了好幾個月才找到他，他目前住在法國中部奧弗涅（Auvergne）地區一個只有幾十個居民的小村莊裡，再也不想聽到任何跟歐葆庭有關的事。他跟我在電話上聊了幾分鐘，只說他離開歐葆庭，是因為不想看到它變成現在這個樣子：一個跟地方脫節，一切都被總公司與股東掌控的跨國公司。然後他中斷談話，掛上電話，不想再談這個他一手催生卻早已失控的「怪物」。

接下來，打造新版歐葆庭的是這兩位大師。

第一位是勒馬斯內，馬利安之前的得力助手，也是該集團現任執行長。他的字典裡沒有「利潤下滑」這幾個字。他話不多，但二十幾年來，總是為金融界帶來許多利多消息、兩位數成長的業績、穩定攀升的股價和令人振奮的預測。歐葆庭的營業額或財務報表毫無瑕疵。勒馬斯內很清楚投資者要什麼：穩定、嚴謹、成長。他是該集團的形象代言人：胖胖的臉頰，淺淺的笑容，戴著無框眼鏡，看起來和藹可親，令人安心。他為人低調，不喜歡出風頭，從來不在電視上露面，卻是集團的中堅分子，推動一切重大改革，讓一家混亂的中小企業躍身跨國集團。他畢業於高等資訊學院（École supérieure d'informatique），一九九三年加入歐葆庭集團，擔任財務管理師，之後平步青雲：一九九八年起擔任行政暨財務長，二〇〇六年升任副執行長，最後在二〇一一年坐上執行長大位，馬利安醫師退休時把公司交棒給他。

歐葆庭並不是從來都不缺錢。從一九九二到一九九六年，集團經歷過嚴重的財務危機。當時的員工告訴我，他們擔心公司薪水發不出來，甚至倒閉。採購部的前經理告訴我，有些供應商因為很多帳款尚未結清，拒絕為集團旗下的機構供貨。的確，當時歐葆庭成立沒多久，負債累累，組織結構還不健全，行政部門分散法國各地，包括巴黎、里昂和安傑，也欠缺債權或應收帳款監督機制，幾乎沒有進行財務管理。於是，勒馬斯內受聘整頓公司亂象。他很快地把所有部門集中在巴黎，建立起強大的行政總部，使集團迅速省下龐大的開銷，提升工作效率。

很少有人知道，儘管歐葆庭進行重組，馬利安醫師還是決定在一九九七年出售他的集團。這些年來，拚命擴大公司規模讓他筋疲力盡。當時他年近六十，也是知名的藝術品收藏家，他想，或許是該獲利了結，改變生活的時候了。我有幸訪問到差點買下歐葆庭的人，在本調查中，我稱他尚米歇爾．布里（Jean-Michel Bry）*。他告訴我，當時歐葆庭旗下有五十六家機構，預計以六億五千萬法郎左右的價格出售，他和他的股東打算出價四億五千萬法郎，差了二億沒有成交，至今仍深感遺憾。出售失敗之後，勒馬斯內懇求馬利安醫師繼續經營，他對失能照護產業的發展潛力充滿信心，也知道怎麼把歐葆庭打造成明日之星。馬利安醫師同意了，升任行政暨財務長的勒馬斯內也著手把歐葆庭總公司改造成一部超級管理機器。身為一名優秀的財務管理師，他希望隨時隨地掌握旗下機構所有的重要數據。於是，大量的數據資料開始流入總公司。

從此以後，歐葆庭高層可以馬上看到旗下機構的帳目哪裡出現虧損，採取因應措施。很少有公司能夠建立這麼先進又有效率的工作回報機制，這就是歐葆庭獲得巨大成功的原因之一。多虧有勒馬斯內這名謹慎的財務管理師，讓失能照護服務走向產業化，歐葆庭高層變得無所不知，無所不在，無所不能，旗下機構主任的一舉一動都受到嚴格限制與監控。現在，勒馬斯內掌握了效率高超的總公司及其內部軟體，坐在他的私人辦公室就可以管理全球一千多家機構，而且年年盈餘表現亮眼。二〇二〇年十一月，在新冠肺炎疫情肆虐之際，他公布了破紀錄的銷售數據：歐葆庭成立三十年以來，首次單季營收突破十億歐元。

歐葆庭的鐵三角組合中還有一位狂熱的執行者。如果說馬利安冷若冰霜，勒馬斯內和藹可親、令人安心，布爾登克無疑是滿腔熱血。他這個人個性衝動，喜怒無常，專橫跋扈，自信滿滿，臉上掛著野心勃勃的微笑，許多在他底下工作過的證人提到他還是心有餘悸。據說，布爾登克當年是憑著過人的膽識進入歐葆庭的。一九九〇年代期間，馬利安委託一家顧問公司對旗下機構進行財務審計，當時年紀很輕的布爾登克在顧問群中脫穎而出，因為他膽敢反駁歐葆庭的老闆，告訴他怎麼做才能增加公司盈餘。馬利安很欣賞這個行事大膽，不拘一格的三十歲年輕人。布爾登克聰明絕頂，曾經在巴黎、紐約和東京求學，擁有高等管理學院（Institut supérieur de gestion）碩士學位，專精企業重組。當時他資歷尚淺，不過馬利安很快就任命他擔任歐葆庭的營運長。

他就這樣成為該集團著名的「成本殺手」，執行馬利安醫師削減開支的指示，而且表現得可圈可點，一點小錢也逃不過他的眼睛。一位採購部的前員工告訴我，有一次，布爾登克在電話中把一名大區經理臭罵一頓，因為他竟敢多買一支沒有列在採購清單上的鋼筆。儘管當時歐葆庭的營收超過十億歐元，這枝筆才三十歐元，但布爾登克還是不厭其煩地教訓了這名主管。他的導師馬利安的座右銘：一分錢也是錢，是他奉行不悖的金句。

歐葆庭的一位前主管向我描述布爾登克就任初期的輝煌事蹟。一九九〇年代末期，里昂內爾・喬斯班（Lionel Jospin）執政時期的社會事務部長瑪蒂娜・歐布里（Martine Aubry）剛剛通過每週三十五小時工時制，並推出配套措施，要求企業在改革生效的前幾個月內不得裁員，才能領取政府補貼。布爾登克隨後指示這名女士和其他主管，在不辦理解僱程序的情況下，平均每家機構叫兩名員工「走路」。這樣就一舉兩得：在不增加薪資總額的情況下獲得補貼，並透過裁員來抵消新制上路之後增加的人力成本，而且企業沒有「正式」裁員，就不用付那麼多社會保險分攤金（cotisation sociale）。這一招很聰明，讓改革效果大打折扣，因為三十五小時工時制的主要目標之一，就是創造新的工作機會來解決失業問題。

布爾登克不管大小事都要插手，為了省錢不擇手段。不過，從二〇〇〇年代開始，他真正大顯身手的地方是執行委員會。他每個月都召集工作團隊，對上個月的工作成果進行總結，與會者包括大區經理、品管經理和旗下機構（失能長者住宿機構或診所）的醫療總監，但勒馬斯內從來不去。我有幾個消息來源指出，他不是很贊成這位合作夥伴採取的高壓手段，儘管沒有直接表示反對。我在馬賽（Marseille）見到歐葆庭子公司可寧的一位前大區經理，他描述執委會開會時有多可怕，說他好幾次親眼看到歐葆庭的第三號人物站起來失控飆罵，威脅大家：「你們再不好好幹，會死得很難看！」我向可寧的前醫療總監梅泰提起這件事，他坦承這些每月例行會議的氣氛很差。他說：「在執委會開會時聽到這些話不能說是司空見慣，根本就是常態。布爾登克罵大區經理是白癡、蠢蛋，反覆說他身邊的人都很廢。他會打斷別人的話說：『閉嘴！你已經說得夠多了。』或『你把我惹毛了。今天晚上就給我滾！』實在有夠粗暴。我不知道看過多少大區經理被布爾登克劈頭蓋臉一頓臭罵之後，哭著離席。大家都很怕去開會，我自己也心驚膽跳。有時候我甚至凌晨四點就去辦公室看資料，把所有細節都搞清楚，讓他挑不出毛病，但他還是照樣找碴……現在想想，真搞不懂幹嘛這麼拚，我一定是受虐狂……」

有人告訴我，在這些有時候長達四個多小時的會議中，布爾登克會拿出一本「帳簿」，一頁頁翻看，上面列出集團在法國所有機構的營收數字。只要看到某機構出現虧損，布爾登克就撕下那一頁，開始質問督導那家機構的大區經理或可寧的醫療總監梅泰。而且，不管大家提出什麼樣的解釋，他的解決之道就是拚命省錢。不管用什麼方法，不管有什麼規定，反正削減醫療用品的數量或成本就對了。梅泰說：「布爾登克會轉頭對我說：『派屈克，你看到這些藥了嗎？去找你同事，告訴他們不准再亂開處方了。』我會傻傻地點頭，然後隔天坐飛機去馬賽、波爾多或坎佩爾（Quimper）告訴醫師們：『我被布爾登克臭罵一頓！別再開他們沒批准的藥了。』」梅泰告訴我，當時最令他震驚的是，布爾登克對醫療問題、治療方式與過程一無所知。「布爾登克自己也很清楚，」梅泰說：「他還得意地告訴我們：『我剛開始工作的時候，是在體育用品零售商『趣運動』（Go Sport）賣運動鞋。其實啊，管理安養照護機構的老人跟賣運動鞋沒兩樣。當時我的目標是盡量多賣幾雙運動鞋，現在是盡量多賣幾天失能照護服務。』梅泰繼續憤憤不平地說：「這當然是屁話。有一天我大膽反駁布爾登克：『不，這是兩回事，照護服務要重視品質。』不用說也知道，當時我被他狠狠訓了一頓：『派屈克，你在講什麼蠢話！沒有人可以告訴我什麼是優質照護服務、什麼不是。不論國內還是國外都沒有制定品質指標，這根本不重要。』我當然馬上閉嘴，不想再被他炮轟了。」而布爾登克先生也不願對此做出回應。

我有幾個消息來源表示，在二〇〇〇年代，執委會開會時幾乎從來沒有討論過品質問題。歐葆庭的品管經理從來沒有缺席過會議，但她大多數時候都保持沉默。沒有人敢對執行長盲目追求業績成長提出異議，也沒有人敢反對一意孤行的布爾登克。

人稱「老闆」的馬利安和「理財專家」勒馬斯內、「執行者」布爾登克打造了今天的歐葆庭。這個鐵三角組合從創業之初就對這個集團抱有雄心壯志，為了賺錢不擇手段。他們聯手建立了所謂的**歐葆庭體制**。

第十二章

管理模組

身為歐葆庭旗下失能長者住宿機構的主任，處理各式各樣的數據、表格、圖表是他的日常。二〇一九年春天，當我見到這位具體向我說明歐葆庭的管理模組（matrice）怎麼運作的男士，他還在這個集團工作，這是頭一次有現職主任願意提供證詞。他管理巴黎近郊一家失能長者住宿機構好幾年了，之前也在其他機構待過，對這個集團非常瞭解。他上了年紀，沉默寡言，說話聲音聽起來很慈祥，令人安心。我跟「塞納河畔」的前護理主任賈西亞一起去找他，他們是多年舊識。

阿達尼*先生本來不打算在第一次訪談中發言，他承認歐葆庭令他害怕。然後，我們討論了一下失能照護產業和我的調查方向，不到半小時之後，他決定把一切全盤托出，彷彿想要卸下沉重的包袱。自從他進入這家全球首屈一指的失能照護服務集團工作，就一直被罪惡感啃蝕。他滿腦子只想著一件事：不幹了！捲鋪蓋走人！不要再跟他們有任何瓜葛。在尋找其他工作機會的同時，他盡可能在上司的命令和自己的道德觀之間取得平衡。但他常常難以入睡，失眠問題讓之前在民間團體工作的他更想一走了之。他告訴我和賈西亞，他在歐葆庭根本沒有時間照護住民，因為他整天都在處理數據、填寫表格、進行工作報告（提交關鍵績效指標給上司）、填補人力缺口、到處節省開支。「每天早上十點之前，我都要把住房率、住院人數等資料輸入管理儀表板（tableau de bord）」，他開始說明：「這非常重要，因為這些數據會傳送給集團旗下所有的部門，包括採購部、餐飲部、藥劑部，並知會員工。他們用的是一套非常先進厲害的即時管理系統，對大量節省開支來說不可或缺。儀表板總是呈現最新資訊，所以每天都要提供當日住房率，隨時更新，系統也會不斷發送電子郵件提醒我。除了星期日以外，每天都要填報。這種管理模式不只讓集團「高層」掌握更多的資料，擁有更大的操控與決策權，也用來對員工施壓。一旦住房率沒有達標，我馬上就會收到一封電子郵件，要求立刻改善。然後我就得出門找社工、診所所長、醫療機構主管這些有力人士，請他們幫忙介紹新客戶，也就是正在住院而出院後要找機構安置的長者。歐葆庭要求機構住房率至少達到九成五，沒達標會被修理！在這個集團裡工作，有點違背我的價值觀，因為我被捲入一場唯利是圖的商業遊戲。他們想盡辦法刺激我，一天到晚提醒我，住房率決定了我的睡眠品質。說實在的，他們只在乎可以賺多少，而不是住民過得好不好！」

賈西亞聽了很沮喪，似乎難以理解，為什麼身為主任的這位老朋友肯在這種條件下工作。阿達尼*先生繼續說：「在歐葆庭，我們每個月都要預估下個月的薪資總額，所以必須事先計算有多少人請帶薪特休、參加研習、請家庭照顧假，甚至還要預估機構裡會死多少人，一個、兩個、三個還是四個，很扯吧？然後，他們會預估該機構下個月的住房率和利潤，告訴你可以僱用多少人。」

阿達尼*先生證實，他整天都忙著處理財務問題，完全沒有餘力做別的事。「在機構管理方面幾乎沒有自主權，因為總公司會根據我們的營業額和盈餘進行遠端遙控，」他仔細向我說明：「所有數據都會回饋給總公司。歐葆庭使用某種類似模組的內部軟體來管理整個企業組織，讓這些應用程式對我們發號施令。他們竟然讓法國失能照護服務走向產業化，實在太過分了，真是不敢相信！但這是事實。歐葆庭是失能照護服務走向產業化的推手。」

阿達尼*先生說的是哪些軟體？在歐葆庭決定一切的管理模組指的是什麼？該集團

旗下每家機構的主任都要認真填寫和遵循的文件又是什麼？埃爾韋．阿達尼（Hervé Adani）＊猶豫著是不是要向我們透露這些事情，並把文件寄給我。他說，他覺得自己受到監視。他常常把他收到的電子郵件或他填寫的財務報表印出來，留下紀錄。他認為集團的資訊部有權限登入他的帳號、信箱和所有他使用的應用程式，隨時可以知道他做了什麼，所以他非常謹慎。會不會太神經質了？或許吧。但可以肯定的是，他只是害怕。不過，為了揭露這樁轟動全國的醜聞，最後他還是克服了恐懼。

我們第二次碰面的時候，阿達尼＊先生帶來他精心保管的一些文件，授權我透露裡面的內容，條件是不得加以複製，也同意我在四次長談時錄音。接著，他告訴我，歐葆庭旗下機構的主任主要使用三個軟體進行管理：「薪資總額管理器」（gestionnaire de masse salariale）、「NOP管理控制」和「採購聖經」，並總是遵循兩個關鍵指標：住房率（taux d'occupation）和機構產生的利潤，也就是營業淨利（net operating profit, NOP）。一堆看了令人頭昏眼花的縮寫……「薪資總額管理器」可以按照集團預估的住房率所編列的預算和預期利潤，估算下個月的員工薪資總額。「採購聖經」也一樣，可以根據住房率和利潤來採購尿片和所有的醫療用品，但這是一款完全封閉的應用程式，只能向長期合作的供應商採購該集團批准的產品，其中絕大多數都可以向法國社會安全局請款。歐葆庭的做法有別於其他大型私人集團，旗下機構的主任不但不能請別家供應商提供報價，也不能採購任何一樣沒有列在「聖經」裡的東西，稍後我們會知道為什麼。至於最後一個軟體「NOP管理控制」，則是一種用來管理機構的儀表板，按月顯示機構所有的收入與成本。

我們先來看看「薪資總額管理器」吧，切記，只要上面的資料有一點變化，裁撤任何一個等同全職工時（équivalent temps plein）的職位，都會直接影響歐葆庭的住民照護品質和員工的工作條件。假設您的祖母住在歐葆庭旗下的機構，她住的那層樓有十五位住民，然後該集團決定某個月或好幾個月只僱用一位日班護佐，而不是原本預算編列的兩位。想像一下，這會給您的祖母帶來多大的困擾！會給這名護佐造成多大的負擔！那麼你就會明白，哪怕是解僱一個相當於全職工作的兼職人員，後果都不堪設想，更何況是裁減一半或四分之一的兼職人力。這份資料的左側，有一欄分門別類列出所有失能長者住宿機構的職位，包括行政人員、樂齡活動帶領者、維修人員、廚師、心理師、生活助理、護佐、護理師和醫師。這些職位後面有四個欄位：住宿費、照護費、醫療費、總計，分別列出哪些費用由該集團支付，哪些費用由健保和省參政委員會買單。然後，每一個欄位再劃分成三小欄：支出、預算、差額。

這樣就很清楚了：這份資料裡有歐葆庭年初根據公款編列給該機構的預算，和機構主任提交給集團批准的每月支出明細。至於差額這一欄，最感興趣的人莫過於「成本殺手」布爾登克了：紅色數字代表高於預期的支出，綠色數字代表節省下來的費用。照理來說，綠色數字愈常出現愈好。

阿達尼*先生舉了一個非常具體的例子來說明。二〇一八年一月底，他預估了二月分的薪資總額，寄給大區經理。他認為住房率達不到該集團的要求，但也不是百分之百確定，因為還要預估死亡人數和未來一個月新增的入住人數。做這一行要會預估，不然會被內部軟體牽著鼻子走。他掌管的這家機構有九十個床位，預估收住人數八十三人，也就是住房率超過九成二，這個數字乍看之下似乎還可以，但歐葆庭認為阿達尼*先生遠遠沒有達標，不能僱用該機構編列的人事預算中所有的人力。於是他裁減員額，把他預估的第一份次月薪資總額寄給大區經理。他在十九名生活助理（他們的薪資有三成由公款支付）中裁減超過三名人力，再裁減一名等同全職工時的維修人員。他努力按照集團的要求精簡開支，但盡量不去砍薪資全數由公款支付的員工，如護佐和醫師，以維持正常醫療量能。然而，大區經理不同意他提出來的方案，叫他拿回去改。經過一番討價還價，二〇一八年三月的薪資總額在進一步裁減員額之後，上面終於點頭了：阿達尼*

先生原本打算僱用五・五名等同全職工時的護理師，被迫裁減一・五名，省下一萬多歐元，而原本預算員額內有一・五名等同全職工時的醫師，則被迫裁減〇・五名，相當於裁減一名兼職醫師，這就是歐葆庭慣用的伎倆。

這是資本主義企業的極致典範，解釋了過去三十年來，歐葆庭賺翻的原因之一。這個集團發明了一套幾乎不可能虧損的經營體制，每個月都可以根據營運狀況裁撤一到五名員工，有時候甚至更多，而且不惜一切代價維持可觀的利潤。他們可以裁撤集團支付薪資的住宿與行政人員，也可以裁撤由健保或省參政委員會支付薪資的護佐和醫師，即使這些醫療人員比其他人力更不應該裁撤。歐葆庭採用這套極其複雜的經營體制，幾乎每天都在調整薪資總額，導致後患無窮。

大家應該還記得，「塞納河畔」面對勞動檢查局的稽查，為了合理化僱用短期約聘人員的行徑，簽訂了一些假的職務代理合約。阿達尼*先生告訴我，他也會用這一招。但他甚至懶得去找外面的護佐當人頭，直接用他姪女的名字，她從來沒有在醫療部門工作過，沒有人會發現。

阿達尼*先生曾經跟其他人一樣，試圖違抗上司的命令，按照大區衛生局每個月撥下來的補助款維持人力編制，但這是一場長期抗戰。「如果不遵守他們分配給我的新預算，我就死定了，」他說：「你必須寫信給大區經理解釋，但往往得不到答覆。只要碰上棘手的問題，他們就已讀不回。只要你找他們麻煩，或警告他們住民的人身安全受到威脅，他們就裝死。歐葆庭不會讓你留下任何書面紀錄。」然後，他舉了一個非常具體的例子，說明持續將薪資總額最佳化造成他跟上司關係緊張。「最近，我幫我的機構找到一位心理運動治療師，」他說：「我答應聘她，後來卻發現上司沒有批准我提交的不定期契約（Contrat à durée indéterminée）。我打給大區經理詢問：『請問有什麼問題嗎？這個職位在我的預算員額內，一直都是由健保給付，而且我們已經缺人六個月了。』她回答說：『不行，你不准聘她。你有沒有去看看你的住房率有多高？你的盈餘有多少？』媽的，當我的住房率真的很差的時候，九十個床位收住了八十三個人，所以住房率是九成一。你以為這很容易嗎！想當年我在教育機構當主管，我的招生率是七成五到八成。話說回來，只因為我少收八個人就不讓我聘請心理運動治療師，也太過分了吧，何況這是在我預算員額內的人力，又是公款出錢。」後來因為阿達尼*先生堅持不讓步，並打算向大區衛生局投訴，歐葆庭才批准他的聘約。

歐葆庭集團持續使用「薪資總額管理器」這個軟體來將薪資結構最佳化，不僅完全違背大區衛生局和省參政委員會這些監督機關的規定，也沒有替失能而孱弱的長者提供穩定持續的照護服務。

使用「採購聖經」購買醫療用品也一樣。從尿片、醫療床、汙衣車到敷料，機構裡會用到的東西統統都要透過這個軟體採購。集團要求旗下機構的主任只能向少數幾個供應商採購，以發揮規模經濟效益，並確保支出不會超過他們分配到的預算。所以，主任在這方面也逃不過集團的掌控。不過阿達尼*先生認為，其中另有隱情。

第十三章
回扣

阿達尼*先生是我見到的第二位歐葆庭的失能長者住宿機構主任，也是第二位告訴我尿片常常不夠用的主任，所以「塞納河畔」不是單一個案。「歐葆庭絕對不缺尿片，」他很肯定地說：「絕對沒有這種事，但這種情況我碰過好幾次，真的很令人沮喪，我們完全搞不懂為什麼會這樣。」他繼續說：「尿片又沒多少錢，住民有需求就應該給，而不是讓我們去乞討。我的機構住了一位九十八歲的老太太，常常因為每天沒有換三、四次尿片而哭鬧，實在太可憐了！新聞報導說有些移民買不起衛生棉，這裡也差不多，只差在這位老太太每個月還要付三千七百到四千歐元。真是太過分了！」

這些話勾起賈西亞痛苦的回憶：「我聽了好想哭。你怎麼受得了？埃爾韋*呀，別幹了！跟我一起去公立機構，不然就跳槽去別家吧！」阿達尼*先生回答：「我正在認真考慮。」

阿達尼*先生說出了其他證人在塞納河畔納伊的這家豪華機構看到的疏失，以及其他機構主任沉痛的心聲。「這些問題嚴重打擊工作士氣，我花了很多時間激勵員工，」阿達尼*先生補充說：「這麼做，是為了掩飾我自己心知肚明的那些明顯的問題。舉個例子來說吧！我有一個身材相當肥胖的住民，需要有鬆緊帶的超大尺碼紙尿褲。但是我們沒有，只能用適意墊（MoliForm）這種沒有鬆緊帶而且便宜很多的紙尿墊。工作人員必須在半夜的時候幫他穿上，他很胖，所以工作人員很辛苦，住民在凌晨一點被吵醒也很不爽，你能想像成本最佳化帶來了什麼後果嗎？」

接著，我請他解釋一下這個體制是怎麼運作的。他毫不猶豫地告訴我：「歐葆庭跟赫曼（Hartmann）合作，這家公司是我們的失禁護理用品供應商，他們什麼都談好了。只要打開赫曼的應用程式，輸入住民的失能與大小便失禁程度，它就會自動告訴你用哪一種尿片和每天更換幾次。我們必須照著做，做決定的不是我們，而是那款他媽的應用程式！這個程式也沒有考慮到罹患帕金森氏症、長期臥床、過重等特殊個案。這是失能照護服務走向產業化的另一個例子，軟體代替我們決定怎麼照顧別人。」

然後我問他，該集團有沒有確實拿政府給他們的補助款去買尿片。他的回答有點出乎我意料。「我認為，他們的確用了省參政委員會的錢去買。老實說，這一點倒是無可非議。不過呢……金額方面就不好說了。」什麼意思？「他們跟大公司簽訂了規範合約（contrat-cadre），這些公司完全跟他們『綁』在一起，就像供應商和大賣場唇齒相依……這很可怕。他們年底一定拿回扣拿到手軟！」

他脫口說出了這個醜陋的詞：回扣。沒想到，這筆錢最後還是進了歐葆庭的口袋。阿達尼*先生認為，收取回扣正是該集團旗下機構發生種種疏失的原因。「舉個例子來說，最近有些尿片的尺寸縮水了。」他很肯定地告訴我，「因為歐葆庭的採購部跟赫曼談了一個很低的價格，還要了超多回扣。供應商只好壓低成本，縮小尿片的尺寸。這是我的醫療主管告訴我的，她還比較給我看，兩款尿片長得一模一樣，但尺寸縮水了。」賈西亞插話說：「對呀，沒錯！我也碰過這種狀況，還因為抱怨這件事情差點被炒魷魚。不過，問題不在於尺寸，而是品質。比較一下赫曼在不同月分生產的同款尿片，就會發現兩塊品質有差。我去找主管抗議，因為尿片的吸水性比以前差多了，導致外漏。」

我之前聽說的種種關於尿片的問題，或許找到了解釋。歐葆庭旗下機構每天使用並由健保給付的所有醫療用品，可能也有同樣的問題。

首先，省參政委員會撥付的失禁護理用品補助款相對有限。其次，根據歐葆庭的指示，不論旗下機構豪華與否，是否面臨大規模傳染病或特殊疾病的威脅，尿片支出都不得超過預算。最後一點也很重要，總公司會在年底以年終回扣（remises de fin d'année）的名義拿回一大筆補助款。

經濟學專家都知道這種回扣制度，在大賣場特別常見。至於不清楚的讀者，我在這裡舉個典型的例子來說明：大公司甲在營業期間有許多供應商，其中一家供應商乙通常以一百歐元的價格出售商品，但因為對方是很大一塊市場，雙方談判之後，供應商乙同意降價。不過，甲公司出於一些財務上的考量，並沒有要求供應商降價到九十五歐元，而是要求對方照收一百歐元，到了年底再退還五歐元給甲公司。

這並不違法，但確實會產生流弊。大型集團藉此掩飾實際支付的價格，導致該集團與供應商之間的關係嚴重失衡，這種情形在寡占（oligopole）市場中特別明顯。二〇一五年，勒克萊爾（Leclerc）超市集團被競爭、消費和反詐騙管理總局（la Direction générale de la concurrence, de la consommation et de la répression des fraudes）和法院裁定收受不當回扣，遭巴黎上訴法院（Cour d'appel de Paris）勒令向它的供應商退還六千多萬歐元，並在二〇一七年由法國最高法院（Cour de cassation）判決定讞。

不過，如果阿達尼*先生的揣測屬實，歐葆庭向供應商收取回扣，事情可就嚴重了。這表示該集團利用健保支付而非它自己花錢購買的商品來賺取利潤，而私人集團絕對不能挪用公款牟利，這筆錢必須全數用在住民身上。

不過，在目前的調查階段，這只是阿達尼*先生個人的揣測，因為他發現機構裡經常出現他百思不解的問題。這只是他聽到的流言，以及在比他更資深的主任之間流傳的八卦，還有偶爾來自集團「高層」的暗示。

想要拿到任何證據和文件，都必須進入門禁森嚴的歐葆庭總公司或接觸集團高層人士，當時我覺得是完全不可能的。阿達尼*先生一再幫我加油打氣。「他們非常精明，」他告訴我：「歐葆庭目前的掌門人是勒馬斯內，他是創辦人馬利安在一九九〇年代聘用的第一位財務管理師。想想看，我們執行長本身就是財務管理師！難怪他滿腦子都是錢，也只會賺錢。可惜會計不是我的強項，我知道這家公司有問題，但我幫不上忙。」

要進行更深入的調查，我必須去找集團內層級更高的人。資深的機構主任也許知道有哪些詐欺手段，但他們大多是間接受害者，不是主使者，一切都是總公司策劃的。我必須聯絡可能瞭解這些手段的歐葆庭前高階主管，但誰有勇氣爆料呢？

第十四章

「給我吐出錢來！」

一連幾天，我在客廳裡來回踱步，思考該怎麼找到這些核心圈人士並跟他們接觸。跟歐葆庭聯絡？對我現階段的調查毫無意義，而且可能適得其反。申請一個安全的電子郵件信箱來蒐集證詞？未免太明顯也太直接了。搜尋地方或全國性的新聞報導，找出哪些失能長者住宿機構出過嚴重的問題，再聯絡機構主任？我是打算這麼做，但目前為時過早。現在我要做的是確定可能的消息來源，跟總公司的員工接觸，特別是採購部、醫療部和人力資源部這幾個部門。該怎麼鎖定調查目標呢？我會想出辦法的。啊，對了！之前怎麼都沒想到？領英（LinkedIn）！這個專業人士社群媒體在二〇〇二年成立，擁有七億多個會員，是公司宣傳與用戶求職的平臺，而且我第一次意識到，它對調查記者來說也非常好用。

我花了很多時間在「領英」上搜尋我要找的人，分析他們的職涯發展和貼文，根據年齡、經歷、職位加以分類。經過一番搜尋之後，我聯絡上幾位歐葆庭的前員工，他們願意跟我見面。其中一位是歐葆庭子公司可寧的前醫療總監梅泰，他是本調查的重要證人之一。

目前他在巴斯蒂亞（Bastia）擔任醫療資訊管理主任醫師（medecin de l'information medicale），我對這份工作一無所知，過去他在歐葆庭擔任的職位也令人難以想像，他曾經是該集團的重要人物。我跟他認識可以說是出於偶然，我以為他是醫學界人士，但他不是一般醫師。梅泰立刻回我訊息，提議他下次來巴黎的時候碰面。二〇一九年十月中旬，我們在沙特萊（Châtelet）的舊市場區諾富特飯店（Novotel Paris Les Halles）舒適的大廳見面，開著麥克風連續談了七個多小時，這是我第一次進行長時間訪談，未來還會持續將近兩年。

梅泰是個很特別的人。他穿著短袖馬球衫和卡其褲，戴著一副普通到不行的眼鏡，留著蓄了三天的鬍子。他大概六十幾歲，彬彬有禮，熱情洋溢，像個典型的好爸爸，看起來純樸善良，令人安心，實在很難想像這個人見多識廣，閱歷豐富。我無法一五一十地寫下他說的一切，只能摘錄重點。他的書面保證使他說出來的話更有說服力，他也承諾必要時出庭作證。

他的職涯發展不同凡響。醫學院畢業之後，他在南錫（Nancy）實習，專攻高齡醫學，一九九一年進入梅斯醫院（Hôpital de Metz）工作，過了幾個月就被任命為高齡醫學科主任。同時，他加入衛生部專家小組，推動後續治療與復健的資訊系統醫療化計畫（programme de médicalisation des systèmes d'information）。他被委以重任：為醫院與診所的服務項目（復健與生活適應訓練）開發新的評估與定價系統，講白了，就是決定健保要為某個醫療行為或處置付多少錢。他同時從事這兩項工作超過十年。二〇〇三年，梅泰進入納伊庫爾伯瓦醫院（Hôpital de Neuilly-Courbevoie），再次受聘為高齡醫學內科主任。這時候，獵人頭公司代表歐葆庭找上了他。他對私人企業不感興趣，勉為其難地去面試。歐葆庭為了聘請他祭出各種誘因，提供明確的職涯發展藍圖和優渥的薪水。「我想，他們之所以對我感興趣，是因為我是法國老年學學會（Société française de gérontologie）的祕書長。」他告訴我：「法國所有的高齡醫學專家都認識我，我要找人進來很容易。最重要的是，診所的定價系統是我建立的，我很清楚它有什麼缺點。」

歐葆庭營運長布爾登克和集團子公司可寧的董事長艾曼紐・馬松（Emmanuel Masson）

聘請梅泰擔任巴黎近郊克拉馬（Clamart）一家診所的協調醫師。幾個月後，他被任命為法蘭西島大區的協調醫師。最後，他一如預期地成為可寧的法國區醫療總監，進入醫療事務與財務的決策核心。他申請開設新診所，招聘員工，確保每家機構都賺錢。集團一切有問題的手段他都知道，因為他不只付諸實踐，還要確保這些事情永遠不會東窗事發。

梅泰在歐葆庭待了八年，其中有五年多每個月都要去總公司參加兩場重要會議。第一場是由布爾登克鐵腕領導的執委會會議，所有大區經理都要出席，旨在針對旗下各機構的獲利能力進行督導。他也是集團極少數的「天選之人」，可以參加更機密的「發展委員會」會議，由梅泰戲稱為「聖父」的馬利安醫師主持，決定收購新機構，以及討論營業許可的申請進度。我們之後會發現，這是一個高度政治化而且特別敏感的議題。

梅泰走遍法國各地，孜孜不倦地工作，考察每家診所實施醫療計畫的狀況，幫集團賺進大筆財富，他對布爾登克唯命是從，甚至不惜踩法律紅線，他是一名模範生力軍。過了一段時間，他躋身權力核心圈，成為歐葆庭創辦人的親信。他應邀參加馬利安醫師的巴黎晚宴：在首都高級地段一家知名餐廳的包廂舉行，每次有十幾個人，都是固定班底，談論公司裡半公開的祕密。在某次晚宴上，馬利安透露集團跟某位政壇大咖交情深厚。

梅泰是歐葆庭的高階主管之一，但有一天卻無預警地被炒魷魚！二〇一一年，他跟很多人一樣被踢了出去。他告訴我，當時他的健康亮起紅燈，於是他向可寧的董事長要求請調，讓自己喘口氣。歐葆庭先後任命他為法國東部和盧森堡的開發總監，每個月給他的薪水將近二萬五千歐元，還不包含透過股票選擇權發放的獎金。乍看之下他似乎升官了，但梅泰很快就意識到自己掉進一個陷阱。集團派他去一家盧森堡公司之後沒幾個月，他突然被裁員。由於他不再是歐葆庭母公司的員工，之前累積的工作年資都不算，遭到解僱的時候拿不到資遣費。

突如其來的打擊讓他一蹶不振，長達兩年無法重返工作崗位，靠賣出股份維生。後來他開始接受心理治療，回顧他在歐葆庭的八年時光，以及他在沒有衡量後果的情況下所做的一切和他建立的體制。現在他冷靜下來，準備揭發這個集團和他自己的所作所為：「我認為，長者虐待只是這個體制造成的後果之一，這個體制有組織而不擇手段地利用失能長者住宿機構撈錢。」他說：「歐葆庭在失能照護產業建立了一套非常奇怪的體制。說得更直接一點，馬利安醫師建立了這套畸形的體制，從此走上不歸路。」

他首先揭露該集團挪用公款牟利，花招百出，這是歐葆庭的經營模式中不可或缺的一環。他告訴我，這些年以來，這個集團中飽私囊的手段有四種：一、偷偷增加床位數；二、違法裁減護佐和醫師員額；三、溢領健保和私人保險公司的補充保險（mutuelle）對病患提供的醫療給付；四、在採購所有公款支付的醫療用品時索取年終回扣。

梅泰在他管理的診所用過這些伎倆。但他告訴我，歐葆庭旗下的失能長者住宿機構也比照辦理，主使者就是營運長布爾登克：「布爾登克常常說我們在『踩法律紅線』，沒錯，他就是這麼說的。」梅泰告訴我：「他們逼我們幹一些不法勾當來賺更多的錢，但也不會做得太超過。也就是說，萬一有人來查的時候就收斂一點，但只限於有人來查的時候。」我當然向歐葆庭求證過以上說法，遺憾的是，還是沒有回應。

根據梅泰的說法，第一種手段非常簡單，必要時要求旗下機構在核定的床位數之外超收住民。這樣做不是沒有風險，卻很好賺。法國跟其他歐洲國家不同，設立醫療機構必須取得大區衛生局（當時稱為大區醫療局）[1]的批准。政府根據各省的醫療需求與財力，精確訂定與控管各醫療部門（如失能長者住宿機構、後續治療與復健診所、精神科診所等）的床位數，同時審查業者條件是否符合規定，通過申請之後再分配床位數（六十床、八十床、一百床等）。床位數一直都很重要，它決定該機構要僱用多少醫護人員（醫師、護理師、護佐）和拿到多少補助款。事實上，這是政府和失能照護服務集團簽訂「合約」的基礎。

然而，對歐葆庭來說，政府核定的床位數只是參考用的。梅泰說：「不管空間有多小，我們都可以擠出床位。這就是為什麼我們的占床率超過百分之百。我們所做的第一件事情就是立刻回覆客戶，一收到入住申請就告訴對方：『好的，沒問題！我們明天早上就讓這位親愛的奶奶住進來。』但我們明明知道診所已經額滿，而且沒有人要出院。所以，我們就把一張或兩張床搬進原本的單人房。在大多數我管理的診所裡，歐葆庭早就比核定的房間數多蓋了五到十間。萬一不夠的話，還要再找地方。我記得有一家診所一直客滿，連醫師值班室都拿來用。換句話說，值班醫師睡在那裡，但他床上卻躺著一名病患。我認為當時大概超收了一到十個人吧，也就是一成左右。」

這麼做有什麼好處？當然是撈更多的錢。「這純粹是多賺，在不增加薪資總額的情況下增加收入。」但梅泰認為，這麼做並不是沒有風險：「由於人手和空間都不足以應付增加的住民，導致工作人員負擔更加沉重。比方說，萬一發生火災，沒有人會想到醫

1　譯注：二〇一〇年四月一日起，大區醫療局（Agence Régionale d'Hospitalisation, ARH）和大區衛生暨社會事務管理局（Directions régionales des affaires sanitaires et sociales, DRASS）、省衛生暨社會事務管理局（Direction départementale des affaires sanitaires et sociales, DDASS）等地區衛生機構合併，改稱大區衛生局（Agence régionale de santé, ARS），故作者在本書中根據不同的年代使用不同的稱呼。

師值班室偷偷住著一位老太太。」

至於第二種手段，我們已經知道了，也很清楚這麼做有多好賺。我在前面提過，歐葆庭每個月會根據機構的住房率和利潤，調整由健保支付薪資的員工人數。曾經位居決策核心的梅泰告訴我，這是歐葆庭重要的經營手段，並詳細說明高階主管怎麼進行成本最佳化。我要說明一下，歐葆庭旗下診所的資金來源跟失能長者住宿機構不太一樣，絕大部分的收入來自健保補助款，而不是來自病患。這些收入除了年度核定補助款之外，有時候還包括辦理活動所得。但不管是失能長者住宿機構還是診所，在公款使用和醫師與護佐的人力配置上都有問題，因為歐葆庭建立了一套將薪資總額最佳化的管理機制。「我們生意愈好，愈要緊縮人力。」梅泰說：「當一切都很順利，營運狀況好到不行，醫療量能充足的時候，就是裁員的好機會。怎麼做呢？診所開業時制定了一份人力配置表，一個月之後，大區衛生局會來稽查是否符合規定。他們前腳剛走，我們就裁員。」但歐葆庭非常謹慎，一旦情況不對就趕快處理。「我們很會隨機應變。也就是說，只要衛生局開始接到家屬投訴，或評估風險大到會影響機構營運，我們就馬上僱幾個人來充數。所以如果監督機關來查，我們的人力會比法定員額少一點，但不至於差太多。」

接下來，大區經理要在執委會提出報告。「這就是執委會唯一的用處，」梅泰繼續說，他也去報告過好幾次：「我們只能聽布爾登克碎碎唸：『你們僱太多人了！沒用的東西！根本不懂得經營！看看某診所，就是僱太多人才會虧錢。』然後，他拿出那本列出所有機構營收數字的帳簿，一看到紅字就發飆：『負責這家機構的大區經理是哪位？喔，是某某嗎？真是個廢物！』布爾登克還會當著那傢伙的面，繼續破口大罵：『他真是個廢物！我們該拿他怎麼辦？直接叫他滾嗎？還是再看看？』你可以看到那傢伙臉色發白。」

梅泰過了一段時間才告訴我，執委會的會議讓他心理受創。每次去開會都心驚膽跳，籠罩在布爾登克的陰影之下。他告訴我：「我很怕。怕盈餘稍微下滑就被炒魷魚。也不確定如果哪天有人來查，集團會不會斷尾求生，讓我們揹黑鍋。大家都很清楚，這些都是違法的勾當。」他說：「我們開張沒多久就開始撈錢。首先是利用所謂的試用期，這非常好賺，因為我們可以一直換人和終止合約。換句話說，等到試用期結束（當時的規定是兩個月，可以展延一次），只要說他們不適任就行了。重點是每當我們開一家診所，它必須『吐錢』。我不知道聽布爾登克在執委會上講過多少遍：『給我吐出錢來！』他的意思是，一家診所要在開業三個月內創造鉅額營收。」梅泰表示，他在八年內開了四十幾家診所。「絕大部分的時間，我們都在裁減法定員額。他們沒有告訴我們要節省多少人事費，但這不是因為業績下滑，而是為了讓業績持續成長。也就是說，我們必須一直裁員，裁到讓機構『吐出』最多錢為止，歐葆庭是靠著調整員工人數來賺錢的。我在職期間，以一家有一百個床位的診所來說，每個月通常要創造六、七萬歐元左右的盈餘。」

梅泰詳細揭露該集團怎麼管理薪資總額，證實了目前為止我蒐集到的所有證詞。歐葆庭在薪資總額上動手腳，確保它在法國的三百五十家機構能夠持續獲利。

該集團的第三種手段是溢領病患接受治療的健保給付，這比前面兩種高明多了，而且幾乎不會被識破。這一招也是鑽法律漏洞，在神不知鬼不覺的情況下揩油。梅泰在這方面駕輕就熟：「這都是布爾登克教我的。每一分錢都要拚命賺，而且要試著多賺一點。」

梅泰在歐葆庭除了掌管後續治療與復健診所，也負責管理內科、外科暨產科診所（Médecine, chirurgie, obstétrique），並根據診所就診人數與執行之處置向健保申請全額給付，也就是採取論醫療活動計酬（La tarification à l'activité）的方式支付病患的醫療費。該集團旗下至少有五家這種類型的診所，溢領健保給付是它們奉行不悖的經營方針。

具體來說，診所必須填寫所謂的「支出摘要表」（résumé simplifié de sortie），其中包含一些決定價格的因素。首先是疾病種類和預估治療時間，以肺炎來說，健保預估治療時間為八天。其次是病情嚴重程度，分成四級。有的肺炎症狀輕微，有的因為局部重複感染而比較嚴重，有的則出現全身性重複感染而更加嚴峻。此外，罹患糖尿病等相關因素也會影響病情的嚴重程度，大致是這樣。

接下來是執行方式。在複雜又技術性很高的醫療領域，需要評估的項目實在太多，當然有的是題材可以大做文章，梅泰很快地向我證實這一點。身為歐葆庭子公司可寧的醫療總監，當時他的職位高於診所裡的醫師。他說：「當然啦，我們會找出所有讓病情看起來更嚴重的因素。拿一個剛剛中風導致偏癱的病患來說好了，我們可以勉強找到一些相關因素來大肆渲染，例如他還有糖尿病、泌尿道感染之類的。而且病患跟外界隔離，沒有人會來查證是否屬實。我們還會要求照護團隊在病歷中刪除『可能』兩個字。比方說，如果醫師在病歷上寫著『可能出現感染』，我就不能向健保多申報一點醫療費了。所以我會打給他說：『哈囉，你在某女士病歷上寫她可能出現感染，你可以把「可能」兩個字刪掉嗎？』然後橡皮一擦，馬上就解決了。」

在歐葆庭，負責這方面業務的是一名醫療資訊管理醫師，他跟十幾名技術人員組成的團隊一起在總公司工作，任務是盡量開立最有利的發票。梅泰說：「這名醫師唯一的工作，唯一的目標就是替集團賺錢。他不是醫師，而是會計師。歐葆庭這方面很強，到處上下其手來賺大錢。」至於詐領健保給付嘛……梅泰露出意味深長的微笑：「只能說，我們的審查機制不夠嚴謹。」

衛生主管機關有沒有確實發揮監督功能非常重要。好幾位醫療界高階主管告訴我，他們非常清楚，在醫療機構的管理上，衛生主管機關根本鞭長莫及。梅泰舉了一個很有說服力的例子。「打個比方來說，」他問道：「假設今天你是醫療資訊管理醫師，想利用肺炎病患來賺錢，你會怎麼做？」我說，我會想辦法讓他盡快出院，這樣可以少照顧一天就從健保那裡拿到錢。他卻說：「不，你完全錯了。他的肺炎可能引起併發症。你應該跟他說：『我讓你出院，不過你目前狀況不太妙喔，過一個星期再來吧！』於是病人乖乖回診，而你看了兩次診，賺到雙倍的錢，我們一天到晚都在幹這種事。你想想看，社會安全局要怎麼查？」大多數的時候，這些詐領健保給付的手段不會被發現，卻可以大撈一票。他說：「同樣的醫療行為，只要收費有點技巧，就可以輕輕鬆鬆在一年內把營業額拉高一成。」

至於侵占公款的第四種手段，也是在帳目上動手腳，梅泰並沒有直接經手。不過，身為歐葆庭的高階主管，他知道這些年終回扣，也很清楚這些錢來自由公款支付的供應商。

大家還記得失禁護理用品供應商赫曼吧。梅泰告訴我，這家公司是歐葆庭的「金雞母」：「歐葆庭的體制就是這樣運作的，不管是採購食品、敷料、尿片還是醫療用品，都要收回扣。這表示該集團旗下的機構用超貴的價格買下這些東西，再把回扣拿去支付總公司的營運開銷。」他還告訴我一件值得注意的事：「我在職期間並沒有確實招標，所以很難說赫曼的尿片是不是最好的，這讓我很困擾。赫曼並沒有跟添寧（Tena）等其他公司競標，但每次都是他們拿到合約，因為赫曼願意妥協，他們給的回扣最多。」

我終於找到一位來自歐葆庭高層的證人，同意具名發言，必要時出庭作證，對本調查來說，這是個千載難逢的機會。現在我必須取得書面證據和文件，安娜*女士將對此提供協助。

第十五章

終於有證據了

來找我的是一位在歐葆庭工作多年而深受其害的女士。她生性靦腆，挺身對抗這樣一個有權有勢的集團並不容易。因此我讓她保持匿名，稱她安娜*女士。

我們在巴黎近郊的熱鬧地區見面，坐在一家毫無特色的小酒館最裡面的位置，這裡牆壁斑駁，服務生一臉疲憊。這位謹慎的女士考慮了很久是否要跟我見面，最後她決定抖出內幕，一吐為快。首先，她向我透露歐葆庭的採購部怎麼管理咖啡自動販賣機，雖然只是一件小事，卻可以看出這個集團多麼無恥，不惜大費周章來省下一點小錢。

安娜*女士曾經在歐葆庭的採購部工作，在職期間，她跟里歐維（Lyovel）集團旗下的咖啡自動販賣機供應商達雷亞（Darea）簽了框架合約，每位員工（包括跟她一起在歐葆庭總公司工作的四百五十名同事和診所員工）喝一杯咖啡收三十分錢。但在二〇一六年續約談判的時候，一開始雖然由她主導，最後她卻被排除在外。她看了合約之後發現，不只一杯咖啡漲到四十分錢，雙方還簽了奇怪的協議：「我們本來談好的價格是三十分錢，內含五％到二〇％的回扣，通常是二〇％。」她向我解釋：「後來，歐葆庭要求漲價十分錢，在這十分錢當中，他們拿了超過五成。確切比例我記不清楚了，但應該有八成，對方拿兩成。」

歐葆庭顯然企圖調漲價格，苛扣員工福利，以索取高額年終回扣。當時安娜*女士看到合約條款時感到震驚：「令我反感的是，他們調漲的是總公司的咖啡自動販賣機。這些員工拿的是最低工資，每天買三到四次咖啡。連供應商都沒有要求漲價，他們卻硬要在員工身上多撈十分錢，我覺得這樣很卑鄙。一個營業額幾十億歐元的集團，連員工的咖啡錢也要賺。太可恥了！我記得，當時長著一副天使臉孔的品管經理來向我們施壓，要我們妥協，還講了一些像是『沒有為什麼。反正他們會跟大家一樣乖乖付錢』之類很瞎的話。」

安娜*女士在採購部的職務相當特別：除了談判合約，也負責收取回扣，所以她很清楚年終回扣的金額多麼龐大。她必須計算供應商到底要付多少錢，並在他們拖欠時催繳：「他們要我對供應商死纏爛打，逼他們付錢。難就難在即使歐葆庭欠他們一大筆錢，我還是不得不向他們施壓，讓我很頭大。」她很肯定地告訴我，她每個月都會收到這些供應商寄來的年終回扣支票。「這些款項都是天文數字！我這輩子從來沒見過金額這麼大的支票，可能高達好幾十萬歐元，而且沒完沒了！每個月都有好幾十張支票。」

我們談了一個多小時之後，安娜*女士攤開一張巨大的表格，印出來有十幾頁。她把這些紙張一字排開，請我坐在她旁邊看：「這是歐葆庭的年終回扣統計表，好好利用它吧。」我簡直不敢相信我看到的，這份文件太重要了。擺在我面前的是該集團一百二十二家供應商的名單，上面注明每家供應商的回扣比例和每季支付的回扣金額。來自各行各業的供應商包括臨時工派遣中心藝珂（Adecco）、販售汙衣車的阿利安內（Arianel）、付費有線電視公司Canal+、失能長者住宿機構家具公司蓋利亞（Géria Contract）、餐飲供應商瑞斯塔（Restappro）、家用電器集團三傑（G3 Concepts），還有提供樂齡體適能活動的非營利組織藍天（Siel Bleu）和法國國家鐵路公司（Société nationale des chemins de fer français）。每家供應商的回扣比例從一％到二八％不等，每年支付的金額介於一百三十七歐元到三百五十萬歐元。年終回扣的總金額高得驚人：光是二〇一六年就超過一千萬歐元（未稅）。

我馬上注意到一件事：年終回扣的比例接近或超過一〇％的公司主要都是由公款支付的供應商，至於由歐葆庭支付的一般供應商，回扣比例就低得多。例如藝珂的回扣比例介於一％到二．五％，瓷磚公司波赫兄弟（Boch Frères）是二．五％，醫療布服供應商格蘭賈德（Granjard）介於三％到四％，法國國家鐵路公司大約三％，照明公司達爾傑帝（Targetti）是五％，歐洲天然氣公司（Gaz Européen）則是一％，水電工程公司理想標準（Ideal Standard）也是一％。年終回扣是供應商針對客戶（這裡指的是歐葆庭）提供的後勤或行政作業所支付的報酬，其中可能包括協助配送商品、行政管理或在集團內部安排培訓課程。一般來說，為了補償這些難以估價的服務，供應商支付的回扣比例大約介於一％到七％之間。所以，該集團向上述供應商收取的回扣比例是非常合理的。

現在我們來看看那些拿大區衛生局和省參政委員會補助款支付的供應商，歐葆庭向他們索取的回扣比例高很多：負責為機構住民洗滌被服布品的三潔（AD3）和泡泡洗濯（Bulle de linge）回扣比例是一〇％；租借被服布品的艾利斯（Elis）集團回扣比例是一〇．五％；提供假牙保健服務的康賽普（Conceptys）回扣比例是一〇％；提供醫療設備的屹龍（Hill Rom）和普瑞提（Praticima）回扣比例是一〇％。這些供應商的帳單都是公款買單，所以不應該收取任何回扣，一分錢都不行。

我還注意到另一件事情，證實了我幾個月以來的猜測。猜猜看，一百二十二家供應商當中，誰支付的回扣比例最高？是歐葆庭的長期供應商赫曼！該集團旗下失能長者住宿機構的主任和醫療主管提過它好幾次，這家供應商支付了失禁護理用品（尿片）銷售額的二八％作為年終回扣，這是一筆鉅款。阿達尼＊先生懷疑歐葆庭向赫曼索取回扣時，他猜比例大概是一五％或二〇％，實際上卻是二八％，比該集團平均向其他公司收取的回扣比例高了五倍。我聯絡了赫曼，但對方不願意回答問題，歐葆庭也拒絕回應。

接下來的幾個星期，我把二八％這個數字告訴歐葆庭的競爭對手，也就是其他大型私人照護服務集團的執行長、農產食品加工廠的業務員和經濟學專家，沒有人聽說過這麼高的回扣。對他們來說，這麼高的比例完全不合理，缺乏正當性。何況所有的事情都是赫曼在做，這家公司開發了一款應用程式，針對每位病患適用的尿片與更換次數提出建議，而且，赫曼的業務員每年都會在歐葆庭旗下所有的機構安排培訓課程。所以，提供服務的是供應商赫曼，不是它的客戶歐葆庭。無論如何，不管歐葆庭到底有沒有提供對價服務，二八％的回扣比例都高得不尋常。

我終於有證據可以證明，歐葆庭至少間接挪用了一部分付給這些供應商的公款，拿來中飽私囊，而且金額相當龐大。想像一下，光是二〇一六年，單單是醫療防護用品，歐葆庭就從供應商赫曼那裡拿了將近二百五十萬歐元（含稅）的回扣，而這筆公款本來應該用來照護失能長者住宿機構和診所裡成千上萬的住民。

德羅內是前總統歐蘭德（François Hollande）任內的長者暨自主事務委派部長（Ministre déléguée aux Personnes âgées et à l'Autonomie）[1]，她在我剛展開調查的時候提供協助，我們在波爾多見了幾次面。她聽我轉述這些事情的時候，無法克制內心的激動，在她先生旁邊顫抖著手說：「我眼淚快掉下來了。聽到這些事真令人痛心，真可恥！」

光是二〇一六年，赫曼就在衛生用品和手套的銷售額中支付十五萬歐元（含稅），在醫療器材的銷售額中支付二十五萬歐元作為回扣，回扣比例是二〇％，同樣高於平均值。同年，三潔（洗滌被服布品）給歐葆庭將近三十萬歐元的年終回扣，泡泡洗濯給了將近十五萬歐元，艾利斯則在租借被服布品和處理醫療廢棄物的銷售額中分別拿出超過八十萬歐元和四十萬歐元。這份文件證明，歐葆庭間接拿走付給這些供應商的部分公

1 譯注：委派部長（ministre délégué）是法國政府各部執掌特定領域事務的官員，對部長和總理負責，類似臺灣的政務委員。如長者暨自主事務委派部長德羅內（Michèle Delaunay）隸屬於當時的社會事務與衛生部（Ministre des Affaires sociales et de la Santé）。

款，中飽私囊。我還是很驚訝，這麼重要的證據竟然會落到我手上。只有極少數的人拿得到這份文件，例如採購部經理，當然還有歐葆庭鐵三角：創辦人馬利安醫師、執行長勒馬斯內和營運長布爾登克。他們怎麼會讓這麼敏感的資訊從門禁森嚴的總公司外流？

除了這張重要的年終回扣統計表之外，安娜*女士還給了我幾份回扣金額明細表。其中一份是給衛生與醫療用品領導品牌赫曼的高階主管，上面顯示二〇一四年第四季，該公司向歐葆庭支付的回扣金額是五十九萬一千歐元（含稅）。另一份給家具公司蓋利亞的金額明細表顯示，該公司在同一季支付的回扣金額是五萬一千歐元。第三份金額明細表則顯示醫療人力銀行（Appel Medical）支付的回扣金額是二萬八千歐元。所有的金額明細表都由採購部經理簽署。

除此之外，過了幾個星期以後，我還幸運地取得另一份非常重要的文件。這位綽號克萊奧（Cléo）*先生的男士是一九九〇年代歐葆庭採購部的第一代員工，他毫不猶豫地把當年後勤與採購部的第一本「聖經」原件交給我。這份一九九六年的文件大約二百頁，因為年代久遠而略顯泛黃。上面記載了該集團當年的組織結構圖、指定供應商、用品清單和採購程序。早在二十幾年前，歐葆庭就透過這本「聖經」建立起現行的年終回扣制度。在一九九五年的時候，支付年終回扣的供應商並不多，主要是食品公司（如阿爾迪

〔Aldis〕、米可〔Miko〕）和衛生與失禁護理用品公司（如法泰斯〔Frantex〕和墨尼克〔Mölnlycke〕）。值得注意的是，這些公司跟今天歐葆庭的供應商一樣，回扣比例差很大。如米可支付的回扣比例是五％，阿爾迪是三％，阿爾戈斯（Argos）是二·五％，但失禁護理用品供應商支付的回扣比例卻高出十倍，法泰斯支付的比例是二〇％，墨尼克則是二三·〇八％。當時歐葆庭旗下只有五十幾家機構，收取的回扣金額卻不低：在年終回扣制度實施的第一年，也就是一九九五年，他們拿了將近二百萬法郎（含稅）。

我把二〇一六年的年終回扣統計表拿給克萊奧＊先生看，他花了一點時間研究之後，雖然對回扣體制的發展印象深刻，卻不感到驚訝。他馬上注意到這張表格漏了一些公司，包括歐葆庭規模最大、歷史最悠久的供應商巴斯蒂德（Bastide）集團。事實上，我跟安娜＊女士談到這個問題的時候就發現，除了這張內容敏感的年終回扣統計表之外，她的上司不讓她跟少數幾家供應商聯絡，所以這些公司不會出現在表格上。她告訴我：「我聽到他們之間的對話，所以我知道回扣金額不只這些。」她告訴我：「他們不讓我看某些合約，特別是跟巴斯蒂德有關的合約。通常談回扣的時候，都是我負責跟供應商的會計主任聯絡，但巴斯蒂德例外。我不知道他們到底是用支票、現金還是別的方式支付回扣，也不知道他們的回扣比例是多少。」

巴斯蒂德是歐葆庭最重要的合作夥伴，但在二〇一六年的年終回扣統計表上卻只有區區一列微不足道的數字：為少量醫療器材支付了一〇%回扣，帳面上的數字只有五萬四千歐元（未稅）。看起來是不是有點牽強？

我必須進一步調查巴斯蒂德，才能找出真相。曾經在歐葆庭任職的一位副主任知道年終回扣的事，過了幾天，他給了我一位巴斯蒂德業務員的電話。我聯絡了他，對方立刻表示願意協助調查，因為他剛進公司的時候也滿腹疑團。我在等火車的空檔，跟他約在巴黎蒙帕納斯車站（Gare de Paris-Montparnasse）裡一家擁擠的咖啡店。這位三十幾歲的男士親切熱情，一見面就毫不客套地把我當朋友，我們就叫他皮耶（Pierre）*吧。他告訴我，這幾個月以來，他負責向法蘭西島大區的一些醫療機構銷售巴斯蒂德的產品，包括醫療器材（醫療床、輪椅）、醫療用品（傷口照護用品、敷料、耗材、衛生用品）、尿片、舒適照護設備等，品項繁多。巴斯蒂德有點像專賣醫療產品的亞馬遜（Amazon.com），販售好幾千種商品。

皮耶*負責的客戶包括歐葆庭、柯利安、多慰等被歸類為「大客戶」的大型集團，以及規模較小的獨立診所與失能長者住宿機構。別忘了，失能長者住宿機構使用的醫療器材全都由大區衛生局買單，也就是由公款支付著名的「醫療費」（Soins）。然而，醫療器材的預算往往是尿片的二到三倍，所以問題可能相當嚴重。

皮耶*告訴我，歐葆庭之所以與眾不同，在於它是唯一一家只跟巴斯蒂德合作的集團。失能照護產業的其他巨頭，包括柯利安在內，都允許他們旗下機構的主任向巴斯蒂德的競爭對手訂購產品，因為後者可能會提供更優惠的價格，歐葆庭卻不是這樣，所以它一直都是巴斯蒂德最大的客戶（歐葆庭集團在法國有三百五十多家機構，而這些機構只能向巴斯蒂德採購）。因此，公司要皮耶*好好服務歐葆庭。但他跟這個集團接觸之後卻感到納悶：「我開始報價，但我發現我報給歐葆庭的價錢比小型獨立機構貴了五%到六%。」他說：「起初我心想：『這些大傻瓜！他們根本不會講價。』出於好奇，他去找他的一位上司，想知道為什麼他的大客戶比獨立機構支付更高的價格，這才聽說了年終回扣的事。「我上司說話非常小心，沒有透露太多。他只告訴我，到了年底，巴斯蒂德會把銷售額的一五%退給歐葆庭總公司。然後他說：『你千萬不要說出去！這件事情要保密，你知道有這麼一回事就好。因為你不懂為什麼報給他們的價錢比較貴，又跑來問我，我才講給你聽，但我不想再討論這件事了。』」

答案揭曉：巴斯蒂德的年終回扣比例是一五%（我向該供應商求證，但它跟赫曼一樣不願回應）。過了幾個星期，一位巴斯蒂德的前大區經理證實了這個數字，他在二

○○○年代代表該集團和歐葆庭重新談判框架合約，至於年底回扣金額則尚待查證。皮耶*告訴我，以一家有一百多個床位的歐葆庭機構來說，平均銷售額是七萬歐元。如果把這個金額除以入住人數，每年每位入住者大約是七百歐元。鑒於歐葆庭在法國有二萬個床位，我們可以算得出來，巴斯蒂德每年從歐葆庭賺取的營業額至少有一千四百萬歐元。根據歐葆庭二○一六年的年終回扣統計表，赫曼銷售尿片的營業額是七百四十萬歐元，所以巴斯蒂德的營業額大約是赫曼的兩倍。如果把每年一千四百萬歐元乘以一五%的回扣比例，巴斯蒂德每年支付的回扣是二百一十萬歐元，跟赫曼相當接近。把這個金額加上尿片的回扣金額，再加上統計表上由公款買單的其他產品的回扣金額，估計歐葆庭每年至少拿了五百萬歐元的公款，卻沒有人察覺有異。

不過，後面還有更勁爆的……

第十六章
失控的歐葆庭

當我終於取得這些文件與證詞，證明歐葆庭侵占公款，我立刻想起老克里夫先生，他無比絕望地把髒尿片扔到房間牆上；我想起多蘭女士，她死於尾骶骨褥瘡引起的併發症；我想起吉東女士，她說她先生沒有經常換尿片；我想起「塞納河畔」的護理主任賈西亞，他每個月都在抱怨訂單被砍；我想起生活助理莎伊達，她因為訂單被砍，沒有足夠的尿片可以用；我還想起了那些失能長者住宿機構的主任，他們描述歐葆庭的體制有多麼荒腔走板：每個月都缺東缺西，他們只能隨機應變。其中一位主任告訴我，他必須徵得大區經理的同意，才能為特殊個案（如超重者）提供協助，但事實證明這非常麻煩。另一位則告訴我，有幾次他急忙開車去附近的失能長者住宿機構借尿片，但那家機構並不屬於歐葆庭集團。還有多少人會告訴我，他們無法提供住民有尊嚴的照護而感到羞愧？如果該集團每年沒有從省參政委員會撥給他們的「失禁護理用品」補助款中私吞二百五十多萬歐元，他們每年就可以多買將近一千萬塊尿片，這些長者就不至於過得這麼悲慘了。

歐葆庭採購部的前員工，也就是交給我這些寶貴文件的安娜*女士證實，這些框架合約嚴重影響住民的生活品質。她告訴我，總公司負責跟赫曼談合約的人從來沒去過失能長者住宿機構，對尿片一無所知。「她只想壓低價格，」她說：「至於品質好壞，根本不關她的事。」

二〇一六年，歐葆庭跟赫曼進行續約談判的時候，回扣帶來的衝擊立刻浮上檯面：「談判結束之後，機構主任抱怨連連，」安娜*女士說：「他們打來告訴我們，尿片品質很差，會漏尿，一天到晚出問題。我跟上司反映了好幾次，但她根本不在乎，只想跟我們炫耀她替這個集團省下多少錢。」如果失禁意味著失控，[1]這就是個活生生的例子。

「塞納河畔」的前護理主任賈西亞說過，當時他也抱怨過尿片品質下降。那麼，到底發生了什麼事？據說，歐葆庭續約的時候談了一個超高的年終回扣比例，赫曼因為訂單夠大而妥協，卻發現自己利潤太低，於是他們開發新產品，專門替歐葆庭設計一系列新尿片，以維持合理的利潤。克萊奧*先生是歐葆庭採購部的第一代員工，他告訴我，尿片的構造有三層：松樹纖維、高分子吸收體、纖維素。只要稍微偷工減料，例如少用一點高分子吸收體，就可以多少賺一點回來。事情就是這樣，但歐葆庭從未回應這一點。克萊奧先生*對這件事非常感冒。「採購部經理很可惡，」他抱怨道：「沒有比降價更簡單的事了，誰都做得到。我們該做的是維持品質，如果哪天你把價格壓得太低，就會出事。」

歐葆庭對旗下失能長者住宿機構的主任下達了複雜的指示，他們必須做到下面三件事情：一、尿片支出不得超過省參政委員會提供的補助款，不然就得自掏腰包；二、同時從補助款中提撥二八%上繳總公司；三、儘管如此，還是得提供最基本的服務，以免對機構營運造成太大的影響。

除了降低尿片品質，歐葆庭集團及供應商赫曼還使出另外一招，精確計算每天更換尿片的次數。即使我們已經知道，尿片每天固定換三次，但赫曼提供的先進應用程式可以計算到小數點第二位，盡可能讓更換次數接近每天兩次。

1 譯注：法文中的失禁（incontinence）亦有毫無節制、失控之意。

我在赫曼設計的每月追蹤統計表上發現一些令人震驚的數字。統計表顯示，二〇一〇年在波爾多的一家失能長者住宿機構「橡樹林」（La Chêneraie）裡，住民第一季每二十四小時平均更換二．六次尿片，第二季平均更換二．一次尿片，第三季平均更換二．八次尿片……這就是把人們的生活納入工業化管理的後果，就像阿達尼*先生所說的：這些邁入暮年的長者只剩下一具具肉體，而這些肉體又成了營利工具。尿片不再是護理用品，而是數據，是不惜一切代價必須壓低的成本。護佐、生活助理和機構主任不再只是負責照護住民，保障他們的福祉，還要聽從上司的財務指示，降低成本，追求利潤極大化。二．七、二．三、二．一……這個集團要失控到什麼時候？

當我終於拿到證據，證明歐葆庭向失禁護理用品供應商收取的年終回扣比例之後，我去找兩位法國大型失能照護服務集團的前執行長。第一位不願意透露姓名，他在一九九〇年代擁有一個旗下有五十多家機構的集團。第二位我們稱他布里*先生，在歐葆庭建立起今天龐大的事業版圖之前，差一點買下該集團。當我告訴他，歐葆庭向赫曼索取二八％的年終回扣，布里*先生震驚不已。我立刻用電子郵件把歐葆庭內部的財務文件寄給他，上面列出每位住民的「住宿日額」（coûts journaliers par résident），以便跟他一起研究該集團究竟花了多少錢在尿片上。

多虧有這些文件（我好不容易才拿到），我們發現，在維埃納省的蒙特莫里隆（Montmorillon），一家有一百二十五個床位的失能長者住宿機構「黃金公寓」（La Résidence d'or），二〇一四年原本編列的尿片預算是每位住民每天七十九分錢，但機構主任在集團的要求之下削減開支，最後每人每天只花了五十七分錢，而且這個數字還要扣掉上繳給總公司的二八％年終回扣……所以實際支出只有四十一分錢。「這麼一點錢，不可能為失禁住民提供有尊嚴的照護，」這位失能長者住宿機構的前老闆說：「絕對辦不到！」

我也向高利澤的前副執行長帕斯卡・布魯內萊（Pascal Brunelet）透露這些資訊。儘管他掌管法國前五大失能照護服務集團之一長達十年，儘管他目前身居要職，跟業界所有重量級人士都有來往，還是同意協助我進行調查，在電話上跟我談了好幾個小時，研究歐葆庭的文件，就某些技術性問題提供意見，並具名作證。他目睹歐葆庭不擇手段侵吞公款，一直對此感到憤慨，他比任何人都清楚，這會嚴重影響住民的照護品質。

有一次，他在電話中談到高利澤如何處理失禁問題：「我們的做法完全不一樣。在我擔任副執行長期間（二〇〇五到二〇一五年），我們跟失禁護理用品供應商添寧簽了框架合約，談妥每位住民每天的尿片費用大約是一歐元十五分錢，而且添寧要定期請護理師來幫我們的工作團隊進行教育訓練，我們巧妙地把銷售產品變成銷售服務。另一個好處是，既然價格是固定的，我們就沒有必要叫員工少用一點尿片，反正都是一歐元十五分錢！」

布魯內萊領導的高利澤集團有四千個床位，在尿片上的支出幾乎是歐葆庭的三倍。當我告訴他歐葆庭花了多少錢，他表示這麼做是「荒謬」、「可恥」的，他從來沒想過住民的尿片開銷可以壓到這麼低，這種事情絕對「不能接受」。

接下來我會發現，失能照護產業至少還有另一個巨頭，也捲入了這場成本最佳化競賽。

第十七章

歐葆庭、柯利安：一丘之貉？

我之所以鎖定歐葆庭進行調查，是因為這個集團比大多數的競爭對手更肆無忌憚。但在歷時三年的調查過程中，我接觸了其他大型集團的員工和高階主管，卻發現法國和歐洲首屈一指的失能照護服務集團柯利安跟它的主要競爭對手走上同一條路。塞繆爾・羅耶（Samuel Royer）曾經擔任歐葆庭旗下機構的主任，幾年後跳槽到柯利安，他告訴我二〇一四年底到二〇一五年初，柯利安實施這項新政策的情形。這位四十幾歲的男士邀我去他家，位於法國西部的埃爾德爾河畔拉沙佩勒（La Chapelle-sur-Erdre），離南特（Nantes）只有幾公里。後來我又去了幾次，跟他長談。

羅耶是協助我進行調查的關鍵人物之一。他笑容真摯，說話熱情，看不出來他曾經是歐葆庭的一名「清道夫」。在我們第二次見面，談到歐葆庭根本不把《勞動法》放在眼裡的時候，他激動地談起這段痛苦的回憶。本章聚焦於他在柯利安的工作經歷和他目睹的種種疏失，雖然目前他在跟該集團打勞資糾紛官司，還是堅持在本書中具名作證。

羅耶告訴我，他在歐葆庭飽受折磨，六年後決定離職。他跟很多人一樣，對該集團不擇手段撈錢感到厭惡，於是跳槽到另一家比較人性化的失能長者住宿機構，也就是美迪卡（Médica）集團。他在那裡如魚得水，樂在其中，重新掌握預算與人事權，不會老是覺得被數字追著跑。但好景不長，二〇一四年三月，股東會批准柯利安併購美迪卡，羅耶發現自己又落入大集團的魔掌。「接下來，柯利安要我們每天進行工作報告，」他告訴我：「我們開始老調重彈：節省薪資總額，請求上司批准增聘員工。我心想：『這不是又走上回頭路了嗎？』我的大區經理是美迪卡的前員工，後來遭到開除。新經理跟我解釋他的工作方式時，我對他說：『你知道嗎，這跟歐葆庭的做法很像。』結果他回答我：『歐葆庭就是我的榜樣啊！』我馬上知道以後日子難過了……」

過了幾個月，柯利安美迪卡集團的採購部在二〇一五年徹底重組，開始收取所謂的後續利潤（marge arrière），也就是回扣，我們都很清楚會有什麼後果。羅耶是怎麼發現這件事的？很簡單，因為他使用的醫療器材馬上漲價了。「舉個例子來說，之前我們還是一家小集團的時候，我花二百歐元買一張輪椅，現在我們成了一家大集團，轉眼之間，買同樣的東西卻要付二百五十歐元……」於是他直接聯絡供應商，想知道為什麼東西變貴了。「我打給對方，他們說要漲價的不是他們，而是柯利安。我這才明白，漲價是為了拿更多回扣，所以我們就拚命追加醫療預算。」羅耶並不是該集團中唯一一位發現東西漲價的失能長者住宿機構主任。他寄給我一份長達二百一十頁的文件，描述他在該集團工作時觀察到的種種可疑行徑。這份文件第九章「涉嫌侵占公款」列出柯利安旗下失能長者住宿機構的主任寄給上司的幾封電子郵件，針對漲價事宜交換意見。

二〇一五年二月，柯利安集團寄給員工一封電子郵件，宣布採購部重組，並在完成併購之後調漲採購價格。這封郵件要求機構主任積極配合，從現在開始盡量使用「集團指定的產品，把使用率從七成提高到九成」，以節省數百萬歐元，達成二〇一五年的利潤目標。這意味著什麼？這表示集團剛剛跟主要供應商簽了框架合約，其中包含可觀的回扣，所以現在要趕快向供應商多買一點東西，才能多拿一點回扣。這就是為什麼集團高層在一封郵件中提到，新的採購政策有助於提升競爭力，這要歸功於「跟供應商簽訂商業合作合約並從中收取報酬」。

不幸的是，這時候羅亞爾河地區（Pays de la Loire）衛生局的一名官員盯上他們。他到羅耶掌管的失能長者住宿機構查帳，不僅要求提供醫療器材發票，還要看供應商的合約。羅耶把這封郵件轉寄給上司，結果高層互踢皮球，他的大區經理叫他暫時不要回覆。過了十天，羅耶再次聯絡他的上司，然後又聯絡一次，告訴他遲遲不回覆衛生局不太明智。其中一位上司建議他把手上的發票寄過去，羅耶不得不反覆提醒他們，對方要的不是發票，而是合約，讓他們感到十分棘手。最後，在大區衛生局提出要求將近一個月之後，柯利安的醫療–經濟績效主任才把合約寄給羅耶，但他馬上發現這些合約不對。他拿到的是以前美迪卡跟供應商簽的舊約，而不是柯利安美迪卡集團剛剛簽的新約，因為後者一定會提到回扣。

另一位柯利安的失能長者住宿機構主任，也就是羅耶的同事，寫了一些電子郵件給採購部經理，請他解釋其中一家供應商漲價的原因。對方回答，價格沒變，跟前幾個月簽約時談的一樣，漲價是因為供應商提供的服務增加了，包括申報營業稅、線上訂購、確認產品規格符合規定。然後，這位我們稱為露西兒（Lucille）*的主任告訴另一位主任，她的醫療器材價格增加了二千二百歐元。她的同事回覆如下：「嗨，露西兒*，我已經把這個問題反映給我的大區經理了：價格當然會漲啊，因為供應商向總公司支付了年終回扣，但這樣做問題很大，這是在拿公款牟利。我警告琳達（Linda）*要注意食物的價格。事實上，我們要換膳食供應商了，但我猜結果還是一樣：他們會為了支付回扣提高價格，而我們的預算不會增加。我敢打賭，他們會用同一套說詞來應付我們。看看食物漲價就知道了，他們根本把我們當白癡耍。」

柯利安在召開大區會議時，鄭重其事地公布他們的新政策。高階主管們秀出一張對照表（羅耶寄給我這張表並加以分析），說明柯利安在併購美迪卡之前，擁有一萬一千六百五十三個床位，採購醫療設備的總金額是六百八十五萬歐元，平均每床分配到五百八十七歐元。相較之下，床位數差不多（一萬一千七百一十張）的美迪卡只花了一百一十萬歐元，平均每床只分配到九十三歐元。換句話說，後者拿的公款少了六倍。合併後的新集團是不是打算盡量拿到最多公款，盡快追上以前柯利安的水準，好在年底拿到最多回扣？

難道柯利安跟歐葆庭是一丘之貉？我透過柯利安的公關部主任跟該集團取得聯繫。他們考慮了幾天之後，同意跟我見面並回答問題。柯利安本來打算安排採購部經理受訪，但考慮到議題敏感，最後出席的是該集團的法國區執行長尼古拉・梅里戈（Nicolas Mérigot）。他過去長期在臨床病理實驗室工作，二〇一六年十月加入柯利安集團。這位老兄不喜歡別人煩他太久，對我的追問感到不耐。訪談結束時，他把筆往桌上一摔，大喊：「真是夠了！」

當我問梅里戈先生，柯利安有沒有透過採購醫療用品收取年終回扣，他斬釘截鐵地一口否定。「供應商沒給過我們一塊錢，」他重複了好幾遍。直到我問了第三次，他才說得比較具體：「柯利安向供應商收的是推廣商品的服務費。供應商把向本集團旗下四百家機構的推銷工作外包給總公司，所以支付服務費給柯利安，而且這些收入在法國境內都要繳納增值稅（Taxe sur la Valeur Ajoutée），跟回扣一點關係都沒有。」梅里戈先生強調了很久，說這一切都沒有問題，沒有牽涉到公款，而是兩家私人公司之間簽訂的服務合約，柯利安集團會替供應商處理產品規格不符、訴訟與上訴事宜。他還告訴我，他們談判時以量制價，是在幫提供補助款的政府單位省錢。何況，自從政府和醫療照護機構簽訂「目標與資源多年期合約」（contrat pluriannuel d'objectifs et de moyens）[1]之後，臨床病理實驗室的收入是根據住民的疾病而定，跟支出沒有關係，他們集團也通過了大區衛生局、省參政委員會、競爭、消費和反詐騙總局以及審計法院（Cour des Comptes）的稽查。所以閃一邊去吧，這裡沒有料可以爆！

不過，這名執行長拒絕透露這些服務合約的細節，因為其中涉及商業機密。他拒絕透露服務費是定額收費還是按比例收費，也不肯告訴我，是否有任何組織可以證明柯利安確實為供應商提供了這些服務。

至於跟臨床病理實驗室簽訂框架合約的收入，他還是搬出同一套說詞，說該集團替這些實驗室處理分析前的作業流程（核對身分、採檢、貼標籤、檢體保存），所以這些實驗室分擔費用是應該的。當我提醒他，提供這些付費服務的員工薪資由公款支付，他沉默了一下，遲疑地說：「這些服務當然是合格護理師提供的，有一部分的費用由公款支付，但不是全部。」最後，當我指出，這麼做一定有問題，因為這牽涉到公款的使用，就算通過各種稽查，像歐葆庭這樣的集團還是因為向臨床病理實驗室索取回扣，被最高法院定罪，他回答：「〔歐葆庭〕沒有提供對價服務，而是轉介業務給實驗室來收取佣金，這是一種推薦費。」接著繼續說：「但健保局提起民事訴訟了嗎？大區衛生局對這件事有意見嗎？沒有！如果你對這個問題這麼感興趣，就去質疑整個失能照護體制的運作方式，不要只拿柯利安這種奉公守法的機構開刀。」

1 譯注：自二〇一七年起，「目標與資源多年期合約」（CPOM）取代了在失能長者住宿機構實施多年的三方協議，由住宿機構經營者與大區衛生局、省參政委員會簽訂，一次五年，可每年修訂調整。CPOM規範失能長者住宿機構預期的照護目標、使用的資源、機構提供的醫療社會服務及策略、預期績效，以及提供成果評量報告之義務等。

不論如何，我要在這裡強調，儘管失能照護產業的兩大巨頭似乎為了賺錢不擇手段，很多私立失能長者住宿機構並沒有跟進，也不是每家供應商都願意給回扣。有一次，我在電話上跟醫療器材（敷料、衛生用品、手套、醫療廢棄物容器、注射器等）供應商醫療平臺（Plateforme Médicale）的負責人聊到這件事，他告訴我：「您知道，整個體制都是這樣運作的，我們只能配合。這一行有兩大集團遙遙領先其他對手，柯利安和歐葆庭。但您知道嗎，他們回扣要得特別凶。歐葆庭對我們獅子大開口，這就是為什麼我們從來不跟他們打交道，他們那四家主要供應商二十年來從來沒換過，也不是沒有原因的。您知道，『醫療費』是國家在付，他們就利用這一點索取鉅額回扣。我告訴他們，我有家庭，有公司，又是負責人兼經理，所以我不蹚這趟渾水。」他指責歐葆庭：「他們叫我浮報發票金額，用來支付國外研討會的開銷，還要在年底支付回扣。嗯，我拒絕了！我不喜歡玩這一套，這國家應該還有一些有原則的人吧。」

這名供應商在錄音訪談中告訴我，歐葆庭在帳目上動手腳，以支付該集團每年在國外舉辦的研討會。具體來說，本來應該用來幫住民買尿片和醫療器材的公款，最後卻被拿去買機票、點心、香檳，以及邀請法國藝人擔任「特別來賓」。

幸好這一行不是大家都這樣。這名供應商表示，很多大型失能照護服務集團並沒有收取回扣或服務費。「其實，別家公司並不會要東要西。」醫療平臺的負責人說：「我去南特拜訪過法國排名第四的失能照護服務集團康健（LNA Santé），一家很棒的公司，我跟他們簽了約，但我們根本沒談到回扣。還有老家（Maison de Famille），它是穆里耶（Mulliez）家族經營的歐尚（Auchan）集團旗下的失能長者住宿機構，資金雄厚又很專業，完全沒收回扣！雪松（Le Cèdre）集團也沒有。只有柯利安和歐葆庭在收，之所以只有他們兩家，是因為他們規模大到可以呼風喚雨。您知道嗎，我們之前是柯利安的失禁護理用品供應商，現在卻被赫曼取代了。不管是歐葆庭還是柯利安，都跟赫曼『綁』在一起，問題就出在這裡。他們跟赫曼買尿片，跟巴斯蒂德買醫療器材。這是一樁醜聞！超級大醜聞，我們就這樣任人宰割。」

這名供應商讓我明白，醫療業索取回扣是公開的祕密。但大家心照不宣，就怕失去客戶。

歐葆庭和柯利安施展他們的影響力與種種手段來製造恐懼。多年來，法國失能照護產業的兩大巨頭各顯神通，至少間接挪用公款牟利。但想瞞天過海，他們需要強大的盟友支持：不惜一切代價爭取合約的供應商。

第十八章
「根本就是開假發票」

也許您還記得，失能長者住宿機構高度仰賴公款資助，這些錢用於支付醫護人員的薪資，採購醫療用品。最大的開銷是尿片和醫療設備（醫療床、輪椅等），前者由省參政委員會以「照護費」（forfait《Dépendance》）的名目支付，後者由大區衛生局以「醫療費」的名目支付。我們已經知道，機構主管絕對不能讓支出金額超過該機構分配到的「照護費」，一旦超支就得自行吸收，但錢也不能少花，不然這些失能照護服務集團就拿不到那麼多回扣。

我在前面提過，以一家有一百位住民的機構來說，「醫療費」大約是七萬歐元。如果機構只花了六萬歐元，乘上一五%的年終回扣比例，總公司只能拿到九千歐元，而不是預期中的一萬零五百歐元。回扣制度另一個負面的影響，是鼓勵機構主管濫用公款，不管機構有沒有需要，都要把「醫療費」全數花光。因為他們花的公款愈多，年底拿到的回扣愈多。有好幾位歐葆庭旗下的失能長者住宿機構的主任告訴我，他們的上司不斷施壓，要他們把「醫療費」統統花掉？這決定了他們未來在公司的發展。矛盾的是，有些大區衛生局卻覺得歐葆庭這樣的集團好乖，把錢花得剛剛好，一毛都不剩。

我又跟皮耶*見了幾次面，這位巴斯蒂德的業務員曾經告訴我，歐葆庭向他們公司索取一五%的年終回扣。除此之外，他還告訴我該集團（和其他一些競爭對手）是怎麼努力把分配給每一家機構的補助款花掉。所以，每到年底，醫療器材訂單就會像雪片般飛來，但很難說他們是不是真的需要這些東西。他告訴我：「他們確實不喜歡有錢剩下來，所以我們年底接單接到手軟。比較聰明的在十一月底就送出訂單，笨一點的會拖到十二月二十四日，但有些公司真的會拖到不能再拖。最讓我印象深刻的是，他們會告訴我有多少錢要花，所以我可能會收到這樣的電子郵件：『我們要花四萬五千歐元買醫療床，給個建議吧。』一看就知道是要消化他們手上的『醫療費』。他們買東西考慮的是年度補助款的餘額，而不是機構的需求。」有一位二〇〇〇年代在巴斯蒂德工作的前大區經理也這麼說。

因此，巴斯蒂德支付年終回扣給客戶，讓他們至少間接挪用部分公款牟利，並在年底接下所有合理和不合理的訂單，協助他們花光手上的「醫療費」。此外，二〇〇五到二〇一五年期間擔任高利澤副執行長的布魯內萊向我透露一個重要的消息，他同意具名發言，必要時出庭作證。他告訴我，二〇一四年底，高利澤的帳目上有一筆大約二百萬歐元的剩餘款。換句話說，撥給該集團旗下五十幾家機構的補助款還剩下二百萬歐元。布魯內萊覺得這是一件好事，他認為錢應該花在刀口上，失能長者住宿機構業者有責任妥善使用公款，但他大多數的競爭對手可不這麼想。他告訴我，在一次聚集了所有該領域的行動者，包括歐葆庭、柯利安、多慰、艾梅哈（Emera）和蒙塔納（Montana）等集團的私立長者住宿機構、公寓與到宅服務全國聯合會的會議上，有一件事情令他記憶猶新：「我同事在會議上告訴大家，我們每年都剩下一大筆補助款沒花完。很明顯的，他這麼說的時候，有些人投以奇怪的眼神。大多數的競爭對手都不懂，為什麼一家私人集團不把他們領取的公款統統花掉，他們的反應令我印象深刻。」

但幾個月之後，還有一件事更令他震驚。二〇一四年底，他跟一家醫療用品龍頭大廠共進午餐。「我們合作四年了，這是他們第一次邀我共進午餐。該集團的高階主管和業務經理都在場，向我提出一個很誇張的建議。他們說：『您知道貴公司的一些競爭對手是怎麼做的嗎？』我回答：『不知道！』然後他們告訴我，如果我的醫療器材預算還剩下五十萬或一百萬歐元，他們可以幫我開金額相符的發票。簡單來說，他們會分別幫我的五十家機構開立剩餘款的發票，然後根據每張發票的金額，抽取一定比例的佣金作為回報。確切數字我記不清楚了，大概是四％到五％吧。根本就是開假發票！」

高利澤的前副執行長布魯內萊所揭發的事情相當嚴重。他聲稱，法國有一家醫療用品的主要供應商提議幫客戶開假發票，目的也是盡量多拗一點公款。

鑒於這家醫療用品大廠和它眾多的客戶占有龐大市場，不難想像這些牟取暴利的手段會讓社會保險赤字持續惡化。二〇一八年的赤字達到十九億歐元，而在新冠肺炎疫情之後，二〇二〇年的赤字可能會攀升到四百五十億歐元。

此外，監督機關的失職，以及競爭、消費和反詐騙管理總局對這項調查漠不關心，也令我感到驚訝。即使我在電話中告訴他們，我手上有文件足以證明失能長者住宿機構侵占公款，還有許多證詞詳細說明整個體制的運作，他們還是拒絕接見我。

政府部門對此裝聾作啞，也讓協助我進行調查的幾位證人感到憤慨，特別是一位布列塔尼大區失能長者住宿機構的前主任，她曾經試圖向主管機關揭發此事，卻徒勞無功。最後，她找上了我……

第十九章

堅守崗位的主任

接下來跟我見面的這位機構主任名叫亞歷珊德拉．吉雷利（Alexandra Girelli），她同意透露她的身分。她離開歐葆庭之後就轉行了，目前在她居住的城市擔任學校營養午餐的品管經理。她喜歡在失能長者住宿機構工作，但就像在塞納河畔納伊工作的阿扎烏伊或在巴黎近郊工作的阿達尼*先生一樣，歐葆庭長期以來的惡行劣跡令她深痛惡絕，「面對家屬或管理員工對我來說都不是問題，讓我抓狂的是總公司，」她告訴我：「我想，有一天我還是會回到這一行吧，因為我太喜歡這份工作了。但我絕對不會再去私人企業，歐葆庭更是免談。」

我們在布雷斯特（Brest）市中心一家時髦咖啡店的後廳見面，四周環繞著長型木桌和俱樂部扶手椅。這位四十幾歲的女士笑容可掬，精力充沛，踩著堅定的步伐走進來。她穿著色彩繽紛的套裝，髮型無懈可擊，把裝滿活頁夾的袋子放在桌子上之後，我們聊了起來。二〇〇六年十月，吉雷利受聘擔任布雷斯特的失能長者住宿機構「白百合」（Lys Blanc）的主任。她做了快九年，直到二〇一五年七月離職。這段期間，她的直屬上司是法國西部大區經理，他是歐葆庭的中堅分子，有著美式足球員的壯碩身材，脾氣火爆，我們稍後會再談到他。這名經理在二〇〇〇年代初期加入歐葆庭，任職至今。

吉雷利一進歐葆庭就見識到她所謂的「神鬼騙局」。擔任過財務管理師的她第一年表現優異，幫她掌管的機構省下一大筆人事費，尤其是由菲尼斯泰爾省衛生暨社會事務管理局（Direction départementale des affaires sanitaires et sociales）支付的工作人員薪資。二〇〇七年底，由健保（也就是我們這些納稅人）支付的「醫療費」大約還剩下十萬歐元，這是一筆不小的金額。「這下子歐葆庭頭大了，因為菲尼斯泰爾省的衛生暨社會事務管理局跟別的管理局不一樣，做事一板一眼，絕對會在年底把這筆錢要回去。」吉雷利告訴我：「但歐葆庭一點都不想繳回這筆錢，因為這表示該機構分配到的錢太多，以後經費可能會被砍。」

那麼，歐葆庭要怎麼做才能不被主管機關抓包，把剩餘款放進口袋呢？只要在帳目上動點手腳，沒有什麼是做不到的。他們顯然馬上叫這位新手主任拿集團旗下別家機構僱用的臨時護佐去核銷。二〇〇七年，布雷斯特的「白百合」以僱用臨時護佐的名義，開出好幾萬歐元的發票，但這些護佐其實是在另一家位於康城（Caen）的機構「聖尼古拉河畔」（Les Rives Saint Nicolas）工作。這一切都要感謝法國一家大型臨時工派遣中心很夠意思，開發票的時候不會太龜毛。

歐葆庭告訴吉雷利，這麼做是為了幫助「醫療費」預算不足的機構，確保所有西部地區的住民得到最好的照護。但幾年之後，這種說法不攻自破。二〇一一年，集團要她做的事剛好相反，他們要吉雷利挪用圖爾（Tours）的「舒瓦瑟爾公寓」（Résidence Choiseul）的「醫療費」預算來支付她的護佐薪資。「最誇張的是，他們不准我的機構增聘派遣人力（intérimaires），還要把在我這裡工作多年的護佐從短期約聘人員轉成派遣人力。[1]這樣一來，這些臨時護佐的薪資就可以由另一家機構支付，但這種卑鄙的手段會大幅增加健保支出。大致來說，透過臨時工派遣中心僱用護佐的費用會高出五成。」

歐葆庭想盡辦法不把錢繳回衛生暨社會事務管理局（和大區衛生局）。更令人震驚的是，這些機構撥付的補助款取決於大區預算，歐葆庭卻可以把這些錢從布列塔尼（布雷斯特）挪到諾曼第（Normandie，康城），再從中央－羅亞爾河谷（Centre-Val-de-Loire，圖爾）挪到布列塔尼（布雷斯特），這種五鬼搬運手法無謂地增加了健保支出。我們不禁要問，歐葆庭為了把旗下機構的剩餘款捏在手裡，到底做了多少假帳，做了多久？但歐葆庭不願對此提出說明。

吉雷利在歐葆庭的第一年聽命行事，但「幸運」的是，二〇〇七年十二月，衛生暨社會事務管理局對「白百合」展開大規模稽查，因為該機構在她到職之前遭到大量投訴。檢查員沒有發現他們在帳目上搞鬼，但譴責這個機構大量僱用短期約聘人員，護佐人數不穩定，管理階層的高流動率令人憂心（吉雷利上任前已經換了三位主任），還有太多住民出現褥瘡。他們提出一些相當嚴厲的批評：「在入住兩個月或更短時間內的死亡人數超過全體死亡人數的一半，這是不正常的。這不僅牽涉到選擇住民入住的問題，更重要的是，病患在臨終階段是否受到妥善照護。」他們甚至做出以下結論：「目前該機構提供的照護可能涉及虐待。」這些話聽起來是不是很熟悉？可以說是為本書第一部關於「塞納河畔」的描述做了完美的總結。

1 譯注：機構以派遣契約進用的照顧人力與以定期契約聘僱的短期約聘人員不同，派遣工不屬於機構聘僱管理，只臨時進入機構支援照顧工作，但照顧關係需要長時間才能建立，以派遣人力支援常造成現場分工的問題，因為不熟住民亦降低照顧品質。

除了以上指控，衛生暨社會事務管理局的檢查員還注意到「白百合」未經許可提供臨時住宿，勒令該機構在六個月內中止此項業務。「這次稽查讓歐葆庭意識到，主管機關以後會緊迫盯人，要把皮繃緊一點。」吉雷利說：「有很長一段時間，上司從來不干涉我，也沒有要我刪減『醫療費』。」

不過，歐葆庭還是持續施壓這個機構削減開支，尤其是由該集團自行負擔的「住宿費」開銷（budget《Hébergement》）。吉雷利出示一封電子郵件，是二〇一〇年十月一日歐葆庭營運長布爾登克（大家都跟他很熟了吧！）的私人祕書寄來的郵件，內容如下：「在總公司批准之前，不得招聘短期約聘人員處理住宿相關工作。」而且沒有任何例外：「薪資部不受理任何申請。」這是什麼意思？「這表示在年底之前，凡是薪資由公司自行負擔的職位遇缺不補，包括廚師、樂齡活動帶領者、行政助理和祕書。」吉雷利說：「問題是，下個月的活動早在九月二十日就公布了。」我們很難想像這怎麼可能，如果廚師生病了怎麼辦？住民還是要吃飯啊。如果活動帶領者打算去度假一星期，或清潔人員受傷了怎麼辦？機構還是得正常運作吧。然而，吉雷利馬上又收到另一封電子郵件，這次是法國西部大區經理寄來的，比前一封信講得更白：「在另行通知之前，不得招聘短期生活助理處理清潔與照護工作。照護工作由護佐代理（由公款的「醫療費」支付……）。」

我們從這些郵件可以發現，歐葆庭打算緊急調降薪資總額，所以馬上要求主任僱用護佐（薪資全數由公款支付）來取代生活助理（薪資「只有」三成由公款支付）。

吉雷利表示，當時集團為了讓二〇一〇年財務報表帳面上的數字更漂亮，無所不用其極地控制全國機構的薪資總額。她認為，這些來自高層的指示是為了討好股東。布爾登克、勒馬斯內、還有馬利安醫師都很清楚，如果集團要持續開拓法國和海外事業版圖，收購和增設新機構，就需要大筆資金。他們也很清楚，股市是絕佳的資金來源，而股東最欣賞的就是嚴謹的管理。

吉雷利在這個複雜又不友善的環境裡工作了幾年。她的大區經理經常出言恐嚇，說出失禮的話，她的檔案中留下一些紀錄。她才剛上任，他就告訴她「他手下的人都很廢，只配擦地板」。過了幾個月，據說他叫他的祕書「呆頭鵝」。二〇一四年，吉雷利的女兒生病了，她不得不請假照顧女兒，據說他嚴厲地斥責她：「我已經對您這個當媽的有夠寬容了。」她告訴我，這名經理特別喜歡刁難身為母親、家有幼兒的主任。跟她同一個大區的兩名同事在懷孕或休完產假回來之後，被集團以重大過失為由解僱。最後，吉雷利身心俱疲，二〇一五年決定辭職。不過，她不諱言歐葆庭有完善的品質政策。她強調，這個集團制定了許多規定，每年都對旗下機構進行嚴格稽查。遺憾的是，集團一切向錢看，沒有什麼比住房率和營業淨利更重要了。

吉雷利跟阿達尼*先生一樣，說她在幾年之後發現，歐葆庭向某些供應商收取年終回扣。她在給集團的辭職信中抱怨，她不懂為什麼她的機構沒收到一家處理住民被服布品的公司支付的回扣。言下之意是，她不能接受總公司直接私吞這筆錢，卻不告訴主任這些年終回扣的目的、金額和比例，何況該機構有一部分經費來自健保補助。她也在信中抱怨，歐葆庭開始向失能長者住宿機構所有的外部服務提供者抽取佣金：包括理髮師、物理治療師，甚至臨床病理實驗室。歐葆庭萬萬稅……

第二十章

歐葆庭萬萬稅

歐葆庭總是有源源不絕的新點子來增加收入，討好股東。就像該集團前醫療總監梅泰告訴我，失能長者住宿機構必須「吐錢」。我在調查過程中發現，這些機構除了賺取住宿費（由住民支付）和挪用公款牟利之外，在二〇一〇年代，集團還設法開拓新的財源，向以下三個外部服務提供者抽取佣金：理髮師、物理治療師、臨床病理實驗室。他們通常定期在失能長者住宿機構執業，獨立於機構提供服務。但是當歐葆庭成為失能照護產業的巨頭，卻片面粗暴地決定改變遊戲規則，徵收所謂的「歐葆庭稅」。

好幾位主任都跟我談到這件事帶來的改變，特別是布雷斯特「白百合」的前主任吉雷利。有一位理髮師在她的機構工作多年，非常稱職。機構提供她空間與自來水，理髮師每年支付大約八百歐元的微薄租金，住民則享有相對低廉的服務。雙方在機構達成協議，互利互惠。但在二〇一三年十月，吉雷利的大區經理命令她終止協議，解僱這名理髮師，取而代之的是一名艾梵蒂芙（Avantif）美髮集團的員工，這家提供到府理髮服務的集團剛剛跟歐葆庭簽了框架協議，其中當然包括支付年終回扣；歐葆庭一旦食髓知味，就會變本加厲。結果理髮師沒做到生意，艾梵蒂芙集團也沒賺到錢。二〇一五年夏天，在吉雷利離職前幾個月，歐葆庭要她跟以前的理髮師重新談條件：支付營業額一成的特許經營費（redevance）加上每個月固定月費五十歐元。經過一段時間的摸索，歐葆庭終於在二〇一七年左右找到一家新的美髮集團，對方很積極又有組織，提供了令人滿意的回扣。

拿到合約的是提供銀髮族美髮服務的小蒼蘭（Freesia）公司。歐葆庭在巴涅（Bagneux）的失能長者住宿機構的一位前副主任告訴我：「一簽完協議，他們馬上瘋狂漲價，」他餘怒未消地說：「我記得一般理髮大約是三十歐元，現在直接漲到五十歐元。當然，他們重新裝潢了店面，但誰在乎啊。家屬也抱怨價格飆漲讓他們很困擾，因為他們的雙親不得不理髮，又不能為了理髮店換機構。」根據理髮師的營業額抽成造成兩個明顯的後果：不僅住民理髮價格上漲，小型獨立理髮店也遭到排擠，被有組織的大型集團取代。

整個經濟體系正朝著有利於大公司的方向發展。

這位前副主任告訴我，物理治療師也碰上一樣的問題。長者經常出現運動障礙，所以他們非常需要物理治療師。同樣的，身為獨立開業的醫療人員，他們通常在失能長者住宿機構執業，但不隸屬於機構，大部分的時間在住民房間進行診療。然後，從二〇一〇年代開始，歐葆庭要求物理治療師支付至少營業額一成的特許經營費，認為他們利用機構的客戶賺錢，應該付錢。然而，向物理治療師徵收「歐葆庭稅」的問題更嚴重，因為物理治療師的診療費可以向社會保險申請核退，歐葆庭再次間接挪用部分公款牟利。雖然很多物理治療師願意妥協，認為歐葆庭客戶眾多，值得投資，但有些人最後還是忍無可忍。一位在法國南部工作的物理治療師長期以來支付超過營業額一成的特許經營費，他在二〇二〇年秋天委託律師提告。

失能長者住宿機構的第三個外部服務提供者，也是三者之中最重要的，是臨床病理實驗室。法國所有的失能長者住宿機構都有專屬的合作實驗室，負責定期到機構進行血液採檢，並根據檢驗項目，使用住民的健保卡向社會安全局請款。請容許我再重複一次，這些實驗室也在失能長者住宿機構執業，但不屬於歐葆庭。基於效率考量，機構主管通常會委託同一家實驗室處理所有的採檢工作，而且往往是離機構最近的實驗室，後者也可以迅速回應機構所有的要求。這是一種雙贏的合作關係，沒有任何一方需要付錢。

不過，歐葆庭長期以來卻把住民當成自己的財產，因此沒道理讓別人無償利用他們賺錢。如果實驗室要對旗下機構的住民採檢，就得付費。因此，歐葆庭集團的採購部決定在二〇一四年辦理全國招標，跟願意付錢的實驗室建立合作關係。在布列塔尼，Ty Bio實驗室決定投標，為歐葆庭旗下四家機構提供服務，分別是格萊南診所（Clinique Les Glénan）、凱爾弗里登診所（Clinique Kerfriden）、特雷布爾多功能復健中心（Centre de rééducation fonctionnelle de Tréboul）和吉雷利掌管的失能長者住宿機構「白百合」。二〇一四年五月，他們得標並跟歐葆庭簽約，但實驗室很快就失望了。接下來，歐葆庭不只要求他們負擔各機構的電腦設備支出，還要支付一筆合約中沒有提到的特許經營費。實驗室負責人在二〇一四年十一月十九日的一封信中，對歐葆庭不遵守合約條款表示不滿：「關於特許經營費方面的內容似乎與當初協議不符：特許經營費是一筆固定的金額，而不是根據實驗室提供之服務的實際報酬按比例抽成。」實驗室拒絕支付年終回扣，尤其是格萊南診所的回扣金額超過一萬一千歐元，相當於實驗室四個月總營業額的二成。這封信是寄給塞維耶（Servier）集團的一位前國際總監的，當時她是歐葆庭採購部藥劑處的副理。

過了幾個月之後，歐葆庭採購部改變策略。總公司決定比照理髮店模式，跟大型臨床病理實驗室簽訂框架合約，只有這些大公司才願意支付這麼高的年終回扣比例（二成到三成）。在歐葆庭採購部的前員工安娜*女士給我的文件上，頁面下方有第二張表格，列出二〇一六年實驗室支付的年終回扣金額，前兩大集團分別是塞布（Cerballiance）和宇尼（Unilabs），前者在營業額中支付將近九十萬歐元的回扣（其中光是布列塔尼就占了二十八萬歐元，蔚藍海岸〔Côte d'Azur〕則占了三十五萬歐元），後者付了七十七萬一千歐元。此外，拉博科（GIE Labco Gestion）集團也付了二十幾萬歐元。總之，光是二〇一六年（也許是歐葆庭向全國實驗室收取年終回扣的第一年），歐葆庭就收了超過二百萬歐元。

不過，相當難得的是，這回其他業者卻沒有讓歐葆庭予取予求。二〇一四年，在歐葆庭為旗下一百多家機構辦理全國招標之後，臨床病理實驗室的主要工會團體決定提告，主張全面禁止對醫療檢驗服務索取回扣（或佣金）。在法國最高法院於二〇一七年六月九日做出最終判決之前，巴黎法院（Tribunal de Paris）透過緊急審理程序做出初步判決，並獲得上訴法院的支持。法官們認為，「向公衛和醫療社會機構支付特許經營費」只有在「這些費用完全是針對進行此類檢驗所提供的服務給予補償」時方得為之。而他們認為在本案中，招標公告以「抽象的方式」要求「特許經營費」，卻沒有針對「提供之服務」「按機構逐一說明或量化」。因此，最高法院認為特許經營費近似回扣，裁定二〇一四年的招標違法。這對花了將近三年打官司的歐葆庭來說是個沉重的打擊，但該集團並沒有就此罷手。歐葆庭採購部只要修改合約條款，明確列出他們提供哪些對價服務就行了：好比說，負責採檢的不是實驗室，而是歐葆庭旗下失能長者住宿機構與診所的員工。此外，監督機制也出了問題：過去三年裡，主管機關有沒有查核歐葆庭是否確實提供這些對價服務？據我所知，競爭、消費和反詐騙管理總局並沒有這麼做。

總之，年終回扣制度徹底改變了失能長者住宿機構與實驗室的關係。過去二十幾年來，實驗室獨立於委託機構執行業務，現在卻成了歐葆庭的提款機。如同我們看到的，整個經濟體系的轉變不利於獨立機構。我跟隆河河口省的小型集團桑堡實驗室（Sambourg Laboratoire）的負責人通過電話，他告訴我，這幾年他有幾份合約被大公司搶走了：「我們跟歐葆庭旗下位於維特羅萊（Vitrolles）的失能長者住宿機構『奧利維爾堡』（La Bastide des Oliviers）合作過，在二〇一五年左右終止合約。六個月前，柯利安旗下的機構『小阿爾卑斯』（Les Alpilles）也不再續約。儘管我們跟他們合作超過二十五年，醫師和員工都對我們很滿意，而且我們離這家機構很近，可以提供緊急服務，但還是一夜之間就被解僱了！因為該集團決定跟合作對象簽訂包含年終回扣的全國性框架協議，全法國只有三、四家大型實驗室集團可以接受這樣的條件。」他繼續說：「您知道，我們是這個地區少數僅存的獨立實驗室之一，九成五的市場都被大型集團壟斷。整個體制造成經濟金融化的趨勢變本加厲，扼殺了獨立機構的生存空間。」

歐葆庭再次強迫失能照護產業的其他業者遵守它的遊戲規則，要他們支付所謂的「歐葆庭稅」，才能從它的客戶身上賺錢，它的主要競爭對手柯利安似乎也有樣學樣。我們不禁要問，法國兩大失能照護服務集團的核心業務是什麼？究竟是照護孱弱的長者，還是想方設法從他們身上撈錢？

第二十一章

眞相大白

有了曾經在歐葆庭任職的失能長者住宿機構主任、高階主管、採購部員工及其競爭對手公司執行長、巴斯蒂德前員工、臨床病理實驗室或醫療用品銷售平臺負責人提供的大量證詞，我終於明白，歐葆庭似乎建立了一個至少間接挪用公款的體制，而這個體制跟歐葆庭旗下機構每天使用的醫療用品脫不了關係。這是本調查的重大突破，幾位願意揭露內幕的證人也承諾在訴訟時出庭作證，其中包括高利澤的前副執行長布魯內萊，以及歐葆庭子公司可寧的前法國區醫療總監梅泰。

各式各樣的證詞讓我超越表象的觀察，我終於瞭解到，在長期引發媒體關注、護佐罷工與家屬投訴的機構虐待事件背後，除了層出不窮的問題，還有種種可疑的行徑，其合法性應交由司法裁決。

我第一次看到歐葆庭內部的財務文件，證明該集團收取回扣，上面列出供應商名稱、回扣比例與金額，而且金額相當龐大。如果把主要資金提供者巴斯蒂德和赫曼支付的回扣加上由公款買單的其他供應商，如三潔、阿利安內、泡泡洗濯和普瑞提支付的回扣，再加上宇尼、塞布、拉博科實驗室支付的回扣，光是二〇一六年就有將近七百萬歐元進帳。可以想像，這個數字會隨著集團逐年擴張等比例成長。二〇〇八年起，醫療器材重新納入「醫療費」的名目之下，由大區衛生局支付（在此之前，除了尿片以外，醫療器材直接由健保支付，所以無法向供應商索取回扣）。據估計，單就歐葆庭來說，挪用公款並上繳總公司的回扣金額就將近一億歐元。

整體來說，這些大型集團拿公款中飽私囊是很有問題的。雖然我已經取得他們透過採購醫療用品收取回扣的具體證據，但在調整薪資總額方面，特別是公款補助的職位如護理師、護佐、醫師等……仍然缺乏必要的證據，我為這件事情煩惱了好幾個月。許多歐葆庭旗下機構的主任告訴我，他們的員工人數低於預算員額，許多人懷疑撥付給機構的部分公款沒有花掉，卻無法證明，因為總公司不准他們跟大區衛生局和省參政委員會這些監督機關聯絡，他們也看不到機構所有的帳目。幾個月以來，我蒐集到十幾家歐葆庭旗下的失能長者住宿機構的內部數據。這些主任很勇敢，願意把這些數據交給我。遺憾的是，我始終無法取得這些機構每年向監督機關申報的資料，無法比較申報金額與實際支出金額之間是否有差異。所有我聯絡過的大區衛生局都以商業機密為由，拒絕提供這些文件（二〇一八年，法國無視眾多非政府組織和記者組織的激烈辯論與反對，通過了一項保護公司「敏感」資料的法律，將此納入法律規範）。

二〇一九年九月，在法雅出版社（Éditions Fayard）的支持及其律師克里斯多夫・比戈特（Christophe Bigot）的專業協助之下，我決定就法蘭西島大區衛生局拒絕提供塞納河畔納伊的「塞納河畔」和巴黎近郊另一家失能長者住宿機構的年度補助經費支出明細表相關資料一事，向行政文件公開委員會（La Commission d'accès aux documents administratifs）提起訴願。行政文件公開委員會負責確保公眾自由使用行政文件，解決個人與政府部門的爭端，應於一個月內做出裁決。遺憾的是，官方說法只能當參考，法國行政效率低落。我在二〇一九年九月三日提出訴願，十月三日沒有回覆，十一月和十二月也沒有，直到二〇二〇年三月二日，也就是六個月後才得到回覆。結果令人失望：委員會針對法蘭西島大區衛生局拒絕透露「塞納河畔」的「三方協議」上沒有提到的資料一事，做出有利於大區衛生局的裁決。不過，委員會要求大區衛生局提供巴黎近郊另一家失能長者住宿機構的三方協議，這份文件我等了好幾個月。再過一段時間，文件寄來了，但很多重要資料都被刪掉。總之，在行政文件公開委員會的護航之下，我看不到失能長者住宿機構的年度申報資料，以及對本調查非常重要的補助經費支出明細表。儘管我堅持不懈，向獨立行政機關提起訴願，還是一無所獲。但我在調查過程中學到，千萬不要放棄，不要失去希望，天無絕人之路，不管怎麼樣都能找到出口，再怎麼困難棘手的狀況都可以克服。

於是，我決定向省參政委員會求助，由於省參政委員會跟大區衛生局共同資助失能長者住宿機構，他們也會收到這些機構的補助經費支出明細表。當然，我又吃了好幾次閉門羹，尤其是上塞納省參政委員會，當時的主席是已故的派屈克·德維讓（Patrick Devedjian）。但我不肯罷休，經過幾個月鍥而不捨的努力，終於有了結果。第一個正面回應的是吉倫特省參政委員會，他們支持我的調查，同意在波爾多的辦公室接見我。

我見到兩位堅毅果決的女士：處理身心障礙與長者事務的自立生活服務處（Pôle autonomie）處長和勞動檢查處處長。她們禮貌地聆聽我的陳述，並表示雖然稽查過程沒有發現任何詐欺行為，但大型集團的某些行徑引起她們的注意。當我告訴她們，歐葆庭透過採購醫療用品收取年終回扣，特別是由省參政委員會支付的尿片，她們對於該集團挪用公款牟利深感震驚，對這種行徑感到不齒。她們承認省參政委員會的稽查措施不夠嚴謹，沒有仔細審查失能長者住宿機構及其供應商之間的合約，而且他們單位只能取得採購發票，還要事先提出要求：「我們每年都會收到補助經費支出明細表，進行審查，必要時再透過電子郵件或電話要求機構提供更多資料，」勞動檢查處處長說：「不過，大多數的時候，我們只能閱讀機構寄來的文件，加以批准，只有接到檢舉或家屬投訴，才會進行更深入的檢查。」

這位女士還證實，她的工作單位早在好幾年前，就不再直接跟歐葆庭和其他大型私人集團旗下的失能長者住宿機構主任聯繫，而是多多少少被迫跟醫療社會機構的定價總監打交道。他代表集團旗下的機構跟監督機關聯絡，必要時為每年提交的補助經費支出明細表辯護。這種體制本身就很有問題：大區衛生局和省參政委員會任憑歐葆庭這類大型集團的總公司壟斷溝通管道，把最瞭解機構需求，針對潛在缺失提出示警的主任排除在外，只仰賴一位定價總監來替好幾百家機構的申報資料把關，這對所有的私人集團來說，根本就是天上掉下來的禮物。吉倫特省參政委員會的勞動檢查處處長還告訴我，儘管她從來沒聽說有任何高層人士介入，為特定集團護航，但她曾經多次前往失能長者住宿機構突擊稽查，卻懊惱地發現，早就有人跟業者通風報信，把一切布置得天衣無縫。

這兩位女士意識到她們的單位和大區衛生局在稽查上的漏洞，對我的調查樂觀其成，很快地表示願意提供協助，讓我查閱所有我需要的檔案，跟大區衛生局和行政文件公開委員會的態度有天壤之別。於是我列出一份我感興趣的文件清單，帶着滿滿的成就感踏上歸途，我終於達成了目標。

兩個星期後，我坐火車回到波爾多。她們把我帶到一個隱祕的房間，交給我好幾公斤列印裝訂好的文件，其中包括歐葆庭在波爾多的失能長者住宿機構「橡樹林」二〇〇八到二〇一五年所有的補助經費支出明細表。這個機構的前主任是卡門・孟吉瓦（Carmen Menjivar），我們稍後會再談到她。孟吉瓦女士交給我歐葆庭同時期的內部財務文件，以便跟該集團向監督機關申報的數據進行比較。在這些我第一次看到的文件裡，有機構簡介、當年度住房率以及經費支出明細，內含所有領取公款補助的員工人數：生活助理（或醫療服務人員）的薪資有三成由省參政委員會支付，[1]護佐（或醫療心理助理〔aide médico-psychologique〕）的薪資有三成由省參政委員會支付，七成由大區衛生局支付，心理師的薪資全數由省參政委員會支付，護理師、醫師、心理計量師的薪資則全

1 譯注：生活助理的薪資七成由雇主支付，換言之即是住民以「住宿費」支付。

數由大區衛生局支付。[2] 此外，還有一份公款支付的所有醫療用品的清單。然後，歐葆庭進行計算，報告當年度分配經費有餘額或不足，並根據結算金額提出撥款建議。這些文件非常重要，詳細說明了失能長者住宿機構該年度所有跟公款有關的支出與收入。

因此，我手上有好幾百頁的內容要分析比較。這裡就不一一交代我發現的差異與不一致，以免讀起來冗長乏味。不過，我要指出，歐葆庭向監督機關申報的金額與集團內部文件不符，詐欺嫌疑重大。我在大量計算之後發現，「橡樹林」二〇〇八年申報的支出與該機構當年實際支出金額之間有將近六萬歐元的出入，主要是跟機構僱用的護佐人數有關。這個機構宣稱僱用十名護佐，事實上只僱了七．五名（包括二．五名等同全職工時的實習護佐）。過去幾個月協助我的主任們說得沒錯：歐葆庭利用調整薪資總額來侵占公款。

這些數據令人憂心，原因有二，其一是住民的照護品質：監督機關為這家有四十位住民的失能長者住宿機構編列了十三名護佐的預算和經費，但實際上，「橡樹林」全年卻只僱用五名合格的全職護佐（加上二．五名實習護佐），幾乎只有原先規劃與編列預算的一半。在這種情況下，工作人員怎麼能安心工作？其二是公款的使用：這些數據顯示，申報支出與實際支出的差額可以讓一家小型機構每年多賺超過五萬歐元。

切記，歐葆庭在法國有將近三百五十家機構，其中有二百二十家是失能長者住宿機構。這些補助款每年撥付一次，所以浮報金額難以估計。我不可能精算出全部差額到底有多少，但可能相當龐大。

為了證明這一點，我打算對維埃納省蒙特莫里隆的「黃金公寓」進行同樣的比較。我再次取得該集團的內部文件，這家一星級的大型失能長者住宿機構有一百二十五個床位，住房率接近九成五。為了從維埃納省參政委員會取得該機構重要的補助經費支出明細表，我必須花上更多時間，進行更艱難的談判，不過，在公關處處長的支持之下，我成功了。二〇二〇年二月，我透過電子郵件收到該機構二〇一四年的補助經費支出明細表，並跟內部文件進行比較。

我發現這家機構申報支出與實際支出的金額落差更大。那一年，歐葆庭在「醫療費」的名目下申報了四萬八五〇一歐元的剩餘款。太令人驚訝了，因為沒花掉的錢通常必須繳回大區衛生局，何況這筆金額高達好幾萬歐元。我把這份文件拿給高利澤的前副執行長布魯內萊，他一開始也看不懂歐葆庭在演哪一齣，因為歐葆庭集團向來不會把錢繳回

2 譯注：大區衛生局補助的屬於「醫療費」項目，省參政委員會補助的屬於「照護費」項目。

監督機關，但答案很快就揭曉了。歐葆庭故技重施，巧妙地占盡所有的便宜。

在歐葆庭的內部文件中，我注意到二〇一四年亞奎丹（Aquitaine）大區衛生局為「黃金公寓」編列一三四萬二四七七歐元的預算，但歐葆庭並沒有如它宣稱的花費一二九萬三九七六歐元，而是只花了一二〇萬一二〇〇歐元，相差九萬多歐元，這是一筆鉅款，超過預算金額的一成。同樣的，護佐的數量也不一致。該集團聲稱在「醫療費」名目下僱用十九．五三名全職護佐，薪資總額是六十七萬八六九三歐元。但實際上，該機構只僱用了十七．一二名全職護佐，薪資總額是五十七萬六二〇〇歐元（外加〇．四二名生活助理，薪資是一萬二千歐元）。跟波爾多的失能長者住宿機構「橡樹林」一樣，蒙特莫里隆的「黃金公寓」也裁減將近二．五名護佐，節省大約八萬五千歐元。此外，醫療器材方面的支出有好幾萬歐元的差額。因此，到了年底，預算與實際支出之間的差額大約有十三萬歐元。那麼，歐葆庭怎麼處理這筆沒花掉的剩餘款？怎麼做才不用把錢繳回大區衛生局？他們的做法分成兩個步驟。

首先，我們在分析這些內部文件時注意到，該集團藉由浮報全職護佐的人數，在帳目上動手腳，設法先抵消大約八萬五千歐元。接下來的手段更令人嘆為觀止，他們向監督機關申報四萬八五〇一歐元的剩餘款，看起來似乎能幹又老實（因為他們坦承剩下一大筆錢）。但是不要懷疑，他們死都不會把錢交出去。歐葆庭在二〇一四年的補助經費支出明細表中宣稱，他們打算開發一款叫NETSoins的新軟體，在該機構推動病歷電子化，設計八個軟體元件總計六萬六千九百歐元！然後建議大區衛生局動用剩餘款來支付這筆費用。於是，十三萬多歐元的剩餘款就這樣神奇地消化完了！

我花了好幾個月，使出渾身解數才拿到這些機構的補助經費支出明細表，但很值得。它們證明歐葆庭欺瞞監督機關，挪用支付醫護人力的部分公款，中飽私囊。最近蒐集到的一份證詞顯示，這種偷天換日的勾當是最近才開始的，由歐葆庭高層策劃，充分展現該集團的核心價值。向我透露這件事情的是該集團法蘭西島大區經理的一名前助理，當時就是這名大區經理要求失能長者住宿機構的主任確實遵守高層指示，而他的所作所為以及對「塞納河畔」這家豪華機構發生的種種疏失不聞不問，令家屬大為不滿，特別是胡塞勒*女士的女兒。我即將見到的這位前助理在二〇〇〇年代初期替歐葆庭工作，當時該集團還沒有建立起今天龐大的事業版圖，但股票剛剛上市，開始從仰賴人工管理的類家族企業經營模式走向產業化。這位前員工經歷了集團的轉型期，先後擔任人力資源部和法蘭西島大區經理的助理。我一聯絡上她，她就答應告訴我她在這兩個職位上目睹的許多可疑行徑。我們就稱她克萊兒（Claire）*吧，她目前為一個天主教團體工作，主要負責管理失能長者住宿機構，但不願意透露姓名。不過，她同意我在訪談時錄音。她告訴我，二〇〇四年左右，當時的監督機關決定對歐葆庭在巴黎十三區的失能長者住宿機構「聖雅克」（Saint-Jacques）進行稽查。她在稽查過程中發現，集團的價值觀可以簡單歸納如下：「交給大區衛生局的報告和實際情形根本就是兩回事。」

法蘭西島大區經理從當時掌管「聖雅克」的主任那裡接獲稽查消息，這名主任是歐葆庭的老員工，最近才剛退休。歐葆庭總公司立刻進入備戰狀態，大區經理馬上要他的助理克萊兒*幫忙準備稽查，她說：「我們必須把所有員工的合約都拿出來，重新安排他們的班表，一切都要符合大區衛生局的規定，才不用把補助款繳回去。我們花了很多時間把一切拼湊起來，但……這不是事實。」

法蘭西島大區經理要求他的工作團隊「重新分配」機構員工的工作時數，把「住宿」相關人員的工作時數轉移到「醫療」相關人員身上，以便調整由公款支付的護佐人力：「我們不得不重擬勞動契約，」這位前助理說：「增加工作時數，按照原本的人力配置，把整份班表重新排過，當時改寫一切還滿容易的。我記得重排班表的是機構主任，我負責處理合約。」當時克萊兒*還是新人，儘管意識到人家叫她做的這些事情是違法的，還是乖乖照辦：「大區經理在處理這些事情的時候，一副駕輕就熟的樣子，」她說：「跟我判若兩人。然後他說，我們只是把甲的工作時數轉移到乙身上，總工作時數並沒有增加。但實際上差別可大了，因為我們拿公款去支付本來應該由我們負擔的住宿相關人員的開銷。」這差別的確很大，因為歐葆庭拿公款去支付原本應該由該集團自行負擔的員工薪資，並對預算員額內的醫護人力進行調整。

結果這家機構順利通過稽查，主管機關還是被蒙在鼓裡。

我們可以從所有這些事情、補助經費支出明細表，以及證詞當中得到什麼教訓？至少有三點。首先，我們似乎再次面對到所謂的歐葆庭體制。我們要知道，法蘭西島大區經理一得知監督機關要來某家機構查帳，就會立刻報告上司。我們完全有理由相信，重新分配住宿與醫療相關人員的工作時數，是歐葆庭高層研擬的對策。因此，失能長者住宿機構出現的任何疏失都不應該歸咎於醫護人員或機構主任，而是要歸咎於歐葆庭高層，他們帶頭營私舞弊，侵占公款，嚴重影響全法國數以萬計機構住民的福祉以及數千名護佐、生活助理和醫師的工作條件。所以我們不難理解，為什麼歐葆庭留不住員工，為什麼私立失能長者住宿機構抱怨找不到人。正如我們看到的，工作人員除了薪資太低之外，還要在人手不足，以及政府經費遭到苛扣的情況下工作。

有鑑於此，我們可以汲取第二個教訓：歐葆庭和其他大型私人集團的高階主管常常抱怨政府沒有提供足夠的補助款和醫護人力，宣稱這就是為什麼失能照護機構問題叢生的部分原因，而媒體也這麼報導。現在神話瓦解了，我們聽了很多年的無恥謊言被戳破了。既然他們沒有把所有的錢花在該花的地方，他們僱用的人力低於原先規劃與編列的預算，怎麼能抱怨政府給的錢和公款支付的員工不夠多？

至於第三個教訓，則是對私立失能長者住宿機構的補助與稽查相關規定的改變提出質疑。我在前面提過，從二〇〇二年起，每家機構都跟省參政委員會和大區衛生局簽署三方協議，決定分配給該機構的金額，以及該機構需要僱用的人力，但這個制度隨著二〇一七年「健康目標與補助款多年期合約」上路以來逐漸瓦解。現在跟監督機關簽署協議的不再是單一機構，而是隸屬同一家公司、位於同一個地區的好幾家機構。以歐葆庭為首的私人集團高層推動這項改革，以便靈活使用每年撥付的公款。現在，這些集團有權視其需求把某些款項從一家機構挪到另一家機構。稽查措施也大大簡化，因為監督機關關心的不再是僱用幾個工作人員，而是支出總額，考慮的不再是有幾個等同全職工時的員工，而是薪資總額。這麼做是要建立信任感，表示行政機關已經根據某機構的收住量能與特色撥付一筆款項，該機構可以隨心所欲使用這筆錢，因為它比誰都清楚住民需要什麼。表面上來看，這個想法很吸引人：這麼一來，監督機關的工作量大大減輕，私人集團在資金運用上也更有彈性。但遺憾的是，這只有在這些集團奉公守法的情況下才會奏效。我們要知道，如果我得花上好幾個月去研究某機構的補助經費支出明細表，才能查核該機構是否妥善使用公款，那面對很多家機構的時候，根本辦不到！我根本無從進行調查。否則，就只能指望歐葆庭旗下的失能長者住宿機構的六位或八位主任同時願意接受記者訪問，提供內部文件。

即使這些私人集團的營業額屢創新高，不斷爆出醜聞，新冠肺炎疫情也凸顯整個產業根本經不起考驗，國家卻逐步放鬆管制。二〇一九年三月，多明尼克・利博（Dominique Libault）[3]籌備「高齡與自主法」（loi《grand âge et autonomie》）時向前衛生部長比贊提交的報告也延續這個路線，主張省參政委員會不再負責補助與監督私立失能長者住宿機構，交由大區衛生局全權處理。但先前衛生局面對我的調查時態度消極，令我感到前景堪憂。

3 譯注：利博曾任社會安全局（Sécurité sociale）局長，目前擔任國立社會保險高等學院（École Nationale Supérieure de Sécurité Sociale）校長與社會保護財務高級委員會（Haut Conseil du financement de la protection sociale）主席。

在目前的調查階段，我已經看到太多失能照護產業的暗黑內幕，尤其是業界龍頭不可告人的祕辛。我也很快地意識到，他們不會對我的調查視若無睹。

第二十二章

戒備森嚴的堡壘

在數十名前任與現任員工警告之下，歐葆庭開始瞭解我的調查目的，對此感到擔憂。二〇一九年六月，該集團的法國區公關總監克萊兒・杜布松（Claire Dubuisson）打電話到我手機，打聽我的調查情形。一個多月後，正值盛夏時分，全球公關總監布麗姬特・卡雄（Brigitte Cachon）應集團高層要求來電。起初她假惺惺地客套一番，接著盤問我為什麼對失能照護產業感興趣，問我在找些什麼，為什麼要聯絡某主任、某協調醫師，這一切到底有什麼目的。出乎意料的是，她直接邀請我到皮托的歐葆庭總公司會晤高階主管。這很不尋常，因為該集團向來不歡迎調查記者。幾個月之前，專題報導節目《特派記者》（*Envoyé spécial*）的導演朱莉・皮肖（Julie Pichot）就碰了釘子。她向歐葆庭提議，在集團旗下三百五十家機構中選一家讓她拍攝紀錄片，歐葆庭拒絕她的要求，也拒絕回答問題。法國電視二臺（France 2）播出報導當天，歐葆庭提出緊急訴訟，要求禁止播出，這種做法相當罕見。有時候公司會要求技術審查，以便進行模糊處理，或在報導開始時發布新聞稿，但很少要求完全禁播。在本案中，楠泰爾大審法院（Tribunal de grande instance de Nanterre）的法官裁定影片可以在當晚播出。但歐葆庭不肯善罷甘休，當天下午委託一名司法執達員前往紀錄片製作公司，通知他們該集團將提出上訴。後來，歐葆庭的上訴在傍晚遭到駁回，報導影片在法國電視二臺播出，有超過二百七十萬名觀眾收看。

這一次，歐葆庭為什麼要請一名記者到總公司會晤高階主管？他們有這麼擔心嗎？這只有天知道。

我告訴這名公關總監，目前我在外省出差，不會立刻回巴黎。卡雄回我說她下星期中要去度假，最好在她出發前給她回覆。三天之後，她沒有收到我的回覆，於是採取進一步行動。當時我還沒有聯絡法雅出版社，正在為一份全國性大型日報進行調查。卡雄是那種相信主動進攻是最佳防守的人，她馬上打給跟我合作的日報編輯部，對我的調查表示不滿。她說，我冒充該報記者，拒絕跟歐葆庭高階主管會晤，進行對該集團不利的調查，而這一切都很沒有職業道德等等。胡說八道。我從來沒有拒絕跟歐葆庭高層會晤，也很樂意讓他們發言，但什麼時候亮出底牌，跟他們討論則取決於我。我不僅要蒐集足夠的資訊來提出明確中肯的問題，還要取得所有我需要的證據和證詞。因為一旦該集團發現我要調查什麼，接下來極有可能百般阻撓，這正是後來幾個月發生的事。

歐葆庭的公關總監提出這些嚴厲的指控之後，我接到這家大型日報主編的電話，要求我提出解釋。他對我的調查方式感到放心，決定繼續刊登我的報導。接著我打給卡雄，告訴她這樣做很莫名其妙，但我不會被嚇倒。她傲慢且斬釘截鐵地說，我應該要接受歐葆庭高層的提議，這樣就不會有麻煩了。她滔滔不絕地講了一陣子，大肆詆毀我的工作和我的報導，她說，反正我這個記者就愛寫一些聳動的報導。於是我反問她，是指哪些報導？是二〇一四年阿爾及利亞抗議前總統布特弗利卡（Abdelaziz Bouteflika）的報導嗎？是伊朗女性示威者的報導嗎？還是身陷以巴戰火的兒童的報導？她居然還厚著臉皮說，我最近替《世界報》旗下的《M》雜誌寫的那篇失能長者住宿機構裡的同志的報導倒是相當「令人震驚」。接下來，她的態度忽冷忽熱，說他們的高層還是願意跟我見面，又說我處理的議題非常複雜，最好不要出什麼差錯，否則集團會狠狠修理我。這名公關總監實在很白目，以為貶低與威脅就可以嚇阻記者，結果往往適得其反。

同時，歐葆庭檯面下小動作不斷。我有幾個消息來源突然放我鴿子，例如阿達尼*

先生，我在賈西亞的陪同之下，跟他進行四次長談，他給了我一些非常敏感的資料和文件，但現在他不想跟我聯絡了，甚至要求我不要使用他提供的資訊。一些本來同意跟我見面的機構主任臨時取消赴約。其他人則告訴我，公司高層通知他們，不准接我的電話，包括該集團一位剛退休的老員工。據說歐葆庭甚至解僱了一名「塞納河畔」的員工，誤以為她是我的消息來源之一，還指示集團強大的資訊部強化軟體安全，怕員工心懷不軌，洩露公司機密。歐葆庭集團花了好幾個月才瞭解我的調查範圍，不過一旦意識到這一點，沒幾天就變成一座戒備森嚴的堡壘。

更令我驚訝的是，行政部門也對我處處提防。我覺得，他們把記者當成敵人或搗亂者，而不是盟友。我每次都告訴這些大區衛生局，這項調查可能涉及詐領公款，跟他們切身相關，但卻徒勞無功，他們連最起碼的服務都不肯提供。

法蘭西島大區衛生局拒絕提供任何「塞納河畔」和阿達尼*先生掌管的失能長者住宿機構的年度補助款相關資料。直到我提出抗議，持續爭取好幾個星期之後，對方才肯讓步，把這兩份三方協議寄給我。遺憾的是，上面本來應該注明撥款金額和補助員額，但最重要的這幾頁資料卻被整段刪掉。衛生局的法務部門拿保護商業機密的法律條文當擋箭牌，表示歐葆庭是私人集團，法國政府無權向我透露他們的財務資料。這給了私人集團莫大的保護和方便，讓記者根本無從查核該集團是否妥善使用公款，以及提交給政府的資料是否與內部文件一致。法蘭西島大區衛生局的公關室主任大衛．赫德（David Heard）在電話中承認，他自己也很驚訝，我收到的文件竟然刪了這麼多資料……

我也聯絡了新亞奎丹（Nouvelle-Aquitaine）大區衛生局，以取得歐葆庭旗下三家失能長者住宿機構的三方協議和補助經費支出明細表，特別是波爾多的「橡樹林」，說明我希望查核該機構是否妥善使用公款，並要求會晤衛生局長米歇爾．佛凱德（Michel Fourcade），卻一再碰壁。打了幾次電話之後，公關室主任回我一封郵件，說我申請的文件必須刪除某些內容才能交給我，但工作量太大，我給的期限又太趕，所以什麼都不能給。連一頁都不行！一點資料都不行！我回電告訴他們，我沒有期限，願意等上幾個星期，還是沒有用。衛生局斬釘截鐵地拒絕我，也沒有人願意接見我。

看來，這些衛生局官員並不怎麼關心私立失能長者住宿機構怎麼使用公款。我寄了一封電子郵件去抗議，讓他們相當不悅。幾個月之後，我赫然發現，衛生局有人聯絡歐葆庭，向這個集團透露我的調查，順便抱怨他們遭到施壓。主管機關的首要職責是確保公款妥善使用，但他們不僅不肯提供資料給調查此事的記者，還跑去跟該集團通風報信，阻撓調查，不是很離譜嗎？

更嚴重的是，主管機關的干預似乎是在護航整個失能照護產業。在我預定跟柯利安的法國總監進行訪談的前幾天，該集團一位高階主管告訴我，某位政壇大咖來電，勸他們不要見我，說我的調查會引起軒然大波，最好不要回答我的問題。值得慶幸的是，柯利安高層並沒有退縮，訪談如期進行。這位政壇大咖很關切法國最大的失能照護服務集團的利益，我跟梅里戈會晤後過了幾天，他再次打給柯利安瞭解狀況。法國政府高層、政壇與私人集團暗地勾結令人心寒，我比以前更提高警覺。

此外，我嘗試跟競爭、消費和反詐騙管理總局高層會晤，瞭解之前這個機關是否曾經比照調查大賣場的方式，針對大型失能照護服務集團索取年終回扣的情形進行調查，尤其是向公款支付的供應商索取回扣。我告訴他們，我想跟他們見面，討論我所掌握的資訊。連續三個月，我每星期打一到兩次電話給反詐騙管理總局的公關室主任，這位先生每次都真誠地向我保證，他會盡快在下星期給我答覆。然而幾天、幾個星期、幾個月過去了，他還是得不到任何答覆。直到有一天，他才告訴我，據他所知，局裡從未針對失能長者住宿機構索取回扣的問題進行調查，儘管這確實屬於他們的職權範圍。

在調查進行期間，每當我取得有關使用公款、收取年終回扣或薪資總額最佳化的關鍵資訊，都要感謝歐葆庭前任或現任員工的協助，他們整天提心吊膽，覺得自己孤軍奮戰，對抗一個有權有勢的集團。接下來我會發現，該集團長期以來管理員工的手段也很有問題。

第三部　不擇手段

第二十三章

「二十七位犧牲者」

隨著調查的進行，我愈來愈意識到歐葆庭集團對員工造成的傷害。我透過專業人士社群媒體「領英」或消息來源聯絡上數十名該集團的前員工，其中包括許多失能長者住宿機構的前主任。所有人都告訴我，他們一想到要談歐葆庭就焦慮不安，擔心這個集團可能會不擇手段對付他們，在那裡工作的經歷也留下後遺症。從護佐到機構主任，從總公司的員工到集團的醫療總監，他們描述自己接受精神分析治療、服用抗焦慮藥、自殺未遂、長期失業，以及花了多少時間重新振作……我們必須正視這個事實：在這些消息來源之中，受到傷害的人比比皆是。

我到阿讓（Agen）去見一群深受打擊的機構主任時，親眼看到這一點。其中最勇敢的是孟吉瓦，她掌管波爾多的失能長者住宿機構「橡樹林」超過五年，是最早把補助經費支出明細表交給我的主任之一。她在回覆我的第一則訊息中，審慎地要求我提供書面保證，讓她保持匿名，同時要我說明調查目標與宗旨，並事先提出問題。我告訴她，我特別想談談歐葆庭如何針對公款支付的員工調整薪資總額、向供應商索取回扣，以及該集團的勞工政策和內部工會，她立刻卸下心防，回答我：「老實說，您『偷』了我們的點子：我們幾個主任和副主任過去幾年一直想寫一本關於歐葆庭的書。您想約什麼時候見面？」

得知歐葆庭的前主管曾經考慮提筆作證，令我感到欣慰。但這群有志一同，打算揭發該集團不法行徑的前主任是誰？孟吉瓦和她的同事們是「塞納河畔」前主任米亞*先生在訪談結尾提到的那波「肅清行動」的受害者。您還記得吧，他說歐葆庭高層在幾個月內一口氣開除了二十七位機構主任，說該集團心狠手辣，什麼都幹得出來……

「二十七位犧牲者」的故事是個血淋淋的教訓，嚇阻了某些歐葆庭的員工，讓他們很長一段時間不敢去翻集團的舊帳或提出批評。根據孟吉瓦的統計結果，從二〇一三年九月一日到二〇一四年九月一日，光是歐葆庭在亞奎丹大區的二十六家機構裡，就有二十四人（包括她本人）一夜之間被「掃地出門」。

我拿到了這份引起熱議的離職「黑名單」，孟吉瓦曾經用這份文件打贏跟這個集團的勞資糾紛官司。這份文件令人憤慨：上面寫著內拉克（Nérac）的前主任工作過勞。阿讓和洛特河畔新城（Villeneuve-sur-Lot）的前主任因精神虐待請病假，同樣的事情也發生在于斯塔里茨（Ustaritz）的前主任身上，後來她遭到解僱。聖泰爾（Sainte-Terre）的前主任再也受不了集團的胡作非為，提前退休。至於孟吉瓦本人，則因重大過失遭到解僱。所有這些事情都發生在同一年，同一個地區，顯示歐葆庭對員工多麼粗暴，集團高層多麼不尊重旗下機構的主任，把他們當成棋子和替死鬼。

孟吉瓦答應告訴我更多發生在她身上的事和集團幹下的勾當，並安排我跟十幾名願意作證的前主任見面。但隨著日期逼近，他們紛紛打退堂鼓。我們約好的那天早上，只有五位主任願意來。我在阿讓租了一間公寓接待他們，以免引起注意。一開門，我發現裡面只有三個人。個子嬌小、頭腦精明的孟吉瓦女士，以及她的兩位前同事，他們正在跟歐葆庭集團打官司，希望匿名作證。

他們三位願意出庭作證，但似乎很怕遭到歐葆庭陷害。畢竟從二〇一〇年起，該集團開始監視旗下好幾家失能長者住宿機構和診所的員工，他們僱用三名來自環球協同集團（Groupe Synergie globale）徵信社的密探，喬裝成擔架員或接待員好幾個月，撰寫員工的調查報告。二〇一二年，《擴張》（*L'Expansion*）雜誌揭露了這件事，二〇一四年，《鴨鳴報》（*Le Canard enchaîné*）也刊出相關報導，二〇一五年，《獨立媒體》披露歐葆庭後來向法國總工會提議支付四百萬歐元，要求對方撤回告訴，遭到工會拒絕。

從這起事件和這幾個月我對歐葆庭的認識可以想像，過去的工作經驗讓這三位主任受創甚深。因此，我花了很多時間說服他們相信我的誠意，描述我的工作，出示我的記者證還有我跟法雅出版社簽的合約。當他們放心地說起他們的故事，我發現事情的嚴重性遠遠超乎我想像。他們三位異口同聲告訴我，二〇一三年九月來了一位新的亞奎丹大區經理，集團給他的任務是「清理門戶」，而且裁員對象包括他們這些主任……

就跟亞奎丹大區的「黑名單」上寫的一樣，主任一個個被除掉，跟斷頭臺一樣有效率，平均每個月開鍘兩個人。根據這三位前主任的描述，歐葆庭使出的手段跟推理小說一樣精采。

二〇一三年八月，當時還沒有就職的新任大區經理召見孟吉瓦，對她在不恰當的時間請假予以警告處分，當時她就明白飯碗不保了。幾個月之後，歐葆庭臨時通知她，要去她掌管的機構進行財務審計，而且偏偏安排在她不在的那天。審計結果跟往年大相徑庭，奇差無比。過了幾天，大區經理的助理交給她一封信，通知她被解僱。孟吉瓦不得不交出她的鑰匙、門禁卡和所有的公務用品。大區經理的助理還沒收她的筆記本，搜查她的手提包，連她的電腦都不放過。「這實在有夠扯。我努力從助理手上搶回手提包的時候，看到滑鼠動了起來，打開我的信箱，刪掉電子郵件和一大堆文件，視窗開了又關。我簡直不敢相信！」孟吉瓦非常震驚，要求立刻離開。「他們送我到我的車上，」她說：「我發現一切都被停用，連大門都出不去。我的停車卡失效，電話被切斷。人還沒到停車場，什麼都沒了。」

據她表示，接下來發生的事情更加粗暴：「跟我很熟的員工打來告訴我，在我離職那天下午，一位新主任召見全體員工，宣布他們兩天之內會被傳喚作證……果然，他們都被傳喚了，那些不肯作證對我不利的人都倒大楣，不是因為過失遭到開除，就是在強大壓力之下被迫辭職。然後，這名『清道夫』在會議室處理我的文件，她出來的時候手裡提著一袋袋碎紙。」

孟吉瓦的描述讓我說不出話來。但她所謂的「清道夫」指的是什麼？她的一位前同事回答我：「這個集團的手段之一，」他說：「就是經常派『清道夫』來搜查你的電腦，刪掉他們覺得不該留的資料，為勞資調解蒐證，教唆員工。你人還沒走出大門，他們已經上上下下都翻遍了。拿我的例子來說，三名『清道夫』深夜二點突然闖進我的機構，被一名護佐撞見他們在辦公室翻箱倒櫃，而且她願意作證。」

這三位前主任的描述精準而詳細，後來也有一些證據支持他們的說法。但什麼「清道夫」也太瞎了吧！我簡直不敢相信……為什麼突然決定「除掉」二十多位主任？既然歐葆庭讓他們其中一些人擔任主管多年，理論上他們並非缺乏工作能力。孟吉瓦掌管「橡樹林」將近六年，她的同事們在各自的機構裡擔任主任更久。大區經理的任務是攆走「頑強的高盧人」，[1]他們答道：「他們就是這樣稱呼我們這個大區。」他們說，這是因為他們這些主任太資深又太愛「嗆聲」。不管是尿片和醫療器材管理、薪資總額最佳化、入住政策，處處都跟集團唱反調。他們根本不吃歐葆庭那一套，而且似乎知道太多內幕了。但他們究竟知道些什麼？他們當主任的時候，有沒有意識到歐葆庭挪用公款牟利？「我們記得很清楚，曾經應邀參加歐葆庭主辦的豪華研討會，」他們異口同聲地回答：「公司每年安排三架包機，送幹部去一些夢幻景點。我們在葡萄牙的法魯（Faro）、馬拉喀什（Marrakech）、杜布羅夫尼克（Dubrovnik）和希臘的米克諾斯（Mykonos）吃喝玩樂，每次都辦得很盛大，還請到大牌明星來表演：包括派屈克．布乃爾（Patrick Bruel）、吉普賽國王合唱團（Gipsy Kings）、魔術師梅斯默（Messmer），甚至還有米卡（Mika）。這都很燒錢，我們知道供應商支付的回扣用在這上面。我們手上沒有證據，但巴斯蒂德和赫曼的業務員常常跟我們聊到這件事……」

所以，這三位主任也知道歐葆庭和供應商簽訂框架合約，可能在年底收取回扣。他們那天還證實這筆錢的流向，醫療平臺的負責人和歐葆庭子公司可寧的前醫療總監梅泰也跟我提過，這些回扣主要用來支付集團每年舉辦的研討會。對歐葆庭來說，這些研討會非常重要，旨在凝聚向心力，灌輸企業精神，也就是歐葆庭的成功之道。以勒馬斯內和布爾登克為首的集團高層在研討會上公布過去一年亮眼的營業額，公開表揚業績最好的機構主任，提出次年的營運方針。他們不厭其煩地重複集團的要求，鞭策員工實現目標：激勵第一線員工和主任全力以赴，一步步往上爬，每達成一個階段性目標，就可以從歐葆庭令人目眩神迷的獲利中分一杯羹：二〇一四年的營業額是十九億五千萬歐元，二〇一六年增加到二十八億歐元，二〇二〇年則高達三十九億歐元。誰能比它更強？

歐葆庭絕對不願意把這些研討會公諸於世。原因很容易理解：該集團每天都在拚命撙節開支，在失能照護服務這一行，沒有人比它更會省了。每一位機構主任都知道，他

1 譯注：「頑強的高盧人」(irréductible Gaulois) 出自戈西尼 (René Goscinny) 和漫畫家烏代爾佐 (Albert Uderzo) 共同創作的法國知名漫畫《阿斯泰利克斯歷險記》(*Asterix*)：「西元前五十年，整個高盧地區都被羅馬人占領了……全部嗎？不是的！還有一個村莊裡住著頑強的高盧人，還在持續抵抗侵略者。」

們可以替集團省下多少錢，決定了他們未來在公司的發展。

好幾百位受邀與會的失能長者住宿機構和診所主任也不得把活動照片發布在社群媒體。事實上，他們這兩天過得很爽：歐葆庭在歐洲最美麗的景點款待他們，花錢請大牌明星來表演，安排豐富的活動。布雷斯特「白百合」的主任吉雷利在一次訪談中告訴我，在二〇一四年的研討會上，執行長勒馬斯內本人吹噓集團當年花了一百萬歐元。他還說，這都要感謝歐葆庭的供應商。

所以，這不是什麼天大的祕密；執行長本人在研討會上公開提及這些年終回扣及其用途（我很樂意讓他自己來解釋，但是……歐葆庭還是裝死）。當時在場的主任幾乎沒有人知道這意味著什麼，更沒有人想到，勒馬斯內提到的一些供應商拿的是公款。只有資深主任才會提出異議，也只有集團高層和採購部經理才知道詳情。其他人則心安理得地欣賞表演，再來一杯香檳。為健保乾杯！

第二十四章
機構裡的瘋子

我繼續我的歐葆庭環法之旅，在一次又一次的訪談中，我發現和打聽到的一切總是令我感到驚奇。我的下一站是維埃納省，接下來還會揭露更多內幕。

我在普瓦捷（Poitiers）跟蒙特莫里隆的失能長者住宿機構「黃金公寓」的一位前副主任見面。她在歐葆庭工作了三年多，對這個集團不擇手段撈錢很感冒，最後辭職不幹了，目前在失能照護產業排名第三的多慰集團擔任主任。她過去在歐葆庭掌管的是一家有一百二十五個床位的大型機構，月薪二千歐元左右。她向我反映了我們前面已經知道的種種問題，包括薪資總額最佳化、降低尿片和醫療器材成本、全力衝刺住房率，原來歐葆庭在全法國玩的是同一套把戲。此外，我從她那裡得知，在集團旗下最便宜（但也算不上平價）的一星級機構裡，這些伎倆的效果被放大了，造成更嚴重的影響，因為家屬不太敢投訴，因為媒體影響力似乎沒那麼大，因為他們在外省偏鄉，也可能因為監督機關沒那麼嚴格。

我們就稱呼這位前副主任索菲・博琳（Sophie Borlin）*吧，她三十幾歲，跟我年齡相仿，我們可以像朋友一樣無拘無束地交談。進了歐葆庭之後，她在短短幾個星期內失去了純真。集團最關心的永遠都是住房率、每日膳食費和淨營業利潤，跟她共事的第一位主任也只在乎這些，對其他的隻字不提。「她瘋狂地想把住房率衝到最高，」博琳*告訴我：「她經常對我們說：『如果沒有滿房，住房率沒有達到百分之百，就表示你們沒用！少一個人都不行！』因為她的住房率從來沒達到百分之百，所以她一天到晚都在氣自己，貶低自己：『反正我就是沒用啦，所以住房率永遠達不到百分之百！』她用主管在大區會議上罵她的話責備自己。我覺得這太可笑了！我們已經盡力了，總不能哪天跑去綁架老人，逼他們來住我們機構吧。有時候我乾脆對她說：『不然你就開卡車去城裡繞一圈，把街上看到的老人統統抓來啊。』她還是被我逗笑了。我試著讓氣氛輕鬆一點，但她只在乎這件事。」

跟博琳*共事的這名主任跟很多人一樣，歐葆庭怎麼說她就怎麼做，全力以赴，想做到最好以獲得上司的肯定，同時也怕自己飯碗不保。「她努力巴結地方重要人士，」博琳*告訴我：「這很正常，她會去找社工、醫療機構主管，送上集團給我們的香檳。每年年底，總公司都會送好幾箱香檳來，叫我們拿去送給這些人，以後他們有長者需要安置，就會想到我們。」

這種做法相當普遍，博琳*並不意外。她認為幫機構打知名度，跟當地醫療界套交情，是這一行的規矩。但她始終難以接受為了衝高住房率而來者不拒，無視工作人員和住民的人身安全。「我在電話裡跟你說過，」她說：「我們收了很多有精神問題的人，包括思覺失調症患者。我看了他們的病歷之後，非常震驚。有思覺失調症、雙極性疾患（躁鬱症）、攻擊傾向……」這些人之中，很少有年紀非常大的。「他們通常介於六十到七十歲之間，但機構的協調醫師卻讓他們入住。有時候他會說，這些精神病患實在不太適合入住。但在主任施壓之下，他只好說：『好吧，我們收。』我可以告訴您，在我擔任副主任那段期間，至少有二十幾個人完全不適應機構裡的生活。」

博琳*表示，當時有將近五分之一的住民不適合入住。「大約二成的人有精神或肢體障礙，」她很肯定地說：「根本不適合住在失能長者住宿機構。我們的醫療團隊設法穩定他們的病情，但有些人還是會突如其來地發飆。其他住民抱怨連連，他們說，這些人不應該出現在這裡。有一次，一個跟阿茲海默症患者一起住在特殊照護專區的精障者走進鄰居臥室，拿起鞋子爆打他的頭，傷者留下了後遺症。」更嚴重的問題是，這些「個案」不一定被分配到特殊照護專區：「大概只有一半住在專區，另一半住普通房間。普通房間也有一個大家都很怕的先生，他個子高大，眼神看起來真的很像神經病。有一次我差點被他打。當我碰到他的時候，他對我說：『我要宰了你，揍死你，讓你吃盡苦頭。』這個人說話超級粗暴，可能會殺人。他戴了三隻手錶，千萬不能碰。之前還有護佐被一名精障個案揪住衣領舉起來……最後，我們被歸類成收住精障者的機構。普瓦捷的精神病院亨利．拉柏利醫療中心（Centre Hospitalier Henri Laborit）什麼人都往我們這裡送。一旦他們滿了，就由我們接手。」

博琳*不是第一個告訴我這件事的人，好幾位機構主任和醫療主管都說過，為了衝高住房率，連不適合住在機構裡的精障者也照單全收。當然，不是所有歐葆庭旗下的機構都這麼做，這取決於主任的個性、機構的住房率，以及大區經理施加的壓力。布雷斯特的吉雷利和波爾多的孟吉瓦都沒有屈服，但他們之後的繼任者，那些比較資淺的主任呢？人在屋簷下，不得不低頭。如果你的住房率掉太多，大區經理會把你臭罵一頓，你只好馬上去找地方有力人士幫忙。如果你不能盡快解決問題，如果你怕丟掉飯碗，如果你不夠強硬，如果你是個還在實習的菜鳥主任（這樣的人在歐葆庭愈來愈多），那就只好賭一下，把協調醫師的建議擺在一邊，先去搞定住房率，然後祈禱不會出事。因為歐葆庭劣跡斑斑，有一些還上了媒體，特別是專題報導節目《特派記者》。二〇一六年十二月，在阿讓的失能長者住宿機構「玉蘭花」（Les Magnolias）裡，一位八十五歲的長者被患有嚴重精神障礙的鄰居毆打致死。後來我見到她兒子，他是一名律師，過了將近三年，還在苦等大區衛生局和法院還他公道，他毫不掩飾自己對歐葆庭的憤怒與厭惡。

法國其他地方也發生過類似的慘案，卻沒有引起全國性媒體的關注，其中之一發生在離安古蘭（Angoulême）不遠的利勒代帕尼亞克（L'Isle-d'Espagnac）。二〇一七年，在一家歐葆庭的失能長者住宿機構裡，兩名阿茲海默症患者遭到一位住民暴力攻擊。其中一名受害者留下嚴重的後遺症，另一名則在八天後死於內出血，歐葆庭高層沒有向這些家屬表達任何歉意。我在電話中跟那位已故住民的妻子尚諾（Jeanneau）女士談了很久，她深表痛心。「我先生的遭遇令人憤慨，」她說：「我發現那家機構人手不夠，只有一名二十歲的年輕女士負責阿茲海默症患者專屬樓層，襲擊我先生的那個人根本不應該在那裡，他很危險。幾天之後，他被送進精神病院。我考慮過提告，但我怕他們會讓機構裡的員工揹黑鍋。事實上，主任已經被開除了，儘管這根本不是她的錯。該為這件事負責的是歐葆庭的高階主管，他們才是罪魁禍首。」

歐葆庭高層幾乎沒有採取任何行動來防止意外發生。該集團在很多年前就為機構主任制定了一套獎金制度，鼓勵他們不擇手段、甚至不惜一切代價衝高住房率，追求最大營業淨利。跟我見過面的幾位主任給了我跟獎金制度有關的文件，上面規定品質與財務表現都要達標，但你可以很清楚地看到，財務表現才是關鍵。如果你滿足品質要求，營運績效卻不及格，每半年最多只能領六百歐元，也就是每年一千二百歐元。但值得注意的是，如果你達成集團設定的營業額，也控制了薪資總額，獎金會增加到三千五百歐元；如果你同時達成營業額＋營業淨利的要求，或薪資總額＋營業淨利的要求，獎金會增加到五千歐元；如果你的營業額＋營業淨利＋薪資總額三項同時達標，獎金就增加到六千歐元。最後，如果你的營業淨利比上一個年度增加二成，還可以獲得最高六千歐元的年度績效獎金，加上市價四千歐元的旅遊券。由於在歐葆庭旗下擔任機構主任的稅前月薪是三千五百歐元，而這些獎金每年最高將近一萬八千歐元，等於加薪五個月，不難想像重賞之下，必有勇夫。

從二〇〇〇年代開始，歐葆庭除了進行內部財務審計，也對住民及其家屬進行滿意度調查。當集團遭到公開撻伐，高層就拿這個當擋箭牌，表示超過九成的住民及其家屬對照護品質表示滿意。不過，事實當然沒有那麼美好。失能長者住宿機構的前副主任博琳*告訴我，調查結果往往被一些員工「美化」了。歐葆庭在法國所有的機構都會在九月、十月左右收到調查問卷，給住民大約兩個月時間填寫繳回。問題是，機構主任很難要求住民填寫問卷，達到六成左右的最低回覆率，他們也很清楚調查結果會有什麼影響，所以不想丟掉飯碗。於是，博琳*向我透露，在她的機構裡，有一部分匿名問卷不是住民家屬或親友填的，而是機構管理階層填的：包括主任、副主任、祕書，每個人都有分！她表示，在他們回收的一百多份問卷中，有十到二十份是工作人員在完全保密的情況下填寫的。

博琳*不是唯一一個這麼說的人。法蘭西島大區的另一位副主任一字不差地告訴我，他們也如法泡製，而且大區經理不但知情，還鼓勵他這麼做：「他對我們說：『你們自己填一些，這樣比較保險。』比方說，我們知道自己接待方面比較弱，就設法把分數打高一點。大家都在同一條船上，如果主任的滿意度高，他的大區經理也會得到獎勵，以此類推。滿意度高對大家都好，所以每個人都睜一隻眼閉一隻眼……您要知道，我們很清楚自己在做什麼！這麼一個龐大的集團，擁有強大的資訊部，輕而易舉就能開發一款應用程式或建置一個入口網站，讓家屬安全地上網填答，卻還是堅持使用紙本，不是沒有道理的！」在這場滿意度調查比賽中，每個大區各顯神通。在法國北部，該集團的一位重要幹部告訴我，他親眼看過幾次令他難以置信的事情：一位失能長者住宿機構的主任邀她精心挑選的家屬到她辦公室喝香檳、吃小點心，然後趁他們放下杯子的時候，請他們填寫問卷，她在一旁全程緊盯。機構主任發現自己處境艱難，一方面要盡量提升客戶滿意度，另一方面卻必須降低照護品質。

博琳*坦承，為了達成集團的財務目標，她沒有填補特殊照護專區的職缺，所以夜班少一個人。換句話說，在這家有一百二十個床位和阿茲海默症患者專屬樓層的機構裡，夜班只有兩個人，不是三個人，而且還缺四個護佐。「我們甚至沒有刊登徵人啟事！儘管大區衛生局把錢給我們，上面卻不讓我們聘人。」結果，到了年底，由於大量節省僱用護佐的開支，醫療費還剩下一大筆錢。「我們每個月經常從衛生局補助的薪資總額中省下一萬多歐元，到了年底，加起來可能超過十萬歐元！」

事實上，幾個星期之後，博琳*冒險把一些集團內部的財務文件交給我，所以我算了一下這些金額有多少。二〇一四年，「黃金公寓」光是在「醫療費」上就省了超過十四萬歐元，超過健保補助金額的一成。新亞奎丹大區衛生局對此是否同意？是否知情？歐葆庭集團是否申報了正確的金額？

我跟博琳*討論了好幾個小時，臨走前再拋出一個問題。目前她在多慰旗下的機構擔任主任，有沒有碰上同樣的問題？多慰是失能照護產業排名第三的私人集團，在法國擁有二百多家機構。我認為，比較一下她在這個產業兩大巨頭的工作經驗相當合理。「在多慰，我僱用的護佐人數符合監督機關的規定，不像在歐葆庭，僱用人數不等於三方協議規定的人數，現在我不會缺人。」所有的錢都花掉了，更慘的是，博琳*說：「我還虧錢。」這是歐葆庭最痛恨的事……

第二十五章
卡蜜兒對抗大集團

這幾個月的調查讓我覺得社會瀰漫著陰險暴戾之氣。歐葆庭的前高階主管梅泰等人告訴我，這個集團讓他們心理受創。總公司員工向我坦承，他們在歐葆庭工作期間自殺未遂。護理主任賈西亞等人談到人事異動頻繁。失能長者住宿機構的前主任孟吉瓦等人描述了粗暴的解僱方式。總工會的代表戈貝等人詳細說明集團如何施壓和威脅他們的同事，以及違法解僱、勉強湊數的勞資會議、規避《勞動法》等行徑……這些證詞讓我意識到，歐葆庭除了不擇手段衝高旗下機構的住房率、挪用部分公款、最佳化薪資總額之外，還千方百計地支配甚至控制員工。

我之所以能夠瞭解這套「控制」手段的影響層面有多廣，並蒐集相關資料，都要歸功於一位重要的證人。我在調查過程中得知，歐葆庭人力資源部有一位半工半讀（alternance）[1]的年輕女士，手上握有重要情報，打算向記者揭發該集團的運作模式，她名叫卡蜜兒・拉瑪什（Camille Lamarche）。她決定使用本名，挺身對抗歐葆庭這個大集團，必要時出庭作證。

我們第一次見面時，約在巴黎共和國廣場（Place de la République）附近的一家小酒館，她比我先到。這位年輕女士看起來跟她的年齡並不相稱，她脂粉不施，一身打扮在任何場合都很得體：留著棕色長髮，身穿米色大衣，戴著一副不起眼的眼鏡，眼神柔和，淺笑盈盈。她才二十九歲，年紀輕輕卻勇氣可嘉。

二〇一八年十月，也就是在我們見面大約七個月之前，拉瑪什開始在歐葆庭人資部工讀。她每天看到的事情令她憤慨，但工作還是得做。事情要從她求職面試那天說起，面試官是她的部門主管。面試當天，這名主管的提問讓她馬上意識到歐葆庭對員工有多麼苛刻。「真的很誇張，」她說：「他竟然對我說：『您懂得什麼叫風險管理嗎？您知不知道，與其把一個麻煩的員工留在公司，不如在勞資調解時多花三萬歐元？』他就是這

1 譯注：半工半讀（alternance）是法國產學合作的授課模式，學生一面在學校上課，一面跟相關公司簽訂合約，從事帶薪實習。

麼說的，我根本不知道怎麼接話。他還問我：『如果有人無故遭到開除，您可以接受嗎？』還有：『基本上，我們只跟某些工會打交道，其他的都無視，您可以接受嗎？』這傢伙完全不照規矩來。老實說，我走出來的時候心裡想：『他們不會是認真的吧？』」

一走出歐葆庭總公司，拉瑪什就沮喪地打給父親，告訴他剛剛面試的經過，並說她再也不會踏進那家公司了。過了幾天，她被錄取後改變心意，決定試試看。她必須完成工讀才能取得社會法碩士學位，未來打算成為員工辯護人。她認為，進入歐葆庭人資部可以觀察這個集團有哪些違法行徑，藉此磨練自己。但在那一天，她沒有想到違法情形這麼嚴重。

她一上任，就對歐葆庭人資部對基層員工與總工會會員的輕蔑感到震驚。她說，這是一種相當粗暴的階級蔑視：「坦白說，我在這個部門裡，第一次感受到法國社會分化的現象有多嚴重。」她說：「我同事認為總工會的會員都是一些渾身發臭、髒兮兮的窮酸流浪漢，說穿了就是這樣。人資部每天都在開這一類的低級玩笑：『啊，某先生人還沒到，味道先到。』還一天到晚說什麼『不管在哪裡看到十個人坐一桌，你一眼就看得出來誰是總工會會員，就是那個鞋子破了，衣著襤褸，穿著『絕不讓他們通過』（No pasaran）[2]T恤的傢伙』之類的話，這種粗暴的說話方式讓我很不舒服。我們可以跟別人不一樣，有不同的價值觀，但不該輕蔑或侮辱別人。」

年輕的拉瑪什在勢利的工作環境裡咬牙苦撐，這裡的職場文化令人不敢恭維：「人資部經理把你搞得整天神經兮兮。有一天，一個後輩在走廊上跟他打招呼，語氣不夠謙卑，隔天就被解僱了，整個部門都知道這件事。你可以想像有多誇張嗎，他們甚至規定整層樓的男洗手間只有經理一個人可以用，結果男同事只好去女洗手間。真是太扯了！有一天早上，國際部有個新人不知道這件事，去了男洗手間，引起整個部門議論紛紛：『媽的，事情大條了，也許我們應該警告他一下。』說真的，他們都瘋了！」

接下來發生的事情沒那麼有趣，也不怎麼好笑。歐葆庭高層對各部門聘僱的員工資格做出嚴格的規定。「有一天早上，招聘部的小妞衝進我們辦公室大發牢騷，」拉瑪什告訴我：「她說：『媽的，你們部門（人資部勞動關係處）給的錢那麼少，根本沒人要來。我一提到薪水，十個有八個就謝謝再聯絡了。後來我好不容易找到一個可以接受的女孩，她人很好，又符合這份工作所有的條件，上面卻叫我不必回電給她，因為我們這裡不要黑人，也不要阿拉伯人。媽的，到底要我怎麼做事？』她離開之後，我整個人呆住。」

2 譯注：借用一九三〇年代西班牙共和軍對抗獨裁者佛朗哥的標語，表達堅守立場、奮戰到底的決心，法國社會運動與示威遊行常見此標語。

我正式聯絡了歐葆庭，但後者不願回應。拉瑪什告訴我，歐葆庭人資部大約有三十名員工，只有一個不是白人：「拉蒂法（Latifa）＊是唯一的阿拉伯人，但她是透過不同管道進來的，而且重點是，她不是典型的阿拉伯人。」

這位年輕的員工表示，她聽到的事情和上司交辦的工作令她震驚不已。於是，她開始偷偷錄下同事之間或她直屬上司（歐葆庭負責勞工政策的主管之一）和集團法國區人力資源總監的交談。我們必須承認，她的職位讓她什麼都打聽得到：她的辦公桌離她直屬上司不到兩公尺，後者是掌管歐葆庭集團勞工政策的核心人物。她很清楚這麼做有什麼風險，但面對這家弊端叢生，卻用整篇新聞稿臭屁自己秉持仁慈、互助、尊重等價值觀的公司，她爆料的決心超越了恐懼。從各方面來看，拉瑪什扮演了吹哨者的角色。她的證詞和她給我的錄音檔提供難得的資料，讓我們對這家法國大公司的人資部有了更深入的瞭解。請做好心理準備，有時候內容令人震驚，但不要視若無睹。歐葆庭的勞工政策傷害了許多人，而且受害者還在持續增加。

歐葆庭人資部分成六個處：包括比較不重要的培訓處、招募處、人力資源研究處，以及訴訟處、集體勞動關係處和拉瑪什所屬的個別勞動關係處。她跟同事一起負責合約的行政管理，也就是擬定勞動契約與修訂、管理試用期和育嬰假申請。她負責跟集團旗下的失能長者住宿機構的主任聯絡，並經常意識到這個集團不擇手段規避《勞動法》的規定。除此之外，她還告訴我，歐葆庭不論是接管一家有員工的機構，還是內部員工轉正職的時候，幾乎從不採計員工過去累積的年資；對加班費的規定非常嚴苛；而且不管員工有沒有犯錯，盡量以重大過失的名義解僱員工：「我們幾乎都是以重大過失為由開除員工，」她說：「這樣就不用付資遣費了。當然啦，為了省事，我們會馬上把他們停職，停職期間的薪資也不用付了，可以省下一大筆錢！這一切都是精心計算過的。對集團來說，替可能申請勞資調解的那一〇%的人支付全額薪資，比支付所有人應得的薪資來得划算。他們根本不在乎打官司，就算荷包大失血，也在他們編列的預算範圍內。而且馬克宏法令（二〇一七年簽署，訂定勞資調解仲裁委員會做出違法解僱判決時的賠償金額上限）頒布以後更方便了，有了計算公式，我們可以提前算出公司最多要付多少錢。」歐葆庭於是面臨大量訴訟。

拉瑪什告訴我，跟她同部門的同事估計，幾乎每天都有一件訴訟，一年大概有三百件。不是所有人都會申請勞資調解，但案件堆積如山。我從消息來源的描述中也注意到這一點，他們有很多人被歐葆庭以重大過失為由革職，有些人決定訴諸法律，特別是波爾多的失能長者住宿機構「橡樹林」的負責人孟吉瓦，她突然遭到解僱，後來對集團提告並獲得勝訴，梅泰也是，賈西亞也是，這樣的例子不勝枚舉。我還可以舉出更多的例子，包括我蒐集到的一些勞資調解仲裁委員會的判決，認為歐葆庭集團違法解僱，以及其他失能長者住宿機構主任的證詞，雖然我無法在本書中一一敘述他們的經歷，但他們也因重大過失遭到解僱。歐葆庭在南錫的一家機構的前主任就是個例子，最近她因為機構罷工遭到解僱。她哭著告訴我，歐葆庭在解僱信上把一堆莫須有的罪名加在她頭上：「好比說，『領導無方』或『記不住員工的名字』。是啊，員工流動率那麼高，短期約聘人員那麼多，我當然記不住所有員工的名字。」她說，她有一年多陷入低潮，吞下一大堆抗憂鬱藥，甚至沒有辦法跟我通電話。事實上，以她的例子來說，歐葆庭這麼做甚至不是為了錢。「我在這家公司只做了一年，」她告訴我：「就算按照正常程序解僱我，他們也不會付更多的錢，根本沒必要做得這麼絕。他們這麼做，只是要毀掉我，嚇唬我。」這就是她的感受。

「毀掉」、「嚇唬」這些詞，我聽過多少次了？歐葆庭也知道，這麼做可以嚇倒那些膽敢跟它作對的人，讓他們放棄提告。所以，也許這本書和這幾行字會對那些裹足不前的前員工有幫助。也許他們會告訴自己，他們並不孤單……

第二十六章

瑪麗蓮夢露和克拉克肯特

我的吹哨者也證實，歐葆庭以「臨時增加的業務」、「職位正在等待聘僱正式員工」為藉口，違法大量僱用短期約聘人員，甚至不惜捏造被代理的員工。這我之前已有耳聞，但還沒有意識到它牽涉的層面有多廣。「我每個星期都在偽造職務代理合約，」這位年輕的工讀生說：「自從我在這裡工作以來，至少幹了二十幾次這種事。有些機構主任完全亂來，上次有一個在填寫職務被代理人的時候，不是寫皮耶之類的菜市場名，居然寫瑪麗蓮夢露（Marilyn Monroe）、克拉克肯特（Clark Kent）之類的明星。真是蠢斃了！萬一被社會安全暨家庭津貼徵繳聯盟抓到，他會因為僱用短期約聘人員被罰款十五萬歐元。」

拉瑪什偷偷錄下的許多對話中的一段，讓我瞭解到這套手段的影響層面有多廣。在這段錄音裡，我們聽到該集團的法國區人資總監和人資部勞動關係處副理之間的討論，這種做法似乎愈來愈普遍。

——「呃，我剛剛查了一下，六月分為了支援臨時增加的業務和代理由約聘轉正職的員工所僱用的短期約聘人員，已經超過二千人了。」人資總監有點擔心地說。

——「這二千人當中，有多少人真的是職務代理人？」她的下屬也擔心地回答。

——「我根本沒看職務代理合約，只看了以等待聘僱正職為由或支援臨時增加業務的定期契約，沒有任何是真的，九九%都是假的。」

——「我想我們都心知肚明……根本就沒有什麼由約聘轉正職的員工。」副理說。

——「對啊，這還用說！」

——「不過，也可能真的有這麼一個人，只不過他已經被僱用N次。呃……意思是我們已經用過他的名字N次！」

——「沒錯，我們在「皇家港」（Port-Royal）這家多功能復健中心就是這麼做！」

說到規避《勞動法》的勞工政策，歐葆庭人資部全體員工都要遵守一項基本原則：

劃清界線。拉瑪什告訴我，她和她的同事必須盡量讓總公司跟集團旗下各機構撇清關係。首先，歐葆庭從來不會指示旗下的失能長者住宿機構或診所主任違法僱用短期約聘人員或做出其他違法行為：「公司並沒有要求他們這麼做，」這位年輕女士說：「他們的做法更狡猾，只會叫主任賺錢，卻訂了一個高得離譜的目標營業額，讓機構主任和大區經理承受龐大的財務壓力。實際上他們根本別無選擇，只好僱用短期約聘人員來壓低薪酬總額。」當然了，集團也用這樣的方式自保：「他們要我寫一封電子郵件給機構主任，警告他這麼做是違法的，可能會被告上法庭，」拉瑪什說：「這麼做是要不惜一切代價，保護集團和總公司的利益，確保任何詐欺行為都不能歸咎於公司高階主管，特別是執行長勒馬斯內。碰上勞動檢查局來稽查，人資部會馬上推得一乾二淨，把違法行為的責任都推給被稽查的機構主任。」

勞動檢查局去歐葆庭旗下的機構稽查過好幾百次，一名重要的消息來源給了我這些稽查報告。請務必相信，她為此冒了很大的風險，這些檔案提供了源源不絕的資訊。我特別注意到，該集團在給勞動檢查局的回覆裡，經常指責旗下機構和診所主任缺乏組織能力、擬定勞動契約出錯或怠忽職守。情況若是變得太棘手，就叫機構主任滾蛋，人資部則向檢查員回報，說那個機構已經改頭換面，由新的管理階層接手，從此改邪歸正！

一旦情況不妙，檢查員逼得太緊，歐葆庭旗下機構的主任就成了犧牲品，這一招幾乎百試不爽，主任們在搶救集團大作戰中被迫以身殉職。

拉瑪什列出來的罪狀洋洋灑灑，令人嘆為觀止：包括不採計員工過去的年資、不支付加班費、大量僱用短期約聘人員、無故解僱等。但歐葆庭還有一個強項，令這位年輕的工讀生目瞪口呆，那就是它跟工會打交道的方式。她告訴我一位女士轉眼間被開除的經過。事情發生在二〇一八年十月，拉瑪什到職兩星期之後。在塞納馬恩省（Seine-et-Marne）的布里地區圖爾南（Tournan-en-Brie），一家失能長者住宿機構「克拉罕公寓」（Résidence Klarène）的主任告知人資部，她約談了一位名叫克拉麗斯（Clarisse）*的護佐，針對幾天前發生的一起事件予以警告處分。克拉麗斯*到場說明，並在符合法律規範的前提下找了一名總工會的代表陪她出席，保護自己的權益。但人資部堅持開除克拉麗斯*，先前對她的指控反倒不是重點，現在最大的問題是，她竟敢在總工會的代表陪同下與會。機構主任提出異議，告訴人資部只要給予警告處分即可，但無濟於事：二〇一八年十一月二十二日，克拉麗斯*收到一封掛號信，通知她被解僱。

幾個月之後，拉瑪什跟直屬主管談到自己未來在公司的發展，對話時大膽地告訴主管，她對集團的某些做法感到不安，並提到這名女士的遭遇。她再次設法錄下討論內容，把錄音檔交給我。

「雖然我已經來三個星期，有一件事還是令我耿耿於懷，」拉瑪什若無其事地對主管說：「瓦萊莉（Valérie）*開除了一位女士，只因為總工會的代表陪她來。你知道嗎，我心裡覺得：『這實在說不過去……』她主動叫那位主任開除她，但我不知道自己做不做得到。」

她的上司帶著教訓人的口吻答道：

「你錯了，你應該告訴自己：無風不起浪！基本上，這個人被約談不是沒有原因的，一定有問題。不過，你向我坦承這件事情是對的，這很重要。我們不會三天兩頭這麼做，但如果我們發現公司裡有難搞的工會代表，就會先發制人。你還記得凱琳・西瓦迪埃（Kéline Sivadier）吧？」

——「記得，就是那個找你麻煩的藥師助理。」

——「沒錯！我們早該叫她滾了。哼，你知道嗎，這個人很明顯對公司有威脅，因為她會號召罷工之類的活動，總工會專門幹這種事。呃，對了，明天我們要約談一個人，提前通知他即將被開除。如果這個人找西瓦迪埃陪他出席，他絕對會被炒魷魚，不管他的辯解有沒有道理，我們都不會考慮讓他留下來。重點是，這個人以後可能會很麻煩，他明明可以找公司內部的彩虹工會（Le Syndicat Arc-en-ciel）的代表陪他來，卻去找總工會。」

拉瑪什對她主管說的話非常反感，但他繼續喋喋不休。

「這沒什麼大不了，卡蜜兒，」他漫不經心地繼續說：「我們當然要考慮有什麼風險。如果我們缺乏警覺性，後果就難說了……我知道你聽了可能感到震驚，但我還是要告訴你我常說的一句話，我忘了之前有沒有跟你說過：『我是他者（Je est un autre）。』你可以有你的想法，但要以公司利益為重。」

——「我懂了……我沒說我不願意這麼做啊，但你知道，我就是覺得良心不安。」這位年輕女士答道，她小心翼翼地字斟句酌，努力壓抑心裡的怒氣。

——「所以，你要花點時間好好消化、思考，讓自己成長，」她的上司答道：「我自己也會好好想想。我看好你可以勝任這份工作，但你確實不能因為這件事情受挫或讓它妨礙你，不然這會是個問題。如果以後我們要一起工作，這也不該是個問題。我必須告訴你……我不想把你變成冷血動物。但我還是要建議你：『睜一隻眼閉一隻眼！』我之前也對瓦萊莉*說過同樣的話。」

他說得再清楚不過了。「變成冷血動物」……就算用在否定句裡，聽起來也令人心驚。歐葆庭緊盯每個可能圖謀不軌的員工，他們瞬間成了必須殲滅的敵人。除此之外，這個集團還意識到，要掌握員工，防止他們提出太多無理的要求或罷工，必須掌握工會。他們不只跟某些法國大公司一樣，有時候會跟工人力量工會（Force Ouvrière）或法國工人民主聯盟（Confédération française démocratique du travail）的代表祕密協商；因為這麼做還是有風險。不，深謀遠慮的歐葆庭決定自行籌組工會，才能穩操勝算。

第二十七章

集團內部的彩虹工會

「小時候，爺爺常常告訴我，他在大戰結束後參與作票的事，真想親眼見識一下！不過話說回來，現在我也在做同樣的事！」

拉瑪什再次轉述她上司的話，後者是歐葆庭負責勞工政策的主管。他談的是彩虹工會和最近的員工代表選舉，對公司來說，這是一件舉足輕重的大事。您一定從來沒聽過彩虹工會，這很正常，我們稱之為內部工會。它不屬於法國工人民主聯盟、法國總工會或工人力量工會等工會團體，沒有全國性章程或中央機構，在其他地方也不存在。彩虹工會在二〇〇〇年代初期誕生於歐葆庭內部，因為人資部經理再也受不了「左派分子」的抗爭，以及醫護人員因為工作條件太差憤而罷工。這名經理在金屬加工業工作多年，決定重施故技，把以前金屬加工業或汽車製造業少數無良公司用的伎倆搬到歐葆庭。那一行工作環境惡劣，勞資糾紛頻傳，勞工汗流浹背地在生產線和高爐辛苦工作，是跟失能照護產業八竿子打不著的世界。人資部經理利用幾個工會的內部分歧，跟工人力量工會和法國工人民主聯盟的前工會代表接觸，據說他們暗中達成協議：如果這些代表同意成立一個不跟集團高層唱反調的非政治性工會，集團保證優先跟他們溝通，還會給他們一大筆錢。這群前「左派分子」答應了，在人資部經理的監督之下成立彩虹工會，由一位受過護佐培訓的年輕工會會員接掌主席至今。

拉瑪什剛進歐葆庭不久，驚訝地發現彩虹工會的主席在人資部走廊上大搖大擺地閒晃，還用熟稔的口吻跟她的直屬主管，也就是負責公司勞工政策的核心人物通電話。接著，她開始質疑該工會的獨立性。她詳細說明歐葆庭總公司集體勞動關係處的同事是怎麼監督工會：「我看到這些同事幫工會代表安排行程、買火車票、寫傳單，派他們去其他機構，給他們建議，在消息公布之前向他們通風報信，讓彩虹工會假裝爭取到一些福利，但其實一切早就安排好了……諸如此類的事。」理論上，這完全違反規定。「他們竟然拿公司的錢扶植特定工會！」

彩虹工會的代表是否還能對集團高層發揮制衡作用，傳達員工訴求？還是恰恰相反，成了集團人資部滲透員工的工具？雖然工會通常應該財務獨立，歐葆庭卻大力支持他們在法國各地成立分部，還暗中支付他們的差旅費，拉瑪什的上司在某次交談中，向這位老愛打破砂鍋問到底的員工證實了這一點。

拉瑪什在錄音開始時問道：「既然你這麼說，所以我們不必查工會的帳也知道，他們不用自付差旅費？」

——「幾乎不用，」他謹慎地回答。

——「幾乎不用，意思是大部分差旅費是公司買單？」

——「嗯，是啊，總之應該就是這樣吧，不過……」

——「所以到底是怎樣？」她追問：「是機構主任幫他們付火車票錢嗎？」

——「對。」

拉瑪什的上司知道這個話題很敏感，想就此打住，但她鍥而不捨地打聽更多細節。

——「意思是？」

——「意思是有那麼多會議和活動，多兩張票或少兩張票有差嗎……懂了吧？」她的上司說：「透過旅行社就可以搞定。出差的人這麼多，有人參加培訓，有人去這裡那裡開會……」

——「所以根本不會引起注意。」這位工讀生最後這麼說。

——「沒錯，就是這樣！」主管做了總結。

歐葆庭出資，讓人資部安排彩虹工會的代表去拜訪集團旗下的機構。他們不是去回應員工的訴求，而是擺出進行勞資對話的姿態，讓員工覺得工會傾聽他們的心聲，可以幫他們解決問題。同時，總工會卻完全遭到排擠，集團高階主管拒絕接見它的會員，也拒絕回應他們的抗爭。

舉個很具體的例子。拉瑪什告訴我，一家失能長者住宿機構的醫護人員抱怨等了超過一個半月，還是沒收到公司的刷毛外套，當時正值隆冬，他們冷到不行。集團等時機到了才訂購外套，並派出一名彩虹工會的代表前往該機構。他先去找機構主任，出了她辦公室再告訴員工問題已經解決。他們在一個星期之後收到外套。拉瑪什說，歐葆庭面對加薪的要求也是用這一招：先派一名彩虹工會的代表到機構去聆聽員工的訴求，再做出積極回應。對集團來說，這麼做一舉三得：進一步把傳統工會邊緣化，讓他們看起來很沒用，同時扶植一個永遠不會槓上高階主管的工會，最後也最重要的一點，是藉此打造一個願意進行勞資對話、傾聽員工心聲的集團形象。但實際上，歐葆庭只不過做了最起碼的事情。

「員工薪水幾乎每年都沒漲，」拉瑪什說：「至於分紅制度更荒唐，今年全職員工的分紅是七百五十歐元。看看這家公司的營業額，這麼一點錢簡直笑死人。彩虹工會讓員工以為公司對他們很好，很照顧他們，所以公司只要給他們最起碼的就行了，這就是歐葆庭安撫員工的方式。」她說。

除了財務方面的問題之外，更嚴重的是，員工跟上司打交道的時候，可能會發現自己完全孤立無援，不能確保自己的權益受到保障。我們看到克拉麗斯*的例子，她被約談時找了一名總工會的代表陪同出席，卻因此丟掉飯碗。我們要知道，就算找彩虹工會的代表也很冒險，但原因完全相反，波爾多的失能長者住宿機構「橡樹林」的前主任孟吉瓦為此付出代價。她告訴我，她堅持找一名彩虹工會的代表陪她出席解僱前的約談，以免單獨面對歐葆庭的兩位主管：她的大區經理和以脾氣暴躁聞名的失能長者住宿機構部經理。事實上，二〇一四年的這場約談進行得很不順利。她被指控犯下一連串過失，但她認為這不是她的錯。她理直氣壯地為自己辯護，指責集團陷害她。失能長者住宿機構部經理差點動手揍她，威脅她以後別想在這一行混飯吃，然後拂袖而去。接著，她失去使用電腦的權限，還有人試圖沒收她的私人物品，包括她的筆記本。孟吉瓦受到這麼多粗暴的對待，要求陪同出席的工會代表寫一份書面證詞，或至少一份會議紀錄，未來她申請勞資調解時可能派得上用場，但這名工會代表拒絕了，沒有解釋原因。我問孟吉瓦這名代表是誰，她說是彩虹工會的主席。她是來維護員工權益的嗎？還是恰恰相反，是來向人資部彙報情況？三個對一個，孟吉瓦毫無勝算。

總工會的代表在歐葆庭隨時可能丟掉飯碗，彩虹工會的代表卻占有很多優勢。「比如說，我們會協助他們參加培訓或轉職，」拉瑪什說：「如果他們對某個職位有興趣，我們會確保他們得到這份工作。不僅如此，我們甚至開除了一位業績很好的大區經理，因為她不遵守公司的勞工政策，想僱誰就僱誰，而不是僱用我們想要的人。」

一些彩虹工會的代表甚至獲得大筆獎金或加薪，其中包括該工會的「老大」。二〇一四年，她拿到一筆二千五百歐元的津貼，月薪也增加三百歐元，對這名護佐出身的工會主席來說，這是一筆不小的數目。但要提供這樣的福利，必須擬定合約，以免引起勞動檢查局的懷疑。

據說，歐葆庭的人資部經理寫了一份和解協議書，為集團方面的疏失給予該名護佐賠償。我拿到的這份文件指出，彩虹工會的主席在二〇一二年請調到另一家機構，但沒有得到大區經理批准，她認為，請調遭拒是因為她的員工代表身分，所以集團應該賠償她的損失。以下內容摘自這份文件：「某女士指出，她在勞資溝通期間舉證歷歷，質疑公司就算沒有歧視彩虹工會，至少也偏袒了傳統工會（如工人力量工會、總工會和法國工人民主聯盟）。」歐葆庭的人資部經理這招相當高明，他在文件裡暗示公司偏袒傳統工會，以便付錢給內部工會的主席，這是個黑白顛倒的世界。唯一的問題是，這名護佐在洛特河畔新城的失能長者住宿機構工作了快三十年，而當我去找該機構的前主任，她很肯定地告訴我，她不記得這名護佐曾經要求請調。

歐葆庭似乎不計一切代價維護自己的利益，它很清楚彩虹工會將近二十年來的貢獻。多虧了這個內部工會，集團才能盡量壓低薪資總額，滿足重要股東的要求，同時避免發生大規模罷工行動，後者對公司形象影響甚鉅。因此，每逢四年一次的員工代表選舉，歐葆庭都會全力助選，讓彩虹工會的代表大獲全勝。

這個集團對民主價值與選舉的基本原則有一套異乎尋常的看法。拉瑪什意識到這一點，因為她進公司的時候正好碰上選舉。新的員工代表機構「社會經濟委員會」（Le comité social et économique）的選舉在二〇一九年六月舉行，人資部為此每天強力動員。儘管集團的人資部經理是這段關鍵時期的行動總指揮，實際負責執行的卻是勞動關係處副理，也就是拉瑪什的直屬主管。有一天早上，大膽的拉瑪什問他投票怎麼進行。

「不要把這裡發生的事情當成理所當然，」副理說：「這是歐葆庭的核心價值，別家公司不見得會這麼做。有些公司會舉行員工代表選舉……我是說真正的選舉。他們召集員工開會，制訂選前協議和時間表，而且通常會進行通訊投票！」

——「所以，只有歐葆庭想要……主導嗎？」

——「這是我們的特色。不過，事實上，所有的公司都應該這麼做，這樣對他們才有利。而不是只會想：『碰碰運氣，看看結果如何？』這麼做當然要有點勇氣，也很冒險。萬一哪天全國自主工會聯盟（Union nationale des syndicats autonomes）或彩虹工會的領袖不高興，把事情統統都抖出來……這當然有風險，但我們也很謹慎。」

在歐葆庭裡，選舉的概念本身似乎就有問題。理論上，一場自由民主的選舉應該要接受未知與風險，有些高階主管卻為了降低風險、穩操勝算而不擇手段。拉瑪什告訴我，在選舉期間那幾個月，她聽到同事打給好幾十家失能長者住宿機構的主任，要求延長某些短期約聘人員的合約，因為他們認為這些人會投下「正確」的一票。

此外，歐葆庭也要機構主任熱情接待彩虹工會的候選人，比如說，給他們一個地方向員工拉票，這是總工會或法國工人民主聯盟的候選人沒有的好康。人資部還在選舉前夕釋出利多，讓他們勝之不武。選舉前幾星期，正值集團成立三十週年，彩虹工會在所有的機構張貼海報，呼籲公司發給全體員工一筆週年慶禮金。拉瑪什說，海報不是工會寫的，而是她主管寫的。過了幾天，管理階層神奇地答應了，宣布發給所有年資一年以上的員工一百到二百五十歐元的禮金。員工們再次注意到，彩虹工會能夠迅速爭取到具體的成果。

人資部認為，為內部工會提供財務和策略上的支持固然重要，但不足以確保這個工會大獲全勝。因此，人資部便採取行動干預投票。儘管這種行為說不上是拉瑪什的主管談到他祖父時說的「作票」，但也差不了多少。拉瑪什告訴我，上次選舉至少出了兩個嚴重的問題，第一個跟通訊投票有關。一些投票日沒上班的員工可以透過通訊投票，根據法律規定，該集團必須以掛號信寄出投票資料。不過，其中有好幾百封信沒寄到，可能是員工在這段期間更換地址，也可能是郵寄時寫錯地址。於是拉瑪什的同事一一打給他們工作機構的主任，詢問正確的地址。不過，他們很快地轉移話題。據說，人資部人員詢問主任，這些員工是否會投下「正確」的一票，如果他們支持的是總工會，就不一定會收到投票資料。我手上有一份錄音檔，可以聽到拉瑪什的上司告訴她，大約有一成寫錯地址的信件沒有重寄。

第二個問題出在歐葆庭總公司，位於皮托的尚饒勒街（rue Jean-Jaurès）十二號，集團那棟宏偉辦公大樓的五樓。當時離投票只剩下幾天，工會代表聚集在這裡，把他們的政見傳單裝進信封，準備寄給第三選舉人團（troisième collège），也就是在公司很有影響力的幹部代表。接著，他們把所有信封放進箱子，人資部只要寫上地址寄出就行了，他們卻沒有這麼做。「我們站在這些大箱子前面，」拉瑪什說：「然後人資部的一名主管突然現身，指示現場包括五名副理在內的人把法國工人民主聯盟的傳單拿掉。她說：『這麼做，是要表明我們的立場！』也就是讓某些主任和總公司員工明白應該投給誰。等他們處理完之後，兩名同事拿著一整疊傳單到我辦公室，對我和另一個同事說：『你們能不能把這些傳單帶回家丟掉？我們不想把所有傳單都丟進人資部的垃圾桶。』」我聯絡了歐葆庭，後者一如既往，拒絕回應這些指控，即使提出指控的是一位可靠而非匿名的證人，還有文件或錄音為證。

讓乖乖投下「正確」一票的員工延長勞動契約，為彩虹工會的代表提供財務和策略上的支持，不讓某些選民進行通訊投票，還把討厭的工會的政見傳單丟掉，歐葆庭有些人似乎在打選戰方面技高一籌，這些策略也確實奏效。員工代表選舉在二〇一九年六月二十五日舉行，結果毫無懸念：彩虹工會囊括將近六〇%的選票（四千一百一十八票），遙遙領先排名第二的總工會，得票率只有一五%，其次是全國自主工會聯盟（一二%）

和法國工人民主聯盟（九．五％）。集團欣喜若狂！又有四年可以高枕無憂，不怕有人扯後腿了。

第二十八章

「卡蜜兒，千萬別慌！」

這兩個月以來，我每星期都跟拉瑪什聯絡。沒想到，二〇一九年八月的某個早上，她驚慌失措地傳來一則語音訊息。我聽不太懂，但她提到內鬼、資訊部和我的調查。會不會被歐葆庭發現了？我開始感到不安。

我最害怕的是，集團在她完成實習之前發現我們有聯繫。想到她被困在總公司，不得不單獨面對歐葆庭這麼難纏的集團，以及某些高階主管之類的狠角色，我就坐立不安。她才二十九歲，這是她的第一份工作，我不知道他們會怎麼對付她……解僱她？很合理。威脅提告或跟她未來的雇主告狀？有可能。強迫她簽署文件，阻止她作證？這是老套了。我知道，他們不管怎樣都會試圖恐嚇她。儘管她很堅強，但我一點也不希望她受到傷害。我找了她一整天，沒有聯絡上。直到下午才收到一則簡訊，表示她現在不方便跟我說話，歐葆庭總公司裡風聲鶴唳，她很怕被逮到。我試著保持冷靜，但還是忍不住替她擔心。

我把調查擱在一邊。當然，如果歐葆庭發現我們之間的通聯紀錄，一定會利用這些內容威脅我的出版商，試圖阻撓調查，必要時還會提告。但我先不去想這些：當務之急是讓拉瑪什安然無恙地脫身。過了幾個小時，還是沒有她的消息，直到傍晚才看到她的來電顯示。我有點忐忑地接了電話，她剛剛離開歐葆庭。她說，今天壓力特別大，儘管她擠出微笑，但聲音顫抖，畢竟她剛剛經歷了人生中最大的驚嚇：歐葆庭的法國區人資總監突然殺到他們辦公室，氣急敗壞地說有一名記者在追蹤他們，她奉命嚴加戒備：「她非常火大，」拉瑪什上氣不接下氣地說道：「一來就告訴我們：『記者的事情鬧得太大了。現在為了自保，我們不得不除掉那些被點名的員工。我們要大力整頓，洗刷汙名，確保消息傳出去前萬無一失，還要叫那些人走路，簽下書面協議，用錢堵住他們的嘴。』」

歐葆庭高層慌了嗎？他們剛剛解僱一名「塞納河畔」的護理主任，誤以為她是我的消息來源。由於她跟彩虹工會走得很近，工會主席大力勸阻，卻無濟於事。勞動關係處副理告訴她，再爭下去也沒用，這次是上面叫她走路，不是人資部，他愛莫能助。「上面」

指的是集團人資部經理和執行長勒馬斯內，歐葆庭創辦人馬利安一定也聽說了我的調查，因為公布調查結果可能有損集團形象。對他來說，沒有什麼比這個更重要，因為歐葆庭是他一手創立的，而且，當時他手上還有市值好幾億歐元的歐葆庭股份，一點也不想看到自己的財產人間蒸發。營運長布爾登克對一切瞭若指掌，也是最早得知我的調查範圍的人之一。集團向員工示警後的兩個月，我聽說他在為歐葆庭盡忠職守地服務了二十三年後辭職，儘管我不確定這是不是跟我的調查有關，因為我經常提到他的名字。

現在我可以確定，歐葆庭高層密切關注我的調查，千方百計加以阻撓。他們不只準備為自己辯護，似乎也在思考如何反擊。他們一定會開始蒐集員工的證詞，詆毀我的調查和我蒐集到的證詞，可能打算還重施故技，要求集團的現任或前任幹部簽署保密協議。

拉瑪什隨後告訴我，人資總監當著她的面打給資訊部，指示他們保持高度警戒，從現在起限制機構主任的權限，只讓他們接觸絕對必要的資訊。她還問他們，在調查結果公布期間，能不能知道誰做了什麼，用過哪個軟體，印過哪些文件：也就是說，能不能查到是誰洩密。人資總監接著承認，他們擔心公司出了內鬼。這位工讀生離她不到兩公尺，嚇得手足無措：「人資總監說，他們必須做好萬全準備，格外小心。從現在起，招聘人資部員工要非常謹慎，這件事很敏感，他們怕遭到滲透。聽到這些，我臉都綠了。

我對自己說：『卡蜜兒，千萬別慌！』」

對他們來說不幸，但對本調查來說幸運的是，目前歐葆庭落後一大截。拉瑪什偷偷錄下他們的對話已經好幾個月，交給我這些錄音檔也好幾個星期了。

我開始提高警覺。雖然不至於疑神疑鬼，但我開始懷疑該集團高層跟蹤我或監聽我的電話。因為就在這個時候，我的兩個主要消息來源語出驚人地揭露，歐葆庭使出什麼手段來摧毀它眼中的敵人。

還記得克萊兒*嗎？這位女士告訴我，她曾經在法蘭西島大區經理的要求下，竄改醫護人員的勞動契約，應付監督機關的稽查。她擔任大區經理的助理之前，恰好是歐葆庭人資部經理的私人助理。那是十五年前的事了，但慘痛的經驗令她難以忘懷：「他非常嚴厲，會給別人很大的壓力，」她信誓旦旦地表示：「我剛來的第一天，他就跟我說，他最大的樂趣是把助理弄哭，上一任助理就是被他逼走的。我想在這裡混下去的話，最好堅強一點。」克萊兒*這份工作做不到兩年，但她在這段期間目睹歐葆庭過去怎麼對付員工，她同意在一次長長的訪談中說給我聽，她知道我會記錄下來。

「歐葆庭的人資部經理當時是勞工事務經理，」她以悅耳的聲音娓娓道來：「他來自金屬加工業與職業聯盟（Union des industries et métiers de la métallurgie），這是個雇主團體。那一行工作環境很差，勞資衝突不斷，壓迫員工毫不留情！他從不掩飾他的出身，還搬出之前用過的伎倆。記得有一天，他坐在辦公桌前面，指著背後的櫃子對我說：『所有的黑名單都在那裡！』還得意地說：『反正除了您、我和我們的法務總監以外，不會有人去看。』裡面放的是員工檔案。他列出一份集團員工的黑名單，分別建檔，對某些難搞的員工施壓，防止他們對集團不利。我們握有他們的把柄。」

於是我試著想像，在一個以保障數以萬計孱弱長者的福祉為宗旨的集團裡，有個西裝革履、白領打扮的人資主任到處刺探員工的隱私，看起來多麼格格不入。歐葆庭創辦人馬利安醫師顯然知道他不是省油的燈，看上他這一點，把他當成心腹重用。令克萊兒*印象深刻的還有另一件事：「巴黎十三區的一家診所，記得是叫『蒙蘇里別墅』（La Villa Montsouris）吧，有一個總工會的代表有點麻煩。人資主任拿他沒輒，他不像工人力量工會的代表那麼好控制，於是他決定派私家偵探監視他。不管他去哪裡，不管是公務還是私人行程，這名偵探全程跟監。當時是二〇〇三年，我剛進公司不久。我記得他利用調查結果向這位工會代表施壓，後來還把他趕出公司。」這位人資主任的前助理宣稱：「他向集團報帳時，把這項調查說成跟他關係密切的工會進行的研究，以免留下歐葆庭僱用私家偵探的證據，或在我們的帳目上留下蛛絲馬跡。我記得，這名私家偵探是一家布列塔尼徵信社派來的，他的花費先由那個工會買單，我們再以研究某個人力資源檔案為藉口，付錢給他們。」

這一招至少用過兩次。「他別無選擇，只能告訴我，他需要我幫忙處理檔案。我記得他對我說：『這件事千萬不能說出去！這樣做實在很卑鄙。』二〇一四年，《快訊週刊》（*L'Express*）和《獨立媒體》相繼披露歐葆庭僱用密探滲透總工會。現在，這位女士告訴我，集團不僅在上班時間監視員工，更嚴重的是，連員工的私生活也不放過。她認為這麼做的目的不只是瞭解職場氛圍，而是蒐集對某些員工不利的證據，以便操縱他們或把他們趕出公司。

歐葆庭集團監控員工的手段還不只這些……

第二十九章

「清道夫」

一位失能長者住宿機構的前主任提供了最後的證詞，很少看到這麼震撼的內容。

我在前面提過，我跟亞奎丹大區三位主任見面的情形。波爾多失能長者住宿機構「橡樹林」的主任孟吉瓦和她的同事突然被掃地出門，其中一位告訴我，「清道夫」去清空電腦資料，撕碎一些文件，還要其他員工作證對她不利。另一位則說，一名護佐深夜時分在機構裡撞見「清道夫」。

雖然當時我沒有理由懷疑他們說的話，還是很難相信這麼一個大集團會使出這種手段。但是過了幾個月，我蒐集到跟他們說法相符的證詞，消除了我的疑慮，於是我開始尋找其中一位「清道夫」。我並沒有抱太大的希望，很難想像一個幾年前還在幹這種事的人，現在痛改前非，願意冒著把前雇主拖下水的風險，向記者揭發一切。不過，誰知道呢……畢竟，世界上不乏改過自新的例子。

我找了好幾個月，一無所獲。後來我接到一位歐葆庭前主任的電話，她之前掌管布列塔尼大區的失能長者住宿機構，經常協助我進行調查。她說，她有一位前同事想見我。他在該集團工作過好幾年，知道很多內幕，打算全盤托出，他就是羅耶。這位年輕的父親向我揭露柯利安怎麼模仿歐葆庭，透過採購醫療用品收取年終回扣。我在前面提過，他為柯利安工作之前，在歐葆庭待了將近六年，讓他留下揮之不去的陰影。他住在南特附近的埃爾德爾河畔拉沙佩勒的一棟小屋裡，我去拜訪過他兩次。

羅耶帶我參觀他家，介紹養在巨大海水缸裡的魚，興致勃勃地談起他的新工作：婚紗攝影。聽他說話的時候，很難想像這麼一個熱情純樸的人，曾經是他自己口中的「清道夫」。不過，他直言無諱的證詞、他的懺悔和長期以來對自己的分析，讓我明白他如何在人生某個階段成了一個冷酷卑鄙的人。

二〇〇五年五月，羅耶加入歐葆庭，擔任神經心理師。在勒芒（Le Mans）的失能長者住宿機構「菜農」（Les Maraîchers）兼職兩年多之後，有一天西部大區經理在機構的停車場請他抽了根菸，邀他共進午餐。飯後，經理拿出一串鑰匙，語出驚人地說：「『你看到了嗎？這是某家機構的鑰匙。我想讓你去管阿朗松（Alençon）的一家機構。』」當時羅耶才三十一歲，不具備擔任失能長者住宿機構主任的資格，沒受過相關職位的培訓，對他要承擔的職責一點概念都沒有，他很猶豫。過了幾天，經理又來游說他。最後，羅耶答應了，認為這是個千載難逢的機會。就這樣，他不費吹灰之力成為一家失能長者住宿機構的主任，在大區經理嚴格監督之下工作。您知道這名經理是誰嗎？他就是前西部大區經理，歐葆庭的強人，不惜使出卑鄙手段來達成目的。布雷斯特「白百合」的前主任吉雷利把他比作美式足球員，不論身材或脾氣都很像。他喜歡出謀劃策，爭強好鬥，跟歐葆庭其他高階主管一樣，尤其是布爾登克。羅耶師法大區經理，在他的督導之下學習當主管。剛開始的幾個星期，這位菜鳥主任手忙腳亂，不論碰上洗衣機故障、家屬投訴、員工班表或廚房工作氣氛出了問題，都要學會處理。他每天都向大區經理進行工作報告，聽取他的建議，回應他的指示，對衝高住房率和營業淨利、拉攏地方有力人士、調整薪資總額、請求上司批准這些事情很快就上手了。他在巴黎見到布爾登克，後者建議他列出待辦事項清單，才不會被堆積如山的行政工作壓垮。他很快就明白自己扮演的角色：「老一輩的主任全權管理他們的機構，」他說：「他們手上有錢，不需要上司批准就可以採購，他們也有人事決定權，可以僱用和開除員工。至於我，事實上只是新一代的超級祕書。我們這些新手主任成了一群仰人鼻息的孩子，大人沒說可以，連廁所都不能去。權力已經轉移到總公司手上，差別就在這裡！」

這些沒有實權的新手主任，為了討好上司什麼都肯做，有別於他們的前輩，只能聽命行事。羅耶全心全力為歐葆庭打拚，三個月之後他成功站穩腳跟，掌管的機構逐漸步上軌道。大區經理對他培養的新人很滿意，提議讓他接管第二家失能長者住宿機構，該集團剛剛收購了這家機構，位於盧昂（Rouen）附近的聖皮耶–迪博蓋拉爾（Saint-Pierre-du-Bosguérard）。羅耶答應了，美其名是擔任所謂的「後勤主任」，負責在短期內同時管理好幾家機構。一般來說，這些機構營運狀況不佳，有的主任遭到開除，有的住民出事，有的陷入財務危機，剛剛被其他集團賣給歐葆庭。原則上，「後勤主任」的職責是整頓這些機構，但羅耶上任第一天就發現，實際情況天差地遠。「經理打給我說：『我需要你幫忙。我們剛剛收購了一家公司，那些傢伙笨頭笨腦的，我們要好好教訓他們！』」羅耶告訴我，這就是他說話的方式。「接著他說：『你跟我一起去，明天早上我來接你。穿正式一點，然後一句話都別說！』他告訴我，這是在虛張聲勢。我也很清楚，我們要給他們來個震撼教育。」我慢慢開始明白這一點。「我記得我們一共有四個人，包括大區經理、我和另外兩個男的，其中有個叫米歇爾（Michel）*的是這方面的老手。大家都知道他的輝煌戰績，不到三個月就開除了同一家機構的十七名員工。我們坐著經理那輛有深色車窗的黑色豪華轎車抵達，看起來就像《MIB星際戰警》（*Men in Black*）裡的探員。沒錯！我們就是去給他們下馬威。深色車窗、黑色西裝、黑框眼鏡……完全跟電影裡一模一樣！大區經理先去找醫療主管，因為主任前幾天已經被他炒魷魚了。接著去祕書處，確保他們不會把消息洩露出去。然後，他穿過走廊去廚房，因為那裡出了點問題。最後，他召集全體員工開會，卻沒有透露任何訊息。他只想讓他們知道：『我們剛剛買下你們機構，現在我們是老大！』我們來這裡撒尿宣示地盤。就是這樣！」

羅耶不介意這樣描述自己的所作所為。「我接下來要說的不是什麼值得自豪的事，卻讓我覺得好笑，因為我當年就是這副德性。我們必須盡力做好我們該做的事。我們覺得自己大權在握，去那裡大開殺戒！卻沒有人敢說什麼，反正我們是天王老子，他們不得不卑躬屈膝。這有點病態，沒有反對勢力，沒有法律約束，什麼都沒有。我們目無法紀，覺得自己無所不能。當時我還年輕，第一次嘗到權力的滋味，真是太美妙了！」

我們聊了很久，羅耶的妻子芬妮（Fanny）走過來，坐在沙發邊緣，離我們只有幾公分，她知道他在揭露自己的黑歷史。「大區經理漸漸讓我放手去做，」羅耶接著說：「他帶領我完成第一次任務，讓我記住誰是好人，誰是壞人。壞人就是總工會的會員或那些膽敢嗆聲的人。兩星期之後，他讓我單獨出任務，說我已經成熟，已經準備好了。他是我這輩子見過最會操縱和算計別人的人，打算一步步改變我。」他交代的新任務是什麼？「除掉那家機構的護理師！」羅耶說：「而且要下重手。大區經理對我說：『你到那家機構去，把她支使得團團轉。然後，到了傍晚，等她累垮的時候叫她滾！』白天讓她賣力工作，晚上再宣布開除她，擺明是要整垮她。這麼做是先讓她屈服，再把她踢出去，好讓她崩潰，之後她就再也不敢提告了。我們讓她無力反擊！」

當天晚上，這位「清道夫」回家以後心情低落。「沒錯，我心情不太好。我對自己剛剛做的事情感到不安，這根本是違法的。沒有預先通知，沒有提出警告就開除一個人。他們派我去幹卑鄙的勾當，我覺得自己有點像殺手：我有個目標，但我對他一無所知，幹掉他之後就走人。」

羅耶很困擾，但儘管他覺得懊悔，還是在接下來的幾個月和幾年裡，繼續執行類似的任務。過了三個月，大區經理再次提拔他，讓他掌管第三家機構，位於勒芒。這一次他是來收拾爛攤子的。當他抵達勒芒，他發現自己面對來自大區衛生局、職業醫療中心（La médecine du travail）[1]和勞動檢查局的七名檢查員。這家機構發生幾起嚴重的事件之後，監督單位不得不大動作出手。此外，他還要面對憤怒的家屬和痛苦的員工，包括一名揚言自殺的廚師。羅耶再次被派來收拾殘局，湮滅不利證據，重新讓員工俯首聽命。

他不記得自己到底在那三家機構解僱了多少人，但他說至少有幾十個，高峰期甚至每個月開除一個。雖然他認為有些是合理的，但大多是不當解僱。「經理會為了雞毛蒜皮的小事叫我辭退員工，」他有點激動地說：「真的只是看對方不順眼而已，實在很誇張。比如有人在走廊上看到他的時候說：『喔，您就是大區經理嗎?!您知道嗎，我們這裡尿片不夠用。』他回答：『別擔心，我們會找一些給您。』接著他向前走了幾步，轉過身來，依然面帶微笑地對我說：『叫她滾！』所以我開除了她。我記得是在阿朗松那家機構。」

他還記得其他類似的例子：「在薩布隆（Sablons）的失能長者住宿機構，有一位護佐在停車場休息，靠在大區經理的車上，把他給氣炸了，叫我開除她！他還叫我開除一位廚子，因為他覺得那天東西很難吃，害他食不下嚥，就是有這種蠢到不行的理由。只要他覺得某些人看起來礙眼，或他們舉止不夠得體，就叫他們滾蛋。」

1 譯注：「職業醫療」（La médecine du travail）是法國特有的制度，企業必須提供員工「職業健康與預防服務」（service de prévention et de santé au travail），透過與勞動醫師（médecin du travail）合作，共同為職業安全衛生、職業病預防、勞工的身心健康把關。

粗暴而任意地解僱員工令我震驚，但更令我震驚的是這名年輕主任的轉變。歐葆庭只花了短短幾個月，就把一位訓練有素的心理師改造成冷血殺手。我問他，如今他怎麼看待當年的自己。「事實上我已經麻木了，」羅耶回答：「換句話說，當時我幾乎可以殺人不眨眼。我根本只是個沒有靈魂的空殼。」

他毫不手軟地解僱工會會員和員工。「沒錯，我覺得他們屁都不是。我學我的經理怎麼思考、怎麼生活，變得跟他一樣瘋狂。他是凱撒（Jules César）迷，滿腦子都是古羅馬，很愛聊打勝仗、保衛領土和調兵遣將這一類的話題。我記得，他常常在大區會議上對那些違抗命令的主任重複同樣的話。他會問他們：『你們知道「摧毀」（décimer）這個字怎麼來的嗎？是古羅馬人發明的。意思是把十個人一字排開，然後砍掉第十個的頭。所以，你們只要去這家機構開除一個人，殺雞儆猴，其他人就會乖乖回去工作。』坦白說，在這樣的耳濡目染之下，我們一看到工會會員，馬上就火冒三丈！只想叫他們滾回家吃自己，我自己就是例子。」

將近四年來，羅耶使命必達。他恐嚇別人，收拾殘局，開除員工，沒有絲毫怨言。直到二〇一〇年，事情有了轉折。羅耶知道妻子在醫院分娩，卻不得不立刻趕去一家機構解決問題。他完成任務之後，內心卻開始動搖：「這是不對的，」羅耶繃緊下巴，痛苦地說：「我全心全力為公司打拚，但這樣太超過了，應該以家庭為重。」

接下來的幾個月，羅耶逐漸恢復理智，對歐葆庭的作風愈來愈不滿。最後他在二〇一一年四月辭職，但還要再過幾年才完全走出陰霾。他的妻子低聲對他說：「你花了很長的時間重新找回自己的人性。」羅耶點頭表示贊同：「維克多，我告訴你，後來我加入的美迪卡集團起初很猶豫要不要聘我，因為我替歐葆庭工作過。他們說：『我們再也不聘歐葆庭的員工了，你們根本毫無人性。』」

羅耶提及歐葆庭對他施加的暴力時，多次談到「洗腦」和創傷後的心理衝擊。歐葆庭把他改造成劊子手之後，他淪為該集團的眾多受害者之一。我剛剛跟他道別，坐上回巴黎的火車時不禁自忖，有多少「清道夫」是這樣訓練出來的？他們執行過多少次任務？解決掉多少目標？三十年來累積的數字一定相當驚人。我急著想知道，總公司的重要幹部對此是否知情，高階主管是否認可，還是說，那位培訓羅耶的大區經理是一匹孤狼，一名狂熱分子，自行發展出一套手段來整頓他負責的機構。幸運的是，碰巧我的消息來源中有一位歐葆庭的前高階主管，也就是該集團子公司可寧的前醫療總監，大名鼎鼎的梅泰。我一到家就打給他，當時已經晚上十點多了，但我非得弄個水落石出不可。

「歐葆庭確實有所謂的『清道夫』，」他說：「在失能長者住宿機構和診所裡都有，我們都認識他們。他們奉命到機構去摧毀一切。」

我簡直不敢相信，連集團的前醫療總監都知道這件事。「如果一家機構連續三個月業績不好，布爾登克就會下令開除主任，」我的消息來源說：「萬一發生罷工也會激怒他。執委會一開完會，他就叫我們派『清道夫』把這家機構的主任掃地出門。」他說，必須「殺人滅口，湮滅證據。換句話說，就是把主任攆走並清空辦公室，讓這可憐的傢伙沒有任何證據可以替自己辯護或詆毀歐葆庭。這些『清道夫』清空電腦，拿走硬碟，帶走所有的東西。沒錯，他們只花五秒鐘就把電腦資料清空，而且大多數的解僱前約談都在停車場進行。那可憐的傢伙一大早開著他的小車來上班的時候，『清道夫』已經在停車場等他了，他甚至連辦公室都進不去。他們一大早就到他辦公室去，把他的家庭照、鋼筆等私人物品統統打包好，在停車場丟給他，對他說：『好了，你的東西都在這！』接著，他們刪掉他所有的電子郵件。我之所以能告訴你這麼多細節，是因為有一次我親眼看到他們執行任務。當時可寧的董事長要我陪他去，整個過程非常粗暴。」

梅泰惱怒地告訴我，接下來還要召開所謂的「狩獵會議」。「布爾登克和他的黨羽在巴黎一家雅致的餐廳招待剛剛提到的這些『清道夫』，聽他們報告自己幹下的勾當。」有一天，他也在場。「當時是二〇一〇或二〇一一年，我們聚在拉德芳斯（La Défense）的一家餐廳，離總公司不遠。在場的有布爾登克、勒馬斯內、人資部經理、兩名『清道夫』和我。其中一名『清道夫』說：『我一定要告訴你，我是怎麼操死另一個傢伙，那個某機構的蠢蛋。我如此這般一番，輕輕鬆鬆，兩秒鐘就解決他了。』有夠粗暴的……結果全場哄堂大笑，第一個笑出來的是布爾登克。他對他們說：『你們實在太讚了！幹得非常好。』真令人聽不下去。」

現在，我對歐葆庭集團前員工的證詞有了更多瞭解。這些來自各階層的員工告訴我，他們受到難以形容的粗暴對待，坦承自己長期陷入憂鬱，必須服用抗焦慮藥，甚至有人自殺未遂。總工會的代表向我反映幾起自殺事件。最近一起發生在二〇二〇年十一月，正值新冠肺炎疫情大爆發之際，一名護佐似乎因為壓力過大而自殺身亡。

三十幾年來，歐葆庭毀了數不清的人，卻一直逍遙法外……

第四部　逍遙法外

第三十章

稽查放水

經過這幾個月的調查，得知歐葆庭前員工揭露的種種亂象之後，有個問題令我百思不解：這麼一個大集團為什麼三十幾年來從來沒有受到制裁？

一些前員工告訴我，他們覺得歐葆庭的高層自以為凌駕法律之上。該集團人資部的法務人員拉瑪什說，她的直屬上司，也就是歐葆庭負責勞工政策的主管之一，在她求職面試時直言不諱，還鉅細彌遺向她透露公司內部的違法行徑，是因為他覺得沒有人敢動他。前「清道夫」羅耶也告訴我，不知道為什麼，培訓他的大區經理總是一副「無所不能」的樣子。歐葆庭子公司可寧的前醫療總監梅泰對這一點最有感觸。「您知道嗎，替歐葆庭工作實在太過癮了！」他說：「就像在高速公路上開到時速一百三十公里，一路上都沒人。然後您心想，衝到二百好了，反正不會被抓。真爽！嗯，在歐葆庭上班就是這種感覺。又好比說，您在想，某個鳥不生蛋的地方的某家診所會讓我賺大錢嗎？絕對可以！那就放手去做！我們買下這家診所，裁減員工，衝住房率，東省西省。結果賺爆了！我們發現自己可以為所欲為，沒有人會找麻煩。您無法想像，歐葆庭深信自己凌駕法律之上，而這種想法之所以根深柢固，是因為我們後臺很硬。」

我和梅泰討論了很久，他詳細解釋為什麼這個集團認為沒人敢動它一根寒毛。他在歐葆庭擔任要職，位居體制核心，處理集團子公司可寧的招聘和裁員事宜，實施一系列最佳化措施，督導監督機關和健保局的稽查事務。他參加過極機密的高層會議和私人晚宴。從二〇〇四年一月到二〇一一年十月，他全心全力為這家公司打拚，對公司所有的祕密都瞭若指掌。他猶豫了很久，決定把一切全盤托出，必要時出庭作證。多虧有他，我才能揭露歐葆庭的最後一個祕密，也許是最勁爆的。

可寧的前醫療總監表示，該集團之所以生意愈做愈大，主要是因為很少受到稽查。他告訴我，在他任職期間，監督機關會在診所開業後幾星期來稽查是否符合規定，一般來說都很順利，集團會確保新診所開業的前幾個月一切正常。然後，就再也沒有或幾乎沒有人來稽查了。梅泰告訴我，政府稽查人員可能好幾年不會出現。他在歐葆庭工作的八年期間，掌管五十幾家診所，最多只碰上十幾次稽查。他說：「大區衛生局必須接獲住民家屬投訴，才會重新安排稽查，否則不會來煩我們。」更令人震驚的是，就算接到投訴，也不會進行突擊稽查。監督機關（大區衛生局和省參政委員會）通常會提前一個半月或兩個月通知機構主任，讓歐葆庭有充裕的時間打點一切。這樣一來，很難指望能查到他們在搞什麼鬼……

梅泰認為，該集團逍遙法外的第二個原因是稽查不力。來自衛生暨社會事務管理局（「大區醫療局」和「大區衛生局」的前身）的檢查員只會被「打發走」，再也找不到更貼切的說法了。透過法蘭西島大區經理的前助理提供的證詞，我們已經知道歐葆庭集團在稽查前夕怎麼竄改員工班表和勞動契約，以符合監督機關的規定。梅泰以二〇〇六或二〇〇七年在希爾蒂蓋姆（Schiltigheim）進行的一次稽查為例，告訴我「誤導」檢查員根本易如反掌。

在這個阿爾薩斯（Alsace）小城裡，歐葆庭擁有一家由失能長者住宿機構、長期照護診所、後續治療與復健診所組成的大型機構。「阿爾薩斯跟其他地區很不一樣，」梅泰告訴我：「那裡的衛生暨社會事務管理局不肯對歐葆庭放水，不可能跟他們談條件，只好『糊弄』他們。這裡的問題跟其他機構一樣：人手不足，特別是護佐，病人也太多，超過三方協議核定的收住人數，而我必須確保這家機構通過稽查。」梅泰花了幾星期編造從來沒有在該機構工作過的護佐資料，企圖矇混過關。「我記得，我徹夜跟這家機構的主任一起核對班表和員工檔案是否一致。到了稽查那天，一切完美無暇。不管檢查員怎麼查，每一筆資料都相符。我們大玩兩面手法，他什麼也不會發現。」

稽查當天，梅泰老神在在地坐飛機去希爾蒂蓋姆督導稽查作業。他凌晨四點起床，六點左右登機，八點降落，帶著文件跳上計程車。到了九點，他跟主任最後再檢查一次，確保一切安排妥當。然後，在檢查員抵達的前幾分鐘，還有一件事要做。他到樓上的後續治療與復健診所（蘆葦診所〔Clinique du Ried〕），把一小群長者帶到一樓，再把他們帶到位於同一個建築群，同屬歐葆庭的阿爾（Aar）安養照護機構的接待大廳，讓他們在稽查期間待在那裡。於是他在神不知鬼不覺的情況下，花不到十五分鐘，就讓這家機構的收住人數符合標準。違法收住的房間早已清空，住民被轉送到歐葆庭的另一家機構（政府推動的「目標與資源多年期合約」給了該集團莫大的方便）。

「那時候，我已經準備好了。」梅泰笑著告訴我：「我繫好領帶，等大區醫療局那兩個小妞出現，露出燦爛的笑容迎接她們，端出咖啡，拿出她們要的文件，帶她們四處參觀。幸運的是，碰巧那天我們安排了一場精采的活動，物理治療師帶住民做彈力球運動之類的，雖然只是個噱頭，卻很管用。檢查員臨走的時候說：『不管怎麼說，私立機構還是很不錯嘛。』殊不知當時我們缺了三個護佐，還把一群老人藏起來。現在回想起來，真是不可思議！」

稽查結束後，梅泰按照慣例打給頂頭上司布爾登克，後者要他每個小時回報進度。醫療總監告訴他：「一切順利！他們什麼都沒發現。」然後掛斷電話。事情告一段落，歐葆庭可以放心繼續進行成本最佳化。現在只剩下以前的病患或員工發表在網路上的憤怒評論，警告大家這個機構狀況百出。截至目前（二〇二一年九月），蘆葦診所在Google上的評價超差，滿分五顆星只拿到一．七顆星（總計三十九則評論）。我們看到的評論如下：「給這家診所負十顆星，我連一顆星都不想給。幾乎不把病人當人看」（二〇二〇年九月）；「千萬不要去這家診所……除非你想早點繼承遺產……不當醫療，給所有的病人注射過量鎮靜劑，虐待他們」（二〇一九年十月）；「媽媽半夜在這家診所跌倒了，卻沒有人來幫她，只好自己打15求救」（二〇一八年）[1]；「這家診所工作條件惡劣，讓

1 譯注：15是法國緊急醫療救援服務（service d'aide médicale urgente）專線，相當於臺灣的119。

你忙翻天，壓力超大。派遣人員薪水很低，只有其他機構的一半」（二〇一八年）；「這種機構怎麼還在營業？真可恥。病人跌倒了，卻讓他整個晚上躺在地上」（二〇一七年）……住民的待遇和衛生暨社會事務管理局的檢查員對這家診所的印象似乎有天壤之別。

對失能長者住宿機構和診所進行稽查非常重要。不論是勞動檢查局、監督機關或健保局人員，碰上這些大型私人集團的手段與詭計都毫無招架之力，而這些集團也很清楚自己的「優勢」。梅泰指出，「如果你想賺大錢，走醫療這一行就對了，它的產值高達數十億歐元，而且詐欺手法多得很。」我跟柯利安的前副執行長討論過這個問題。學醫出身的他在法國失能照護產業很有影響力，衛生部長常常委託他寫報告，提出改革建議。當我提到稽查效果不彰，他表示：「稽查是很根本的問題。但重點來了！大區衛生局等監督機關有沒有足夠的能力和資源對柯利安或歐葆庭這樣的集團進行稽查？國家有沒有能力不時派員突擊稽查，這些稽查小組能不能讀出文件裡的弦外之音，深入調查這些集團的帳目？他們有這方面的專業能力嗎？我的意思不是不當監控，而是查核公款是否妥善使用？目前來說，顯然沒有！他們必須僱用業界資深人士，只有他們才知道其中的眉角。我們需要獨立的監督機關和更多的資源。」皮耶・高堤耶（Pierre Gauthier）是南庇里牛斯（Midi-Pyrénées）大區醫療局的前局長，我在他工作多年的蒙托邦（Montauban）跟他見面，他也有同樣的看法：「很明顯，政府沒有認真監督醫療機構。如果私人集團不照規定聘請足夠的醫護人員，我們也無能為力。您知道嗎，我們整個省只有兩位檢查員而已。他們根本忙不過來！目前他們正在處理疫苗的事，完全沒時間去查機構的帳，更別說勞動契約了。我們從來沒有提供大區醫療局（和後來的大區衛生局）執行任務所需要的資源。」兩位醫療界權威人士言之鑿鑿地表示，國家管不動經營失能長者住宿機構的大型私人集團，也沒有能力確保撥給他們的公款得到妥善使用。

至於失能長者住宿機構，因為有大區衛生局和省參政委員會兩個不同的監督機關，所以稽查頻率比診所稍微高一點，但國家監督不力的問題還是一樣嚴重。我見到一名上塞納省參政委員會的專責委員，他最近去我們很熟悉的「塞納河畔」進行稽查，並以此為例，向我透露他的不安。我們就稱他伊夫．馬南（Yves Manin）*吧，他告訴我，省參政委員會好幾年前就注意到這家頗負盛名的機構問題很多，但直到該機構住民的女性家屬在胡塞勒*女士和吉東女士的領導下展開抗爭，事情才有了轉機。《獨立媒體》接獲家屬爆料之後，決定進行調查，在二〇一八年一月底刊出報導。不到一個月後，省參政委員會前往稽查，應該是不想看到媒體對此大做文章。這名專責委員還告訴我另一件令人驚訝的事。他說，在稽查前幾天，省參政委員會曾經聯絡法蘭西島大區衛生局，希望進行聯合稽查，但令人驚訝的是，對方置之不理。因此，省參政委員會只能對「塞納河畔」進行部分稽查，因為調閱病歷或醫療紀錄是大區衛生局的職權。對此，省參政委員會的工作人員努力扳回一城，他們在稽查前一天才通知機構，避免該集團預作準備。我看了稽查報告，裡面提出相當嚴厲的批評：包括沒有回應病患的需求、僱用太多短期約聘人員、管理階層的流動率高得令人憂心，連供餐方面都出了問題。上塞納省參政委員會的團結處（Pôle solidarité）處長命令歐葆庭盡快改善。但馬南*告訴我，這只是白費功夫，如果該集團置之不理，省參政委員會也拿它沒輒：「我要告訴您一件事，」他自豪地說：「在您多次向省參政委員會提出要求後，我們今天早上又進行了一次稽查，就在我們見面之前……我們在這次稽查中發現，雖然某些問題得到改善，其他的問題卻毫無進展。如果機構不甩我們，我們也拿它沒轍，這就是我們的局限，幾乎無法強制私人集團採取行動。我們不能罰款，沒有這方面的規定。唯一能做的是撤銷該機構的經營執照，但要做到這一點，大區衛生局必須徹底進行調查，證明這個機構危及住民人身安全，這幾乎是不可能的……」

梅泰進一步透露，就算大區衛生局公布和安排了稽查，有時候也會莫名其妙臨時取消，其中一次讓他感到特別不解，懷疑另有內情。

「我記得有一次，大區醫療局（大區衛生局的前身）難得很晚才通知我們，要來巴黎近郊拉加雷訥科隆布（La Garenne-Colombes）的一家診所稽查。」他在電話中告訴我：「這家診所公然違法，讓一位物理治療師超時工作，也跟其他機構一樣，有人力配置的問題，僱用人數不符合法蘭西島大區衛生局的規定。他們人手不足，還把假員工名冊交給監督機關。我知道這次稽查過不了關，但布爾登克說，我們絕對不向大區醫療局支付任何罰款。一如往常，他在執委會開會的時候吼我們：『你們自己看著辦吧，不要跟我說做不到！』我知道我必須『糊弄』他們，但這次我心有餘而力不足，時間不夠，需要動手腳的地方太多了。」梅泰只好無可奈何地對上司說實話：「我上前對他說：『我知道布爾登克會殺了我，但這次我沒辦法矇混過關。時間太趕了！』他冷冷地回答：『既然你一個人搞不定，那就交給我吧！』一星期之後，我在走廊上遇到他。他得意洋洋地對我說：『派屈克，拉加雷訥科隆布那件事你處理不來，但我聯絡了某人，不到五分鐘就搞定。』他竟然讓大區醫療局取消稽查，真是太強了！」

梅泰說，他懷疑可寧的董事長去找「他的麻吉」幫忙。「當時這名女士擔任法蘭西島大區醫療局的專責委員，是非常重要的地區主管，他顯然跟她很熟。」說完，他放聲大笑……

這名主管當時三十幾歲，是一位知名的優秀國家公務員。治療師出身的她學過認知行為療法，後來進入頗負盛名的公共衛生高等學院（École des hautes études en santé publique），該學院和國家行政學院（École nationale d'administration）、國家領土研究所（Institut National des Etudes Territoriales）合稱法國三大公務員學院，培養未來公衛領域的高級行政與技術主管。畢業後，她被任命為公共衛生督察醫師（médecin inspecteur de santé publique），隨即進入法蘭西島大區醫療局，主要負責確保轄區內的診所正常營運。至少我們可以確定，當時她可不是那麼好說話，對每家診所都予以通融。二〇〇六年十月，衛生暨社會事務管理局對位於馬恩河谷省（Val-de-Marne）讓蒂伊（Gentilly）的義大利門診所（clinique de la Porte d'Italie）進行稽查之後，她勒令這家診所休業兩個月，原因是發生用藥疏失、未確實消毒和人手不足。這是一項嚴厲的處分，這家診所必須向法蘭西島大區醫療局的執行委員會重新申請營業許可，後來診所在休業期間陷入財務困難，永久歇業。然而，歐葆庭總是逃過一劫，不論是希爾蒂蓋姆、拉加雷訥科隆布或其他地方的診所，沒有一家在稽查後被勒令停業。

梅泰很肯定地告訴我，這名專責委員幾乎每個月都跟歐葆庭子公司可寧的董事長馬松共進午餐，交換重要情報。一個負責稽查私人診所的國家公務員竟然和大型私人診所集團的主管走得那麼近，不免瓜田李下……他們持續會晤了好幾年，直到二〇一〇年六月，也就是大區醫療局改名大區衛生局，埃文成為法蘭西島大區衛生局長之後，這名主管突然離開政府部門，但她不是大膽裸辭，有另一份工作正在等她。過了幾天，猜猜誰是她的新老闆？是歐葆庭……由公職轉任私人企業，也就是所謂的「進出旋轉門」並不違法，但必須符合相關規定。更啟人疑竇的是，這名前公務員不只負責督導稽查作業，還職掌法蘭西島大區新診所的開業申請。事實上，對歐葆庭、柯利安、高利澤這一類大型私人集團來說，取得營業許可是致勝關鍵。道理很簡單，開設的診所愈多，集團的規模愈大，錢就賺得愈多。「拿到營業許可等於中樂透頭獎！」梅泰如此總結。增設新機構是一項重要而極其敏感的業務，所以歐葆庭暗中跟政府高層和政壇大咖密切來往。

第三十一章

「我給你一百五十萬歐元！」

首先，我們要知道，法國醫療機構不是想開就能開。就算手上有錢，也不可能馬上在法蘭西島或奧弗涅開一家失能長者住宿機構或後續治療與復健診所。有別於英國、德國、西班牙等國家，法國醫療機構受到政府監管，必須要向包含監督機關在內等多個單位提交詳細的計畫書，申請營業許可。這種制度有幾個優點。對國家來說，它至少有兩個好處：首先，它可以確保醫療機構的數量滿足人民的需求，把每個地區的具體情況（如長者人數、人口結構變化、醫療院所總數等）納入考量，藉此嚴格控管公共支出：國家只資助它批准設立並預先核定床位數的機構。

這種制度對經營失能長者住宿機構和診所的大型私人集團非常有利。申請營業許可當然有很多門檻，如雄厚的資金、豐富的從業經驗、寬廣的人脈和完整的組織架構，才能滿足大區衛生局、省參政委員會等政府定價機構（autorité de tarification）的要求，所以新公司很難進場分食這塊油水豐厚的大餅，對已經在市場卡位的公司是一種保障。現在，歐葆庭和柯利安等集團都有一支十幾個人的工作小組，專門提出開業申請，而一個獨立的小型民間團體或醫師協會顯然不可能有這樣的條件。大型私人集團的第二個優勢是，一旦他們拿到新機構的營業許可，不只保證會有龐大的客戶群，也知道他們沒有什麼競爭者，因為大區衛生局和省參政委員會通常會根據新機構所在地的需求，批准為數有限的開業申請。如果這些機構準備充分，一旦獲准開業，該機構每年的住房率不會低於九成五。這就是為什麼梅泰說，拿到營業許可等於中樂透頭獎：拿到營業許可之後，國家不僅提供營業資產（fonds de commerce）和好幾年到好幾十年的客源保證，還提供每年占機構營業額將近四成的補助款（而不是歐葆庭創辦人在商業調頻電視臺節目上宣稱的二成五到三成）。這種夢寐以求的優渥條件去哪裡找？

對大型私人集團來說，這一行之所以這麼好賺，還有一個很重要的原因，那就是取得這張很有保障的營業許可完全免錢，儘管這些集團賺很大，國家卻不要求任何回報。誰決定這種許可是免費的？為什麼？從來沒有人說得清楚。在一九九〇年代初期，這種做法可能還說得過去，當時私立失能長者住宿機構彌補了公立機構的不足，私人集團也還沒有獲得營運補助。不過，後來這個產業逐漸走向專業化，私立機構拿到的公款愈來愈多，私人集團也藉此牟取暴利。事實上，不論歐葆庭、柯利安、多慰還是其他私人集團，儘管每年營收高達好幾十億歐元，卻從來沒向國家繳過一分錢來換取好幾百張營業許可。

一九九〇年代以來，沒有任何一位衛生部長對這個體制提出質疑，既沒有考慮徹底廢止許可制，不加干預，也沒有要求企業支付特許經營費來換取營業許可。不過，這並不是異想天開，一些大型私人集團的執行長甚至呼籲這麼做，可見確實可行，經營安養照護機構的協會阿爾帕維（Arpavie）的會長尚法蘭索瓦・維圖（Jean-François Vitoux）就是個例子。他畢業於國家行政學院，二〇一〇到二〇一五年期間擔任法國排名第三的失能照護服務集團多慰的執行長。二〇一八年三月，他在《民意報》（*L'Opinion*）上發表了一篇引人注目的評論，批評他的主要競爭對手老是抱怨補助款太少：「索取更多公款實在太容易了，有些人二十年來專門幹這種事。」接著，他提出幾種「釋出內部資源」的方法，其中一個是主管機關以核准開業和有效抑制競爭對手為由，向失能長者住宿機構徵收其營業額〇・五％到三％的特許經營費，這樣一來，政府每年至少會有將近二億五千萬歐元進帳。我有幸跟維圖在他位於伊西萊穆利諾（Issy-les-Moulineaux）的辦公室見面，他告訴我，他很訝異當時的衛生部長比贊竟然沒有任何回應，照理來說，她應該相當樂見業界領袖之一提出這樣的建議。

國家對大型私人集團出乎意料的慷慨，還不是最主要的問題。如果主管機關完全根據品質核發寶貴的營業許可，有利於促進這個產業穩定發展，這種許可制可能還說得過去。遺憾的是，實際情況遠非如此。失能照護產業的重要人士、法國大型私人集團的前執行長、商業掮客和研究政府特許行業市場的專家都告訴我，過去三十年營私舞弊的現象相當嚴重，權力鬥爭、內線交易、貪汙腐敗、收受賄賂和卑鄙的政治操縱屢見不鮮。

面對激烈的商場廝殺，私人集團使出幾種手段來取得寶貴的營業許可，其中之一是聘用顧問公司（或遊說集團），甚至商業掮客。理論上，這些人運用技術專長，精心撰寫開設新機構的申請文件。他們必須知道省參政委員會在某個地區有什麼需求、預計拿出多少補助款、哪塊土地即將出售……掌握這些關鍵情報可以讓某個集團領先競爭對手，脫穎而出。

但實際上，這些商業掮客做的遠遠不只這些，他們還幫私人集團牽線。他們在行政部門或政治圈都有位居要職的熟人，有權批准開業申請，只要幫忙從中撮合就行了。這種隨時可以操縱權力槓桿的人，全法國只有十幾個。他們隱身幕後，交遊廣闊但行事低調，在許多法國私人集團崛起的過程中扮演積極角色。

經過幾個月的搜尋，我有幸見到其中一位。他跟我想像中完全不同，這名身材瘦弱的男士非常健談又風趣……他來自沙勒維爾－梅濟耶爾（Charleville-Mézières），目前定居盧森堡，曾經為歐葆庭提供許多協助。他之所以答應受訪，主要有兩個原因：第一，他看不慣該集團的作風好幾年了。其次，在我跟他見面的時候，歐葆庭還欠他將近一百萬歐元的帳款沒結清。他直言不諱，毫無保留，甚至不要求匿名，要為他的證詞負責。他名叫尚法蘭索瓦・雷米（Jean-François Rémy），我們在他盧森堡的辦公室或法國北部知名飯店靜謐的大廳裡，花了很多時間討論這一行的黑暗面。

雷米第一次見到馬利安醫師是在一九九八年，當時歐葆庭陷入嚴重的財務困難。「我們只聊了幾分鐘，」他回憶：「馬利安當時正在找錢，我記得是五千萬法郎。他在法國借不到錢，想知道我能不能在盧森堡幫他找銀行貸款。問題是，盧森堡這國家主要提供的是財富管理服務而不是貸款，我告訴他不可能，就沒再聊下去了。」幾年後，也就是二〇〇三年，他才真正開始跟歐葆庭合作。「我住在沙勒維爾－梅濟耶爾市，市長是我朋友，他打電話叫我去找省參政委員會，說他們要成立失能長者住宿機構，正在找管理公司。於是，我到亞爾丁省（Ardennes）參政委員會去瞭解狀況，我告訴他們，有幾個私人集團可能會感興趣。第二天，我打給馬利安的祕書，說我要跟她老闆談生意。過了幾個小時，馬利安回電給我。我對他說：『醫師您好，我聯絡您是因為我知道亞爾丁省的沙勒維爾－梅濟耶爾要開一家失能長者住宿機構，我想您可能會感興趣。』他馬上回答：『我當然有興趣！交給我吧。那您是做什麼的？』我說，我跟省參政委員會的主席和副主席都很熟，副主席也兼任衛生處（Pôle santé）處長。」

不久，雷米和亞爾丁省參政委員會第一副主席派屈斯．格羅夫（Patrice Groff）一起前往巴黎，到歐葆庭總公司會晤馬利安醫師，討論開設失能長者住宿機構的計畫。該集團馬上取得營業許可，在沙勒維爾－梅濟耶爾成立第一家機構，以格羅夫的名字命名，紀念這位省參政委員，他在二〇〇九年這家機構開業前幾個月去世。雷米開始擔任商業掮客，負責把歐葆庭介紹給他認識的政治決策者，讓討論順利進行，幫歐葆庭在省參政委員會打通關節。「我什麼都做。我主要負責取得營業許可，但也代表他們進行所有的談判，包括核定的床位數、必須設置多少比例的社會福利床位、訂定每日收費金額等……統統一手包辦！」

我在訪談中發現，國家是多麼遷就大型私人集團。一般來說，至少從二〇〇二年起，省參政委員會（和衛生暨社會事務管理局）可以對私人集團開出一些條件，換取營業許可，因為後者可以藉此取得政府補助並大賺特賺。這麼做的主要考量，是這些高度仰賴公款資助的失能長者住宿機構應該盡量開放更多人入住，所以，國家可以採取兩種措施：為社會救助對象保留床位和訂定每日收費金額。舉例來說，在亞爾丁省這樣的貧困地區，要讓失能長者住宿機構展現「親民」作風，必須為領取社會救濟金的人保留至少五個床位，每日收費金額訂在六十歐元到七十歐元之間，這表示未來住民每個月的收費是一千八百歐元到二千一百歐元。不過，在雷米和省參政委員們的護航之下，破例通融歐葆庭不必為領取社會救濟金的人保留床位（算他們賺到，因為這種床位收費比較低），並把每日收費金額訂在八十歐元，相當於每個月將近二千四百歐元，遠高於亞爾丁省居民的平均退休金。

「我連地點都幫他們找好，」雷米說：「他們幾乎沒花什麼錢，那塊地是省參政委員會的，他們以四萬歐元賣給歐葆庭兩公頃土地，位在沙勒維爾－梅濟耶爾山上，風景優美。這家失能長者住宿機構根本沒花到他們的錢。營業許可免費，土地幾乎是用送的，接下來，他們只要花六百萬歐元施工，之後可以用超過一千萬歐元的價格轉手賣出。我幫他們做了很多筆超划算的買賣。」

歐葆庭向雷米支付第一筆佣金，此後，這名來自法國北部的商人跟正在蓬勃發展的集團展開長期合作。雷米先生在將近十五年的時間裡，利用自己廣闊的人脈，把這個集團引薦給市長、國民議會議員、省參政委員、部長辦公室主任……他們大多隸屬人民運動聯盟（Union pour un mouvement populaire，後來改名為共和黨〔Les Républicains〕），跟當時的執政團隊關係密切。他透過這些人讓歐葆庭拿到營業許可，替收購小型獨立集團或機構掃除障礙，並在該集團陷入尷尬局面時出面解決。

二〇〇五年左右的某一天，歐葆庭掌管開發業務的主管之一打給雷米，說集團在進行收購時卡關。歐葆庭剛剛談妥收購安貧小姊妹會（Petites Sœurs des pauvres）在格拉斯（Grasse）和沙特爾（Chartres）的兩家失能長者住宿機構，卻遭到當地民選代表反對，特別是厄爾盧瓦省（Eure-et-Loir）的一位國民議會議員兼市長（député-maire），不肯簽字把民間協會的床位轉讓給私人機構。雷米透過歐葆庭取得一些資訊後開始工作。第二天，他打給一個朋友，對方是亞爾丁省的前國民議會議員，當時是在席哈克（Jacques Chirac）總統任內擔任部長的雷諾・杜特雷（Renaud Dutreil）的顧問。杜特雷聽了之後表示，這些民代是人民運動聯盟的黨員，他會處理。接著，他聯絡當地的參議員，也是一名右翼民代，請他幫忙喬一下。這名參議員再打給從中作梗的民代，找他們來喝咖啡，三兩下問題就解決了。十天之後，馬利安醫師應邀簽署床位轉讓協議，安貧小姊妹會的機構就到手了！就這麼簡單。當時要經營失能長者住宿機構和私人診所，擁有良好的政界關係非常關鍵。

雷米和他的右翼朋友多次出手協助歐葆庭。二〇〇〇年代末期，該集團想在布列塔尼的葛宏德（Guérande）附近開設一家機構，但鹽工反對它蓋在離鹽沼這麼近的地方。雷米再度動用關係，這次是由當地的一位民代暨現任國務祕書出面擺平。據說他安排馬利安醫師和鹽工見面，順利化解僵局。

還有一次，在二〇〇八年金融危機期間，該集團急於尋找資金，抱怨銀行不再提供貸款，妨礙它進行國際擴張。雷米又被找去幫忙，他打了兩通電話，邀請歐葆庭的高層到愛麗舍宮（Palais de l'Élysée），當時的總統是薩科吉（Nicolas Sarkozy）。雷米安排這裡的常客馬利安和勒馬斯內會晤時任總統顧問的鮑里斯・哈維尼翁（Boris Ravignon，當然，他也來自亞爾丁省）。這麼做無可非議，卻可能很有幫助。「馬利安不是第一次來。他對我說：『雷米先生，四處拜會我們在愛麗舍宮的顧問，對我們來說是家常便飯。』不過，他還是很高興可以來，趁機進行遊說，請鮑里斯把他準備的一份文件轉交給總統，提議在社會安全體系新增第五個部門，用於支付失能照護相關醫療費用。[1]他總是不遺餘力地推動國家在這個產業投入更多資金。」雷米不知道這份文件是否真的送到總統手中。

十五年來，雷米和人民運動聯盟的同志們幫歐葆庭搞定大大小小的麻煩，順利取得失能長者住宿機構的營業許可。該集團之所以迅速壯大，建立起今天龐大的事業版圖，讓馬利安醫師、布爾登克和勒馬斯內賺進大把鈔票，有一部分要歸功於法國右翼的支持。在雷米和他的同黨穿針引線之下，歐葆庭在沙勒維爾–梅濟耶爾開了一家一百二十個床位的後續治療與復健診所，在赫凡（Revin）開了一家七十個床位的失能長者住宿機構，在亞爾丁省的武濟耶（Vouziers）開了一家八十四個床位的失能長者住宿機構，在尼斯的安養照護機構也擴充了床位數。歐葆庭老是中樂透頭獎！而雷米則提供「技術諮詢」賺取佣金。

「決定給我們多少佣金的是歐葆庭的執行長勒馬斯內，」他說：「一般來說，都是我跟他或他的開發總監在辦公室裡商量。他們會請我迴避一下，私下討論，再告訴我金額。

1 譯注：法國的社會安全體系（La sécurité sociale）按不同的職業類別體制（régime）提供人民以下五種社會保障：一、健康保險（branche maladie）；二、退休保險（branche retraite）；三、職災與職業病（branche accidents du travail et maladies professionnelle）；四、家庭福利（branche famille）；五、老人與身心障礙者的自主（branche autonomie）。詳請參見：https://solidarites.gouv.fr/la-securite-sociale-fonctionnement-branches-et-caisses

一般來說，我都會接受，因為我們的報酬很高。我拿過最低的報酬是二十萬歐元，幫他們弄到一家有二十幾個床位的機構。通常我可以拿到幾十萬歐元，但也可能更多。」他舉了個小故事為例：「當時即將進入二〇一〇年代，政府正在修改取得營業許可的規定，改成招標制。拿到許可困難重重，因為省參政委員會幾乎不再批准開業申請，他們已經發出太多許可，社會安全局跟不上他們的速度，也沒那麼多錢可以給。所以，坦白說，當時在法國幾乎不可能拿到新的營業許可。勒馬斯內約我見面，他跟其他人一樣，不管有什麼新規定，就是要弄到更多床位。然後他使出激將法，向我下戰帖：『如果你幫我弄到八十或八十五個床位的營業許可，讓我立刻開工，我給你一百五十萬歐元！』結果我真的弄到了！歐葆庭那些人簡直不敢相信，但我辦到了。」雷米在離沙勒維爾－梅濟耶爾幾公里遠的武濟耶市提出這個新計畫。「我知道那裡需要一家失能長者住宿機構，於是打給市參政委員會的朋友。他們說：『去吧！放手去做！我們會讓這個案子過關。』然後我們就拿到了許可，只有亞爾丁省長不肯簽字，但他們對他軟硬兼施，後來他只好妥協。」

歐葆庭取得營業許可，按照約定支付佣金給雷米。這是一筆鉅款，所以高層必須巧立名目，以免在集團帳目上引人側目。「他們使出渾身解數來糊弄查帳員，」雷米說：「那一次，他們把錢拆成兩筆，分別匯到兩家公司，一家在盧森堡，一家在瑞士。這麼做並沒有比較有利，但對他們來說比較方便，我就答應了。歐葆庭要我在盧森堡開一家公司，再用七十萬歐元買下四九%的股份，這樣對查帳員比較好交代。這筆錢不是花在『技術諮詢』，而是收購公司股份。好吧，不管怎麼樣，拿到錢還是很開心！」

無論如何，雷米是有理由開心。身為本書主要證人之一，持續關注本調查的梅泰那天也在場。話說他擔任歐葆庭子公司可寧的醫療總監好幾年之後，該集團任命他為法國北部和盧森堡的開發總監，派他到盧森堡跟雷米共事。雖然為時不到一年，卻經歷了一些難忘的事。

梅泰證實，二〇一一年初，雷米剛上任不久，歐葆庭就匯給他一筆超過七十萬歐元的錢，讓他爽爽花。「他簡直樂瘋了。當時司機在外面等他，他對我說：『來吧，我們去兜風！』我們一時興起，往比利時方向一路開到比盧邊界小城阿爾隆（Arlon），走進一家BMW汽車經銷商。雷米看了幾款車型，幾分鐘之後，帶著兩輛車子出來。他給自己買了一輛天價豪華轎車，送我一輛休旅車。我簡直不敢相信……過了幾天，我們又殺到蘋果門市去，一口氣買了桌上型電腦、筆記型電腦、iPad和iPhone，像在買麵包似的。我這才意識到，經營失能照護產業可以賺多少錢。沒有人想得到這一行有多好賺……」

別忘了，營業許可雖然不用錢，但十幾年來卻形成一個相當不透明的交易市場，支付佣金也會導致收取回扣的問題更加嚴重。我向前衛生部長埃文提出這個問題，他相當審慎地表示，大區醫療局和後來的大區衛生局都密切關注此事，而且床位轉讓必須經過監督機關批准。但事實並非如此，南庇里牛斯大區醫療局的前局長高堤耶證實，大區衛生局對私人集團收購安養照護機構無權置喙。大多數的時候，衛生局各部門都後知後覺，無力管理這個利潤豐厚的市場。歐葆庭有一位掌管開發業務的重要主管，在公司待了快二十年，他跟其他人一樣，在這一行大發橫財。除了優渥的薪水和每年好幾萬歐元的年終獎金之外，還在歐葆庭收購其他機構時暗中索取回扣。「他是公司最資深的員工之一，我們讓他為所欲為。不過他實在吃相難看又太招搖，」長期跟他共事的雷米說：「他曾經參與收購拉羅歇爾（La Rochelle）附近的機構，到處吹噓他那座要價二萬五千歐元的溫水游泳池和鉑傲（Bang & Olufsen）電視機都是賣家幫他買單，還開著瑪莎拉蒂到處晃，實在有夠誇張。」

但玩火者必自焚。

二〇一三年十一月的一個凌晨，警察突然闖進歐葆庭總公司，並前往雷米的住處進行搜索。這名商業掮客告訴我：「有四個人來到我家，包括兩名馬賽的稅務稽查員、一名沙勒維爾－梅濟耶爾的檢查員和一名司法警察。」警方正在調查一起逃稅案，涉案的是歐葆庭一名高階主管，也是該集團掌管開發業務的核心人物之一。「他搞砸了，」雷米直言不諱：「幾年前，他在法國南部收購兩家失能長者住宿機構的時候，和另外一個商業掮客平分二百五十萬歐元的鉅額佣金。五十萬歐元匯到西班牙，二百萬歐元匯到瑞士一家境外公司的帳戶，後者的老闆就是這名高階主管。不料，他們卻被海關和財政部轄下的打擊非法金融管道情報處理暨行動中心（Traitement du renseignement et action contre les circuits financiers clandestins）逮到。我被捲入這件事，因為他們去瑞士處理匯款那天我在場。我甚至可以告訴您，他們是去瑞士義大利銀行（La banque Suisse Italienne），我負責幫他們存錢，所以我知道。但這件事情跟我沒關係，我根本沒參與，也沒有拿任何好處。當時我在瑞士做另一筆生意，他們只是叫我開車送他們去銀行。」

警察闖進歐葆庭總公司讓執行長勒馬斯內勃然大怒。幸好這件事拖到現在才曝光，但還是有損集團形象。他對開發經理破口大罵，暫時把他冷凍起來，但很快就不再追究。儘管他捅出大婁子，但無論是勒馬斯內還是馬利安醫師，都不打算解僱這名掌管開發業務的重要主管。他對這個集團太重要，也知道太多內幕了。然而，一旦我聯絡上這名當事人，他又向集團報告我在調查他，歐葆庭就決定把他掃地出門。但歐葆庭的法律糾紛還沒完，第一次遭到搜索後過了七年，調查還在進行並擴大偵辦。我第一次跟雷米見面後的兩星期，他的住處再度遭到搜索，連梅泰都受到牽連。有一天晚上，他打給我激動地說：「維克多，有警察來找我，他們在追查歐葆庭。打擊組織暨金融犯罪管理處（La sous-direction de la lutte contre la criminalité organisée et la délinquance financière）的一名調查員正在調查佣金和逃稅問題，她想見我。」受到新冠肺炎疫情影響，聽證會一延再延，直到二〇二〇年夏天才在尼斯舉行，持續一整天。「調查員消息靈通，她認識所有歐葆庭掌管開發業務的高階主管。她問了很多關於被告的問題，妙的是，她還問他開哪個牌子的車。我回答：『瑪莎拉蒂！』但她早就知道了。她想瞭解他在歐葆庭到底是做什麼的，我意識到他們在查歐葆庭收購機構時支付佣金和收取回扣的事。他們問了很多問題，提到歐葆庭在亞爾丁省的失能長者住宿機構，以及該集團在中國的發展，懷疑該集團透過募集資金掩飾不當獲利，還打聽了黃石公司（Yellowstone SAS）的事。」

經濟雜誌《挑戰》在二〇二一年十月刊出關於此案的報導，當時我正在寫這本書。報導指出，法國金融檢察署（Parquet national financier）已經展開搜索，針對歐葆庭涉及共謀稅務欺詐和嚴重洗錢進行初步調查。《挑戰》聯絡歐葆庭集團高層，後者表示該集團及其高階主管均未涉案，根據他們掌握的消息，並無收取回扣之事。報導也提到，歐葆庭透過境外公司以將近九百萬歐元的價格收購隆河河口省的一家失能長者住宿機構，涉嫌收取回扣，金額可能超過二百萬歐元，這正是我的消息來源雷米所說的金額，他是本案關鍵人物。報導刊出後，歐葆庭股價爆跌將近一成，後來跌幅逐漸收斂。此外還有別的問題，某些跟歐葆庭有關的公司尤其啟人疑竇，特別是一家名叫黃石的法國公司，後來在我的調查過程中不斷出現……歐葆庭透過這家公司收購好幾家失能長者住宿機構，特別是在沙勒維爾–梅濟耶爾。經過漫長的調查（我為此向國際調查記者同盟〔Consortium international des journalistes d'investigation〕尋求協助），我發現這家公司跟其他幾家黃石公司關係密切，這些公司的共同點是設在號稱「避稅天堂」的國家：如瑞士（黃石公司）、盧森堡（黃石公司）、賽普勒斯（黃石國際集團有限公司），而且都是歐葆庭的商業掮客雷米成立的。從二〇一六年起，歐葆庭跟這些公司關係更加密切。當時該集團低調收購了雷米成立的黃石公司，更改公司名稱，任命歐葆庭的執行長勒馬斯內為該公司董事長。如今，黃石公司已經成為歐葆庭旗下眾多民事不動產公司（société civile immobilière）之一——不過，歐葆庭不願對這一點做出解釋。

像雷米這樣的商業掮客，在法國大約有十幾位，隨時準備幫私人集團牽線。本調查結束時，我見到第二位仲介。他曾經擔任法國衛生部門主管，後來轉換跑道，隱身幕後，曾為高利澤、柯利安、多慰等大集團工作。他也告訴我類似的故事，說做這一行跟政治脫不了關係，而成功的關鍵之一在於廣結善緣。

在這段關鍵時期（二〇〇二到二〇一〇年），市場上最常見的兩種規避法律的手段是行賄（好幾位大型私人照護服務集團的執行長向我證實了這一點）和聘請商業掮客（或顧問公司），兩者都使許可制度完全遭到扭曲。嚴格來說，聘請商業掮客不至於捲入貪腐醜聞，原則上，協助歐葆庭取得營業許可或收購機構的政治人物沒有得到任何回報，但不表示這麼做是合理的。至於仲介則居間賺取高額佣金，每一筆交易都可以進帳幾十萬歐元，甚至幾百萬歐元。正如我們所見，收取佣金衍生出複雜的回扣體制和不透明的財務操作。不論在哪一種情況下，小型團體、獨立團體和協會都沒有生存空間，他們沒有人脈和資源跟大型私人集團競爭。我蒐集到的這些證詞讓我們更加瞭解，法國某些大型私人集團如何快速崛起，成為一方之霸。今天，整個法國失能照護產業（包含失能長者住宿機構和私人診所）被極少數業者把持，這樣的制度在許多層面上對規模最大又最無良的公司最有利。一個集團愈有能力和意願在政府部門和政治圈建立人脈，愈有希望蓬勃發展。在這場價值數十億歐元的遊戲裡，歐葆庭一直是佼佼者，而且遙遙領先，這都要歸功於馬利安醫師擅長跟有權有勢的人物周旋。

第三十二章

「癌症病床最好賺」

歐葆庭除了僱用商業掮客，也極力拉攏法國衛生部門的高階公務員，特別是大區衛生局的決策人物。我們已經知道，有一位法蘭西島大區醫療局的專責委員離開公職一星期後，就被歐葆庭挖角。

梅泰是歐葆庭子公司可寧的前醫療總監，他詳細說明她受聘前幾年跟該集團之間的密切往來，當時她的職位對集團來說非常重要。但梅泰告訴我，這名高階公務員另有更大的利用價值。

她在法蘭西島大區衛生局掌管新診所的開業申請，很有影響力。由於省參政委員會不處理診所業務，也不提供補助，大區衛生局是唯一核發這些寶貴許可的主管機關。診所的遴選過程也跟失能長者住宿機構略有不同，首先，由大區衛生局公開招標（安養照護機構很晚才採用招標制）：舉例來說，二〇〇七年九月十日，法蘭西島大區衛生局宣布在巴黎南部斥資設立一家後續治療與復健診所，意者可在三個月內提出申請。

接著，以這名後來跳槽到歐葆庭的大區醫療局專責委員為例，她負責處理這些申請計畫，按補助的優先順序排列，指出每個計畫在投資、醫護人力、地點、申請床位數……等方面的優缺點，再把這些計畫送交由公民社會成員組成的機構：社會與醫療社會組織大區委員會（Comité régional de l’organisation sociale et médico-sociale）審議，最後再由大區醫療局做出最後決定，核發營業許可。乍看之下，遴選過程似乎很複雜，但梅泰告訴我，實際上，大區醫療局往往會尊重社會與醫療社會組織大區委員會的意見，而後者則遵循預審申請計畫的大區醫療局專責委員的指示。因此，這名高階公務員在診所產業發展的關鍵時期，從頭到尾參與了法蘭西島大區所有診所的開業申請過程；二〇〇四年十月到二〇一〇年六月，她在擔任大區衛生局專責委員期間大量核發營業許可。我向這名前公務員提出一系列具體的問題，請她解釋，但沒有得到回應。

當時梅泰是可寧的醫療總監，負責準備所有開業申請的文件，所以很清楚申請過程的內幕。他知道這幾年來，這名公務員對歐葆庭的發展很感興趣。「她跟馬松差不多每個月吃一次午餐，」他說：「這兩個人明顯有勾結。馬松每次吃完飯回來都很高興。他直接打給布爾登克，再告訴我：『他們要在塞納河畔阿涅爾（Asnières-sur-Seine）斥資設立一家後續治療與復健診所！』於是大家馬上開工，很快就生出一份很棒的申請文件。我們超前部署，趕在這家診所公開招標前完成所有的實地調查，打好關係。我們搶先拜訪當地的醫師，讓他們簽約跟我們合作，更重要的是要搶先物色合適的地點，在巴黎這種大城市裡非常難找。這名公務員的協助讓我們比對手更有優勢，多虧有她，我們才能先下手為強，確定在招標時脫穎而出。」

梅泰對這位有名的公務員提出的指控，可不是鬧著玩的。他強調：「很明顯，她在公開招標前就把重要資訊洩露給我們。我們知道要申請多少床位，提供多少員工，這些都是申請文件裡非常敏感而關鍵的資料。有了高人指點，我們百發百中！因為我們很清楚大區衛生局到底要什麼。」

梅泰表示，他所揭發的這起官商勾結事件，從二〇〇五到二〇一〇年，歷時將近五年。「當時我覺得很棒，」他坦言：「覺得自己無所不能。他們放水，讓我們每次都能得標。我印象最深刻的是上塞納省（法國最富有的省分之一，因此成為歐葆庭垂涎的市場大餅），短短幾年就開了這麼多家診所：塞納河畔阿涅爾！敘雷訥（Suresnes）！呂埃馬爾邁松（Rueil-Malmaison）！拉加雷訥科隆布！輕輕鬆鬆一家接一家開，柯利安等其他公司只能在旁邊流口水。」

如果梅泰的說法屬實，歐葆庭跟行政部門交好不僅讓該集團取得機密資訊，拿到營業許可，這些診所提供的服務也特別好賺：「從二〇〇八年起，後續治療與復健診所走向專業化。除了一般病床，還可以設置一些專門治療神經系統、心血管和呼吸系統疾病的專科病床。這些不同的專科病床之間的價格落差很大，讓我們可以拿到更多補助款。我記得特別清楚，在布洛涅（Boulogne）診所，我們設法把病床分成一般病床、高齡醫學病床和癌症病床，其中癌症病床最好賺，我們申請到很多張，讓歐葆庭超級開心。診所成了我們的提款機：每個月營業額高達一百萬歐元！」

二〇一〇年，遊戲規則完全改變了。當時規模不大、組織鬆散的大區醫療局改制成大區衛生局。它擴張職權，大量增加工作人員，成為比較「專業」的監督機關。就在這時候，前面提過的那位專責委員出乎眾人意料，決定離開行政部門。她馬上跳槽到她熟悉的歐葆庭，行政部門卻沒有審核她轉任私人企業是否符合相關規定，讓歐葆庭樂得撿到大便宜。對該集團及其子公司可寧的董事長來說，延攬她對公司的未來大有好處。這名精挑細選的生力軍交遊廣闊，在行政部門擁有強大的人脈網絡。她瞭解所有的申請流程，對大區衛生局和社會與醫療社會組織大區委員會的要求一清二楚。「歐葆庭聘用她的時候，我還在那裡工作，」梅泰告訴我：「我們常常在總公司不期而遇。她擔任可寧的董事長的技術顧問，職位非常特殊。我認為她主要負責對外聯絡，而不是分析文件。她知道怎麼聯絡特定人士，顯然是從事遊說工作。我可以告訴您，集團對她特別通融。她的工作時間很有彈性，還有空去騎馬，讓她開心得不得了。她可以出去騎個一整天。」

如今，這名前公務員已經在歐葆庭工作超過十年，擔任可寧的高階主管。

歐葆庭的強項之一是挖角現任法國衛生部門的高階公務員。二〇一四年二月，北部—加萊海峽（Nord-Pas-de-Calais）大區衛生局的主管之一，阿圖瓦（Artois）的地區代表離開公職不到一個月就加入這個集團。他也擔任可寧的董事長的特別顧問，負責開發業務。歐葆庭的商業掮客雷米曾經應集團要求，跟他共事過幾次：「我為了在莫瑟爾省（Moselle）順利開設診所，不得不跟他打交道，」他在某次見面時告訴我：「我記得他跟莫瑟爾的歐洲議會議員很熟。不管怎樣，他非常清楚自己的工作就是政治遊說！我還知道歐葆庭本來打算提拔他擔任『老闆』的得力助手，但他搞砸了某家診所的收購案，最後被當成垃圾丟出去。」這名前北部—加萊海峽大區衛生局的主管隨後自己成立顧問公司，宗旨相當明確：「協助投資者收購機構（含內科、外科暨產科診所、後續治療與復健診所、失能長者住宿機構）並拓展業務」，也就是協助業者取得這些機構的營業許可。不過，他又槓龜了，在私人企業闖蕩五年之後，回鍋當公務員。二〇一五年，他再次成為勃根地—法蘭琪—康堤（Bourgogne-Franche-Comté）大區衛生局的專責委員。在公私部門之間遊走，現在成了王道。

雖然很少人知道歐葆庭和幾名大區衛生局主管走得很近，但許多業界人士都驚訝地發現，不論是失能長者住宿機構還是診所，該集團都能輕而易舉取得營業許可。有人告訴我，二〇〇五到二〇〇九年期間擔任柯利安執行長的吉雍．拉普（Guillaume Lapp）經常抱怨，在這場激烈的商場廝殺中，他跟主要對手並沒有進行公平競爭。一名柯利安前高階主管證實，該集團被迫藉由收購其他集團（如美迪卡），而不是增設新機構來拓展業務。他說，他知道歐葆庭在政府部門和政治圈擁有龐大的人脈。他還告訴我，該集團成立了一個鮮為人知卻戰力強大的開發小組，他稱之為「衝鋒部隊」，每個月開會一次，成員都極具影響力，梅泰也是其中的一分子。

第三十三章

「首長搞定了」

現在我們進入歐葆庭的核心圈，這是該集團最隱密而重要的組織，只有極少數的天選之人才能加入。我費了九牛二虎之力才得以一探究竟，揭露難以啟齒的祕密。

歐葆庭內部有兩個委員會每個月開會一次。第一個是我們前面提過的執委會，會議由布爾登克主持，討論公司的營運狀況，首要任務是確保該集團旗下所有的機構穩定賺錢。第二個是「發展委員會」，會議由歐葆庭創辦人馬利安主持，他一向熱中於擴張公司的規模。

所謂的「發展委員會」每個月開會審查歐葆庭的各項計畫。「老闆」手上拿著幾頁文件，上面列出五十幾個在法國各地開設和收購失能長者住宿機構或診所的計畫案，他花將近四個小時逐一審閱，詢問在座與會者，如何取得某項許可或完成某項收購案，最重要的是，有沒有遇到阻礙。參與討論的十幾個人都是馬利安醫師的親信，其中當然包括勒馬斯內（歐葆庭的執行長）、布爾登克（營運長）、開發總監、商業掮客、醫療總監、集團子公司可寧的董事長和醫療總監梅泰。但推動公司擴張的不只高階主管，梅泰告訴我，法國政壇有三位重量級人物也多少參了一腳。

第一位幕後合作夥伴是一位前任地方行政首長（préfet）。由於他已經去世，無法為自己辯護，我決定不寫出他的名字。我們只要知道他是國家行政學院著名的「孟戴斯─弗朗斯班」（promotion Mendès-France）畢業生，在二〇〇〇年代幫過歐葆庭很多忙。梅泰向我保證，他至少出席過四次「發展委員會」的會議。

「馬利安帶著兩、三個公司以外的人來開會，包括這位地方行政首長。他確實很有高階公務員的架勢：頭髮梳得服服貼貼的，無懈可擊，一臉冷若冰霜、盛氣凌人的樣子。我記得他舉手投足總是非常優雅，穿著剪裁合身的雙排扣西裝，感覺高人一等。而且，這位先生從來不跟我們一起坐，他跟馬利安一起進來，坐在靠門口的椅子上，冷眼旁觀。」

梅泰說，每次開會一談到阻礙，就會上演同樣的戲碼。「當馬利安覺得我們自己搞不定，就站起來跟這位地方行政首長討論。很明顯，他是在交辦任務，要他幫忙解決。他會在碰上政治卡關的時候出面疏通，比如說，某市長不讓歐葆庭在轄區裡做生意，或大區衛生局拒絕批准我們的開業申請。他人脈廣闊，能夠把事情擺平。我記得有一次某協會反對歐葆庭收購一家機構，發動抗爭，他便出面息事寧人。馬利安會對這位長官說：『交給您處理吧！』通常下次開會的時候，問題就解決了。我們不知道他是怎麼做的，反正他排除了障礙。這位長官跟馬利安之間關係匪淺，他只是偶爾來開會，接下任務就閃人。有很長一段時間，我甚至不曉得他叫什麼名字。我們只會在私底下說：『首長搞定了』，就這樣。」

在我的消息來源中，提到這位地方行政首長的不只梅泰。負責替歐葆庭開發法國北部地區業務的商業掮客雷米也見過他。他說：「我知道歐葆庭幾乎到處都有政治靠山，」他說：「還有一位地方行政首長幫忙拿到營業許可。我在新機構開幕時看過他，也在總公司見過一次，他負責召開政治會議來解決僵局。」

如果地方行政首長非常有用的話，那麼前部長就更吃香了。

第三十四章

「她顯然是替我們辦事的」

歐葆庭的第二位幕後合作夥伴是一位女士，而且來頭不小。伊莉莎白．于貝爾（Élisabeth Hubert）曾經擔任衛生部長，是前法國總理阿蘭．朱佩（Alain Juppé）首屆內閣的十二位女性閣員之一，有人以充滿厭女情結的不屑口吻稱她們是「朱佩娘子軍」（juppette）。于貝爾女士擔任公共衛生暨健康保險部長的時間很短，從一九九五年五月到十一月，任期只有短短六個月，但這是她履歷上的亮點。幾年之後，她成功轉戰私人企業，成為傅尼葉實驗室（Fournier Laboratories）的執行長（一九九七至二〇〇四年）。自二〇〇〇年代中期以來，她一直是居家醫療照護（hospitalisation à domicile）領域和醫療界的重要人物，頭銜多到數不清：包括法國居家醫療照護機構聯盟（Fédération nationale des établissements d'hospitalisation à domicile）主席、法國居家醫療照護公司（HAD France）董事長、健康保險的未來高級委員會（Haut Conseil pour l'avenir de l'assurance maladie）和軍事狀況評估高級委員會（Haut Comité de l'évaluation de la condition militaire）委員以及好幾家實驗室的董事，林林總總，不勝枚舉。

直到今天，于貝爾的能力和人脈仍然備受矚目。二〇二〇年，她在新冠肺炎疫情期間被任命為健康主權科學諮詢委員會（Conseil scientifique consultatif pour la souveraineté sanitaire）主席，這是一項預算高達七億五千萬歐元的國家計畫，由二十幾家保險公司和機構投資者共同出資。

除了活躍於公領域之外，從二〇〇五年起，于貝爾女士針對醫療領域的經營策略和組織架構提供諮詢服務。梅泰告訴我，歐葆庭是她的客戶之一，她的任務是協助該集團取得居家醫療照護機構的營業許可。

「大區醫療局決定在某地區授權一些居家醫療照護的床位，」梅泰說：「開始公開招標，各家業者摩拳擦掌，搶食這塊大餅，願強者勝出！申請者必須詳細說明預計聘用多少員工：包括醫師、護理師、護佐，處理哪些疾病：如癌症、中風、股骨頸骨折，還要說明提供哪些醫療護理服務，以及如何跟當地主治醫師合作。同樣的，這些服務也採取論醫療活動計酬的方式，所以非常好賺。如果您還記得的話，歐葆庭很會利用醫療處置趁機揩油。」

這時候，于貝爾女士就派上用場了。梅泰說：「她顯然是替我們辦事的。她跟歐葆庭簽了約。我記得特別清楚，我曾經向諾曼第大區醫療局提出申請，在盧昂附近開一家居家醫療照護機構。那是一家只有二十幾張病床的小型機構，歐葆庭拚命想把它弄到手。可寧的董事長指示我們，完成申請文件之後寄給于貝爾。她是法國最厲害的居家醫療照護專家之一，由她負責確認我們的文件沒有問題。她非常清楚大區醫療局的要求，該用哪些關鍵字，強調哪些重點。等她把修改完的文件寄回來，我們再寄給大區醫療局。她幫了我們很多忙。」

不過，這並不違法。「我認為，跟其他協助歐葆庭的人比起來，于貝爾女士很謹慎，沒有冒太大的風險，」梅泰說：「然而，她還是凸顯了影響法國公衛體制的根本問題。一個前衛生部長跑去當歐葆庭這類大型私人集團的策略顧問，同時擔任好幾個聯盟和公共利益委員會的主席，自己還經營好幾家居家醫療照護機構。公私部門界線模糊是個嚴重的問題。」

二〇〇五年，于貝爾創辦阿利亞吉（Aliagis）諮詢公司，立刻一炮而紅，二〇〇六年的銷售額高達二十五萬歐元。過了十五年，她的小公司還是一樣賺錢，每年銷售額介於十七萬歐元到三十萬歐元之間。

我透過調查發現，于貝爾女士也曾經在美迪卡尚未被柯利安併購之前跟該集團合作。但不是擔任顧問，而是合夥人，當時美迪卡決定入股她的法國居家醫療照護公司，成為大股東。在二〇一〇到二〇一四年雙方「合作」期間，這位前衛生部長一連買下五家居家醫療照護機構，目前為柯利安所有。

頗令人玩味的是，于貝爾女士在新冠肺炎疫情期間被委以重任，管理用於醫療基礎設施研發的七億五千萬歐元預算之際，同時卻私下跟法國兩大失能照護服務集團合作。

二〇二一年七月，我用Zoom與于貝爾進行視訊訪談，討論這些問題。這位前衛生部長證實了梅泰告訴我的事，坦承她在二〇〇〇年代，應歐葆庭創辦人馬利安的要求擔任集團的顧問，還告訴我她的報酬：「我的報酬大約是每天二千五百歐元，這是大多數諮詢公司這個等級的顧問的行情價。」于貝爾女士意識到這是個敏感的話題，特別強調下面幾點：「這是我第一次也是唯一一次替歐葆庭工作，但該集團並沒有拿到它要的營業許可，就算我是前部長也幫不上忙。」當我問她是否只負責提供建議和審閱歐葆庭撰寫的文件，還是她也施展影響力向政府官員關說，于貝爾女士說她不記得了：「都十五年前的事了，您會記得十五年前做了什麼事嗎？可能會，也可能不會，反正我完全沒印象了。如果我真的聯絡過什麼人的話，顯然他沒有受到我的影響……」

然而，她是第一個承認自己在居家醫療照護領域有影響力的人。「我想一定有熱心人士告訴您，于貝爾是居家醫療照護領域的一姐，我不點頭的話，什麼都辦不成。這倒是真的！但我這麼做，是為了捍衛全國居家醫療照護機構聯盟成員的權益，而且我擔任主席是無給職。就這樣！是啊，過了二十五年，政府人員還是尊稱我『部長女士』。但我能怎麼樣？難不成要整容或改名嗎？」可以確定的是，于貝爾女士接受歐葆庭的委託，跟這個聯盟完全扯不上關係，她也不是免費提供服務。

這位前衛生部長在訪談結束時講得很白：「我要提醒您一件事：您寫出來的東西要精準，不要含沙射影。我可不介意上法院……」

歐葆庭和它的創辦人馬利安醫師顯然很會到處攀關係，把前大區衛生局主管、前地方行政首長、前衛生部長都挖來替他們效力。但在這場敏感的失能長者住宿機構和診所爭霸戰中，馬利安醫師還有一張他引以為傲的王牌還沒有亮出來。

第三十五章

「我來打給保險員！」

梅泰跟我比較熟了之後，才鬆口透露這個消息。他第一次在電話中提到這位政治人物時很謹慎，只說歐葆庭跟一位國家高層領導人物搭上關係。有一天晚上，他請我打開電視，節目表上有他說的那位男士的名字，他即將為二〇二二年總統大選展開競選活動。

當時是二〇一九年九月十九日，我的調查已經進行將近九個月。法國電視二臺推出新政治節目《有話好說》（*Vous avez la parole*）。我馬上在手機上看了節目預告，發現第一集受邀來賓是扎維埃・貝特朗（Xavier Bertrand）時大吃一驚！這位聖康坦（Saint-Quentin）的前保險員曾經在前總統薩科吉任內擔任部長，兩次擔任衛生部長（二〇〇五至二〇〇七年，二〇一〇至二〇一二年），目前擔任上法蘭西（Hauts-de-France）大區參政委員會主席，二〇二一年秋天在黨內初選中獲得超過一五%的選票，準備代表右翼共和黨出戰二〇二二年總統大選。

「維克多，現在您明白為什麼我們在歐葆庭覺得自己無所不能了吧？」梅泰說：「當時衛生部長是我們的人，還有什麼比這更好康的事？再也找不到比他更有力的靠山了。不過就算這樣，我也不確定他是不是真的那麼好用。」

近十年來，貝特朗一直是法國醫療界，尤其是失能照護產業最有影響力的人物，從二〇〇四到二〇一二年，幾乎沒有間斷地掌管衛生部。首先，他從二〇〇四年三月三十一日起擔任健康保險國務祕書，隨後，從二〇〇五年六月到二〇〇七年三月，在席哈克總統任內擔任衛生部長。二〇〇七年五月，薩科吉總統當選之後，擔任勞動、社會關係、家庭暨團結部（Ministère du Travail, des Relations sociales, de la Famille, de la Solidarité）部長，除了二〇〇八年十二月到二〇一〇年十一月擔任人民運動聯盟祕書長的兩年之外，他一直擔任這個職位到二〇一二年五月。因此，從二〇〇二到二〇一〇年，失能長者住宿機構和診所數量激增，失能照護產業蓬勃發展的這段關鍵時期，他是醫療界的重量級大咖。

梅泰告訴我，他花了一段時間才意識到貝特朗在歐葆庭集團的擴張中扮演的角色。

的確，很少有人知道這件事，也沒有人提起他的名字，包括集團的創辦人馬利安、執行長勒馬斯內、營運長布爾登克在內，沒有一個人談到他。「我沒有馬上就懂，」梅泰說：「不知道是我太遲鈍還是太天真。有幾次在會議上，馬利安談到某個卡關的案子的時候說：『好吧，我來打給保險員！』有一段時間，我還以為他真的打給某家保險公司，比如說工商互助保險（Mutuelle assurance des commerçants et industriels de France et des cadres et des salariés de l'industrie et du commerce）！但他沒道理這麼做。於是，有一天我去找可寧的董事長，開門見山地問他。我從他的反應立刻知道，我問了一個敏感的問題。他回答：『派屈克，保險員就是貝特朗！馬利安認識他很久了。他有時候會幫我們處理事情。』然後就此打住。」

根據可寧的前醫療總監的證詞，貝特朗從來沒出席過任何一場發展委員會的會議。但是，馬利安醫師常常在會議中脫口說出幾句話，暗示他會向當時的衛生部長報告這件事。「我想我第一次意識到貝特朗插手，是在討論法國北部一家失能長者住宿機構的時候，」梅泰說：「當時我們在開發展委員會的會議，正在討論某家機構。馬利安問：『進展順利嗎？』我們說：『是的，很順利。參政委員會已經通過了。』他回答：『好極了！繼續！』他拿起表格，繼續討論下一家機構。這時候有人說：『這個案子完全卡關，我束手無策。在參政委員會被擋下來，大區衛生局也不甩我們，說我們是黑心商人。』於是，馬利安從文件中抬起頭說：『好吧，這個交給我！』他拿筆把這個計畫案圈起來，然後我們繼續討論。下次開會的時候，我們聽說問題解決了。卡關的案子都由馬利安親自處理，我們每次開會審查的五十幾個計畫案當中，至少會碰到一個。」

梅泰認為，有了貝特朗……歐葆庭等於保了全險：「在無計可施的情況下，馬利安就去找貝特朗。這是最後一招，但我們幾乎可以確定會過關。不過，我認為比起拿到營業許可，貝特朗在爭取補助款上幫了更多忙。」

我們要瞭解當時的背景。在整個二〇〇〇年代，省參政委員會和大區醫療局都可以在尚未取得健保局補助的情況下，批准設立失能長者住宿機構。「要等上兩、三年甚至四年才能拿到補助款。」梅泰說：「那時候，重點是拿到補助款和被主管機關列為優先補助對象，所以我們要努力讓自己排在前面。可寧的董事長曾經告訴我，部長顯然有權批准補助款或讓錢快點撥下來，馬利安也暗示過。他會說：『我來打一通重要的電話』或『我來打給保險員！』我不知道是不是在座的每個人都懂，但很明顯，歐葆庭的重要主管都知道他的意思。我知道馬利安可以直接聯絡部長，他有他的手機號碼，常常跟他一起吃飯。我甚至可以告訴您，他們在丁香園（Closerie des Lilas）碰面。」

梅泰並不是唯一告訴我歐葆庭的老闆和當時的衛生部長經常在巴黎共進午餐的人，這件事情本身無可非議。巴黎證券交易所一位重要的金融分析師曾經為某大銀行追蹤安養照護機構產業超過五年，他證實了梅泰的說法。

得知這些內幕之後，我決定聯絡巴舍洛女士，她也在薩科吉執政時期擔任過衛生部長（二〇〇七至二〇一〇年）。二〇二〇年一月八日，我們在她家談了兩個多小時。巴舍洛女士是現任總統馬克宏任內的文化部長，她表示自己對貝特朗和歐葆庭之間的關係一無所知，但在訪談中指出三個重要的問題。

第一個問題是關於貝特朗在薩科吉執政時期的部長職務。巴舍洛女士在二〇〇七年五月十八日被任命為衛生和體育部部長，直到二〇一〇年十一月卸任，任期超過三年半。但我們未必知道的是，她並沒有處理熟齡、失能和安養照護機構相關事務，她在衛生部門的部分職權遭到架空，令她勃然大怒。「他們告訴我：『醫療社會機構方面的事情不用您管，貝特朗會處理。』而他當時是勞工部長。我覺得這太荒唐了，何況他們還要我推動一項改革，也就是二〇〇九年通過的《醫院、患者、健康和領土法》（*La loi «Hôpital, Patients, Santé et Territoires»*），目的是要整合醫療體制，但他們並沒有讓我全權處理。」巴舍洛對此相當不解，於是向總理法蘭索瓦・費雍（François Fillon）求助，但費雍置之不理。於是，勞動暨團結部部長貝特朗繼續握有掌管失能照護產業的特權。

第二個問題更嚴重。巴舍洛女士現在加入馬克宏陣營，她指控這位薩科吉政府的前同事在衛生部長任內涉嫌賄選：「扎維埃就是這樣扯我後腿……他專門幹這種事！當時有兩個大型補助計畫：『二〇〇七年度醫院計畫』和『二〇一二年度醫院計畫』，後者在我擔任衛生部長任內執行。我們擬定一份清單，列出這段期間國家要補助的所有醫療機構。但在二〇〇七年，薩科吉還沒當選之前，扎維埃竟然在衛生部審查申請計畫前就寄信給一票民選代表，通知他們『獲得二〇一二年度醫院計畫補助』。等我上任的時候，補助款統統發完了。他沒審查就亂撒錢，行政部門這麼做非常不妥。」貝特朗的目的顯而易見，他把申請計畫加以分類並從中篩選。「他就是這樣，公然買票！」巴舍洛女士斬釘截鐵地說：「他批准他認為重要的民代支持的計畫，因為這些人可能會投給薩科吉。他刻意攏絡中間派（centriste）市長，在給他們的信上畫了一堆『我批准了某醫院的整修工程』之類的大餅。我全盤推翻他的決定，重新審查這些計畫，根據品質、急迫性和適切性來分配國家補助款，錢要花在刀口上。」現任文化部長憤憤不平地總結：「貝特朗這個敗類中的敗類，我的『二〇一二年度醫院計畫』就是被他搞砸的。」

巴舍洛揭露的最後一個問題是法國衛生部長行使的裁量權（pouvoir discrétionnaire）。

「按照慣例，部長可以全權批准部分醫療機構的開業申請，」她坦承：「老實說，這就是所謂『醫療界的部長口袋名單』，如果部長同意的話，您可以在他的個人檔案裡看到，但它不會出現在衛生部的檔案裡。」貝特朗濫用這個權力。「他獨攬大權，但我不去操這個心。我聽取各部門的建議，而不是自己說了算。也許每個人的行事風格不一樣吧……」巴舍洛女士說。

我得知了一個前所未聞的重要消息。法國衛生部長大權在握，每年可以在政府補助計畫之外，自行決定補助哪些醫療機構。這份部長清單上有沒有歐葆庭旗下的醫療機構？

這得去查貝特朗擔任衛生部長時的檔案才知道。

當然，我聯絡了貝特朗以瞭解他的說法，並根據歐葆庭子公司可寧的前醫療總監梅泰和前衛生部長巴舍洛的證詞提出問題，請他回答。二〇二一年七月九日，我寄出第一封郵件給上法蘭西大區的公關專員。我透過電子郵件、電話或私訊向他本人和他的行政團隊多次提出請求，終於在二〇二一年十月跟他取得聯繫，當時他還是右翼呼聲最高的總統候選人。

然後，我在電子郵件上向他提出十六個具體的問題，並在法雅出版社的律師比戈特先生的建議之下，給他將近兩星期的充分時間回答或安排會晤。

其中一些問題如下：

一、貝特朗先生，您有沒有見過歐葆庭集團的高層主管，特別是馬利安醫師？

二、若有，您在什麼情況下跟他們見面？見過幾次？

三、若有，您在什麼時候第一次見到他們，在哪裡？

四、歐葆庭集團的高層主管，特別是馬利安醫師，是否在您擔任部長任內或在您從政生涯中的其他階段，要求您提供協助？

五、您有沒有以任何方式協助歐葆庭集團？比如說，讓醫療機構取得營業許可、補助款或列為未來優先補助對象？

六、您擔任衛生部長時，是否曾經根據所謂「醫療界的部長口袋名單」，全權批准部分醫療機構的開業申請？

七、您是否曾經根據這份口袋名單，讓經營失能長者住宿機構和診所的私人公司取得營業許可？如果有，是哪幾家？

八、您是否同意提供您在衛生部長任內的檔案，讓我們查閱您擬定的名單？

九、您是否曾經在失能長者住宿機構和診所申請營業許可時進行干預，對大區衛生局或省參政委員會的主席施壓？

十、市長們是否要求您支持某個特定的申請計畫？根據我們得到的消息，一名市長曾經向某私人公司索取回報（他獲贈一箱特級葡萄酒）以換取您的干預。您對此是否知情？

十一、關於「二〇一二年度醫院計畫」，您是否在二〇〇六到二〇〇七年期間，行政部門尚未處理和批准申請計畫之前，就通知民選代表獲得補助？

十二、若此事屬實，為什麼？

貝特朗的回覆如下：

先生：

收到來函和您提出的十六個問題，茲覆如下。

首先，您說您已經研究這個議題「好幾年」了，卻要我在短短兩星期回覆過去這些牽涉層面甚廣的問題，這不符合您希望確實尊重不同意見的說法。

專責機構提供長者和病患照護服務是非常重要的議題。針對您提出的種種問題，我的見解如下：

二〇〇五到二〇〇七年，在我擔任衛生暨團結部部長期間，主要掌管醫療社會政策的是社會安全、長者、障礙者暨家庭事務委派部長（Ministre délégué à la Sécurité sociale, aux Personnes âgées, aux Personnes handicapées et à la Famille）菲利普・巴（Philippe Bas）。身為巴先生的主管，我當然必須跟我的行政團隊同心協力，在專責照護機構床位嚴重不足的情況下，引導並推動該產業的發展。我只想指出，根據當時的預測，由於第一次世界大戰後出生人口不足，在一九九五到二〇〇五年之間，八十五歲以上的長者人數維持穩定，但未來十年人數將會翻倍，從二〇〇五年的一百一十萬人增加到二〇一五年的一百九十萬人。有鑑於此，我們在二〇〇六年提出「高齡團結」（Solidarité grand âge）計畫，目標是在失能長者住宿機構和居家護理服務機構（services de soins infirmiers à domicile）增加九萬三千個床位。

在此附上兩份報告的連結，以印證我的說法：

https://www.cnsa.fr/documentation/version_def_figurescles2010_24-9.pdf

https://www.cnsa.fr/documentation/plan_solidarite_grand_age_2008.pdf

我見過馬利安先生，當時我見過許多衛生和醫療社會機構的重要人物，他只是其中一個。但他不是我的朋友，我跟他沒有特殊交情。

您在問題中多次提到「協助」歐葆庭集團，但這不是在協助特定公司，而是嚴格遵循法定程序執行計畫，就補助事宜和民選代表、各級地方政府，特別是省參政委員會密切合作。

您所謂的「部長口袋名單」，只不過是團結促進自主國家基金（Caisse nationale de solidarité pour l'autonomie）轉達民選代表請求的一種手段，旨在為失能長者住宿機構的床位或工程預算爭取部分補助，而不是為某家機構提供全額補助。每位部長都會接到這樣的請求，但如果各級地方政府，特別是省參政委員會沒有提出請求的話，就不會有這份名單。

（後略）

貝特朗含糊其詞，這就是俗話說的「諾曼第人的回答」（réponse de Normand），不過這裡稱之為「皮卡第人的回答」比較貼切。[1]貝特朗先生起先解釋，在他擔任衛生部長任內，失能長者住宿機構的床位嚴重不足，因此迫切需要增加。接著又說，他見過馬利

1 譯注：貝特朗任職的上法蘭西（Hauts-de-France）大區在二〇一四年區域重劃前稱為北加萊－皮卡第（Nord-Pas-de-Calais-Picardie）大區，故作者戲稱他是皮卡第人。

安醫師和許多醫療社會機構的重要人物。他沒有否認他支持歐葆庭的計畫，但堅稱一切都嚴格遵循法定程序。他沒有具體回答任何一個問題：比如說，歐葆庭如何請他提供協助？是輾轉透過跟該集團關係密切的執政黨民代或商業掮客請託，還是馬利安醫師私下跟他吃飯的時候直接提出要求？他又怎麼進行干預？是聯絡大區衛生局長或省參政委員會主席？還是直接把歐葆庭列為未來優先補助對象？或根據巴舍洛所謂的「部長口袋名單」全權批准該集團的營業許可？而巴舍洛指控他拿「二〇一二年度醫院計畫」亂開選舉支票又是怎麼回事？找出這些問題的答案，我們就知道貝特朗是否像歐葆庭前高階主管梅泰所說的，跟這家全球首屈一指的失能照護服務集團之間官商勾結。這些答案也可以告訴我們，這位夢想坐上法國總統寶座的人是否像他的繼任者，也就是現任文化部長巴舍洛所告訴我的，「搞砸」了「二〇一二年度醫院計畫」。

為了完成我的調查，我又向他提出一連串新的問題，給他兩個星期提出辯駁，並再次提議跟他會晤，也再次詢問他是否同意讓我查閱他任內擬定的所謂「部長口袋名單」。他沒有回覆我的最後一封郵件。

第三十六章

埃納省，歐葆庭發跡之地

根據梅泰的說法，貝特朗和歐葆庭的創辦人很久以前就認識了。他們兩人在一九九〇年代初次見面，歐葆庭的「老闆」馬利安自己把這件事情告訴他的親信。

二〇〇〇年代末期，在巴黎七區一家高級餐廳的二樓，馬利安醫師為他忠心耿耿的手下訂了一間可以眺望艾菲爾鐵塔的包廂，梅泰是少數受邀的嘉賓之一。一道道佳餚端上來，大家暢飲美酒，高談闊論。連向來不多話的馬利安醫師也忍不住講了一些他的輝煌事蹟。「我對那場晚宴記憶猶新，當時我真的覺得自己屬於特權階級，」梅泰說：「我受邀參加冬季研討會，只有大約十五個人可以參加。我們去最漂亮的滑雪勝地，如庫爾舍韋勒（Courchevel）、梅傑夫（Megève）、格施塔德（Gstaad）……讓我們住最高級的飯店，款待我們一星期。馬利安還不時在巴黎的人氣餐廳舉辦晚宴，我記得那次我們總共有六、七個人，其中有一位主管反對我在科西嘉島開設診所的計畫。」當時在場的還有布爾登克和歐葆庭其他高階主管。接著，「在酒足飯飽之際，馬利安提起貝特朗，」梅泰繼續說：「當時馬利安談到他在埃納省（Aisne）開設的第一批失能長者住宿機構，歐葆庭的擴張，還有他怎麼結識這位初出茅廬的政治人物，當時貝特朗還沒有當上國民議會議員。然後，馬利安突然說：『我買了一些盆栽，讓他擺在會客室裡。』他直覺很準，而且這麼做並不違法。布爾登克回答說：『如果我沒記錯的話，馬利安先生，您不只花錢買了盆栽吧！』他嘴角露出一抹諷刺的笑，好像在說：『您真有先見之明！』馬利安回答：『沒錯！沒有我們幫忙，他永遠搞不出什麼名堂。』馬利安和布爾登克告訴我們，他們為這位年輕的政治人物提供金援。」梅泰強調：「我可以告訴您，他們在埃納省開了超多家失能長者住宿機構。」

儘管歐葆庭早在一九八九年就在濱海夏朗德省（Charente-Maritime）正式開設第一家安養照護機構，但它真正大舉擴張，成功轉型卻是在一九九〇年代初期的埃納省。當時該集團在全法國只有十幾家機構，卻在短短幾個月內，取得貝特朗的選區埃納省七家失能長者住宿機構的經營權：這些機構位於聖康坦、蘇瓦松（Soissons）、塔德努瓦地區費爾（Fère-en-Tardenois）、蒂耶里堡（Château-Thierry）、博爾瓦爾（Beaurevoir）、伊爾松（Hirson）和泰爾尼耶（Tergnier），都在一九九〇年代開業。

我曾經跟負責替歐葆庭開發法國北部業務，備受倚重的商業掮客雷米談過很多次，他也知道該集團跟這位前衛生部長過從甚密。「我知道他們跟貝特朗交情非常好，」他說：「您看看，他們在貝特朗踏上從政之路的埃納省第二選區開了多少家失能長者住宿機構和診所……這件事情大家都知道，傳得沸沸湯湯。」

一位在歐葆庭工作了十幾年，埃納省的一家失能長者住宿機構的前主任告訴我，她親眼看到該集團和貝特朗交情深厚。這段期間，在地出身的貝特朗在地方政壇步步高升。他最初是保衛共和聯盟（Rassemblement pour la République）的積極分子，一九八二年被埃納省參議員暨聖康坦市長雅克・布拉科尼耶（Jacques Braconnier）發掘，一九八六年進入市政府工作，並在一年後擔任布拉科尼耶的國民議會助理。接著，一九八九到一九九五年期間，貝特朗擔任聖康坦的反對黨市參政委員，一九九五年起擔任副市長，二〇〇二到二〇一六年期間，先後擔任國民議會議員和聖康坦市長，二〇一六年起擔任大區參政委員會主席。「我知道我們的大區經理很崇拜貝特朗，她一天到晚都在談他，大張旗鼓地歡迎他造訪。我還記得歐葆庭在聖康坦的新機構「康坦德拉圖」（Quentin de

La Tour）開幕時，貝特朗受到熱烈歡迎。公司所有的主管都趕來共襄盛舉，包括馬利安、布爾登克……可以感覺到貝特朗跟他們很熟。」

歐葆庭在埃納省拿到的營業許可啟人疑竇。除了在極短的時間裡開設這麼多家失能長者住宿機構之外，取得許可的方式也很有問題。二〇一九到二〇二一年期間，我多次前往埃納省，造訪歐葆庭開設機構的每個城市，去市政府打聽，向檔案管理員求助，跟地方民代討論，包括一九九五到二〇一〇年期間擔任聖康坦市長的皮耶・安德烈（Pierre André）。我在拉昂（Laon）的埃納省檔案館花了幾個小時查資料，請他們拿出幾十份政府公報，並設法找到這些機構大部分的前主任。我在整個省四處奔波調查，把種種異常狀況公諸於世。

就在埃納省參政委員會否決許多安養照護機構的申請計畫，關閉許多現有機構的時候，卻很不尋常地一連發給歐葆庭七家機構的營業許可，其中三家還在同一天核發。這些許可大部分不是歐葆庭申請的，而是一些協會，如法國樂齡（Agefrance）和醫療之家（Médik'home），但它們只是空殼協會，隸屬於歐葆庭的前身塞帕索（Serpaso）公司。更令人驚訝的是，這些機構大多有一個奇怪的共同點：它們都獲得聖康坦的社會住宅（habitation à loyer modéré）公司喜樂之家（Maison du CIL）出資支持。前聖康坦市長安德烈表示，這家公司跟當地政治人物關係密切，在埃納省很有影響力。此外，核發營業許可的決定幾乎都是由聖康坦方面主導，這些機構所在地的市長無從置喙。總之，一九九〇年代初期，歐葆庭在埃納省連續開了七家失能長者住宿機構，其中大部分由社會住宅公司出資。這筆生意實在太划算了，該集團不只免費拿到許可，不必額外花錢興建，還可以用超優惠的價格承租社會住宅。還有什麼比這更好康的事？

我一發現這些事情，就想知道歐葆庭接管這些機構是否合法。事實上，一家領取公款補助的社會住宅公司決定出資興建失能長者住宿機構，向經營者收取廉價租金，應該是為了讓經營者（通常是某個協會）開一家收費平價，人人都住得起的機構，以照顧最貧困的人。但一家滿腦子只想賺錢的私人集團憑什麼享有租金優惠？我無法從直接涉及此事的喜樂之家得到滿意的答案。二〇一八年，這家聖康坦的社會住宅公司和另一家公司洛吉凡（Logivam）合併成克雷松斯（Clésence）集團。二〇二〇年三月，我聯絡該集團的公關部，一無所獲。他們在第一封電子郵件中表示愛莫能助，因為他們手上沒有一九九〇年代的資料。因此我再次聯絡克雷松斯集團，提出一些比較籠統的問題：

「喜樂之家是否經常興建失能長者住宿機構，再委託私人集團經營？」

「在您看來，社會住宅公司出資興建失能長者住宿機構，再由私人集團接管是否有問題？」

「歐葆庭後來是否買下了這些機構，還是持續向喜樂之家承租？」

克雷松斯的回答（等於沒回答）再清楚不過了：「克雷松斯不願對此做出回應。我們請您直接聯絡歐葆庭的公關部。」同時，我也著手聯絡埃納省這些失能長者住宿機構所在地的市政府和當時的政治人物。歐葆庭的高階主管隨後得知我採取的行動，似乎感到恐慌。

就在新冠肺炎疫情剛爆發的時候，歐葆庭集團企圖阻止我繼續調查。三月十八日，實施封城後不到兩天，歐葆庭全球公關總監卡雄寄給我一封奇怪的電子郵件，她在幾個月前曾經惡意詆毀我的工作。全文轉載如下：

卡斯塔內先生：

這一年來，社會各界經常跟我們反映，您採取恐嚇手段進行對敝集團不利的調查，例如威脅檢舉不願意回答問題的人。您試圖對敝集團的前員工施壓，其中有些人離職或轉行已經超過八年，而且您施壓的對象還包括醫護人員、法國和國外機構主管以及某些監督機關。

我們數次透過電子郵件和電話提議與您會晤，回答您的問題並進行討論，卻沒有下文，因為您拒絕對話。由此可見，您刻意傷害敝集團，這麼做違反新聞倫理。

近日，您執意聯絡那些對您的調查感到困擾的人，甚至要求市長確認我們的機構是否取得建築許可……無視此刻正值所有人投入防疫大作戰的緊要關頭，我們的工作團隊、高階主管、醫護人員，甚至政府高層都致力於戰勝病毒。我們要對抗的不是對我們不利的調查，而是集思廣益，發揮勇氣與奉獻精神，保護孱弱的長者免於感染新冠肺炎。

我們再次質疑您的研究動機，以及一貫詆毀和拒絕對話的態度。您甚至不惜打擾十幾個人，讓他們無法專注於抗疫，守護這群孱弱長者的健康。

除了對我的調查方式提出不實指控之外，歐葆庭是不是希望所有的記者在疫情期間停工，對涉及健康和失能長者住宿機構的議題都避而不談？記者的工作在疫情期間特別重要。我們負責傳達醫護人員和醫療界的警告，指出目前面臨什麼樣的風險，調查國家機器或私人企業內部的問題。總之，就是提供資訊。

我絕對會回覆這封郵件，讓他們知道我有多麼憤怒。

第三十七章

新冠肺炎成了搖錢樹

新冠肺炎疫情剛爆發的時候，失能長者住宿機構的住民首當其衝（根據法國衛生部的統計數據，死亡人數超過三萬人）。歐葆庭知道這一行會成為媒體關注的焦點，擺明不希望我繼續調查。

當然，我沒有因此退卻，並試圖瞭解這家世界首屈一指的失能照護服務集團如何因應全球公衛危機。但我們要知道，這場大流行病驟然來襲，沒有人對這場突如其來的風暴做好準備。因此，失能長者住宿機構業者必須花一些時間採取因應措施，是完全可以理解的。更重要的是，當機構出現染疫或死亡案例，通常難以明確界定責任歸屬。尤其在第一次封城期間，不論公立或私立機構什麼都缺：包括口罩、手套和隔離衣。政府不但沒有提供妥善照護住民所需要的資源，有時候下達的指示也令人無所適從。

在這段期間，其他失能長者住宿機構的主任幾乎每天跟我聯絡，大吐苦水：其中一位主任告訴我，他陷入道德兩難的困境：由於國內檢驗試劑短缺，他只能在機構進行兩、三次採檢。那麼，接下來該怎麼處理其他出現症狀的住民呢？他不是把這些人隔離在大樓側翼的「新冠肺炎專區」，冒著他們可能沒有確診卻因此遭到感染的風險，就是讓他們跟健康的住民待在一起，冒著他們可能確診而因此傳染給別人的風險……

還有主任告訴我，緊急醫療救援服務（service d'aide médicale urgente）專線被打爆，有時候會拒絕派員協助出現呼吸窘迫症狀的年長住民。有多少機構的主任覺得政府棄他們不顧？大區衛生局的政策往往缺乏明確性、一致性甚至人性。法國行政機關的運作一如既往地繁瑣，無法即時因應疫情變化。

許多失能長者住宿機構都經歷過混亂與慘劇，其中以法國排名第一的失能照護服務集團柯利安最為人詬病。該集團旗下許多家機構出現高得嚇人的超額死亡率。在濱海阿爾卑斯省（Alpes-Maritimes）的「里維埃拉」（La Riviera），一百零九名住民中有四十人在短短兩星期內死於新冠肺炎。以全國來說，柯利安在第一次封城結束時宣布，該集團在法國的三百零八家機構中總計將近七百人死亡。有幾位死者家屬決定提告，指控柯利安

「過失殺人」、「危害他人生命」和「未救助身陷危險的人」。他們指責柯利安在溝通、落實防疫措施、提供防護用品和篩檢方面的疏失，柯利安對此一概否認，目前調查仍在進行中。

至於歐葆庭則多次慶幸自己鮮少受到疫情波及。該公司高階主管就此積極交換意見，以安撫市場情緒並控制疫情對股價的影響。這場大流行病在幾星期內讓柯利安等公司的股價暴跌將近四成，正是做公關宣傳的最佳時機：二〇二〇年四月，歐葆庭營運長布爾登克接受《回聲報》（*Les Echos*）採訪時宣稱，該集團全球八萬名住民中，只有〇．五%的人確診，死亡人數和二〇一九年同期相近。他還說，集團在疫情控管上駕輕就熟，能夠預見危機並制定許多規定，保障住民的生命安全。

事實上，在控管新冠肺炎疫情上，歐葆庭比同業甚至比政府更超前部署。原因很簡單：二〇一六年，這個集團在中國南京開設了一家失能長者住宿機構。它是第一家在中國取得經營失能長者住宿機構許可的外國公司，法國政府也大力支持。二〇一八年一月，馬克宏首度訪華，帶領五十幾位法國商界領袖同行，歐葆庭執行長勒馬斯內也在其中。對該集團來說，中國市場潛力無窮。以南京的機構為例，它主攻有錢客戶，一個房間收費超過二千六百歐元，對中國來說相當昂貴。不過，除了經濟因素之外，南京離新冠肺炎疫情爆發的武漢只有幾百公里，使歐葆庭早早意識到這場大流行病的危險和嚴重性，迅速成立危機應變小組，採取有效的防疫措施。比如說，在法國，歐葆庭集團早在大區衛生局下令之前，就在二月二十六日宣布禁止家屬前往機構探視。

歐葆庭還有一個很大的優勢：它跟醫療器材供應商很熟，特別是巴斯蒂德。我們已經知道，歐葆庭是巴斯蒂德最大的客戶，也是來往最密切的客戶。這種關係讓該集團在疫情期間享有特殊待遇……因此，我們不難理解，為什麼歐葆庭一天到晚自誇防護用品庫存充足。

儘管歐葆庭一再表示它竭盡所能對抗疫情，幾乎沒有受到波及，事實卻大相徑庭。即便該集團採取種種防疫措施，也有足夠的防護用品，但在漫長的疫情期間，我還是聽說了一些令人憂心的問題。法國總工會的代表曾經多次行使職權，指出公共衛生方面嚴重而迫切的危險，向歐葆庭集團法國人力資源總監領導的社會經濟委員會提出警告。他們抱怨有幾家失能長者住宿機構的FFP2高防護口罩、免洗圍裙和隔離衣嚴重不足，特別是巴黎的「莫札特露臺」、塞納馬恩省的「克拉罕公寓」和塞納河畔納伊的「塞納河畔」，也就是本書開頭描述的那家豪華機構。他們還譴責該集團缺乏組織能力、員工的工作條件惡化。不幸的是，委員會卻置之不理。為什麼？前面提過歐葆庭干預員工代表選舉，因此，社會經濟委員會大部分由公司內部的彩虹工會和全國自主工會聯盟的成員組成，集團幾乎不用擔心這些代表找碴。

歐葆庭是控管訊息的高手，這在疫情期間是一大優勢。總工會除了抱怨他們的警告被當成耳邊風之外，也無從得知這個集團的員工和住民染疫人數。戈貝是總工會的會員代表，曾經在該集團擔任廚師，他不斷要求社會經濟委員會公開統計數字，卻踢到鐵板：「他們拒絕透露死亡人數和多少醫護人員染疫。公司決定封鎖一切消息，什麼都不告訴我們。」總工會只有在有會員擔任員工代表的機構裡，才能非正式地統計確診人數。至於其他機構，總工會的會員們都很懷疑，歐葆庭到底有沒有確實向主管機關通報確診人數？

這一點不得而知，也無從確認。大多數時候，以大區衛生局為首的主管機關只會記錄失能長者住宿機構業者通報的數字，不會進行確認。特別是在第一次封城期間，許多出現症狀的住民沒有接受採檢，他們是否被列入染疫人數，端視業者而定。二〇二〇年四月底，《世界報》刊出一篇很有啟發性的報導〈死者、家屬與沉默之牆〉（Les morts, les familles et le mur du silence）探討這個問題，描述業者的宣傳手法。記者聯絡了歐葆庭，以瞭解該集團通報的數字是否可靠。後者表示，全法國的死亡人數總計四百二十人，占全體住民人數的一・五％。但是，歐葆庭集團隱瞞了這些籠統的數字背後發生的慘劇。例如，位於安德爾盧瓦爾省（Indre-et-Loire）的一家失能長者住宿機構「公園公寓」（La Résidence du Parc）的情況非常嚴峻，短短幾星期就有九位住民死亡。更糟糕的是，根據西班牙《國家報》（*El País*）的報導，疫情剛爆發時，歐葆庭在馬德里的一家失能長者住宿機構陷入混亂。二〇二〇年三月二十六日，這家機構已有二十二人死亡，四分之一的員工離職，住民抱怨機構任他們自生自滅。其中一位八十九歲的長者甚至寧可在女兒幫助之下逃走，以求活命。除了疫情嚴峻，更令人憂心的是歐葆庭的西班牙區發言人接受《國家報》記者採訪時的回答：他表示，在幾星期內死亡的二十二名案例中，只有首例是新冠肺炎確診案例，接下來的十一例出現感染症狀，但無法進行採檢，而剩下十例都是自然死亡。二十二名死亡案例中只有一例確診，實在不怎麼合理……要知道，一家失能長者住宿機構平均每個月的自然死亡人數是一到三人。

疫情期間，我也得知我們的老朋友「塞納河畔」情況不妙。一位住民的女兒卡莎克莉安（Karsaklian）女士告訴我一連串令人震驚的事情：二〇二〇年四月初，她母親出現新冠肺炎症狀，卻沒有通知她，也沒有徵得她的同意，就突然把她母親轉送到集團旗下另一家診所。有些員工懷疑，把確診者轉送到其他機構，是為了把疫情衝擊降到最低。

最後她母親在那家診所待了一個月，直到五月三日才回到「塞納河畔」。二〇二〇年五月十九日，我和卡莎克莉安女士通電話時，她幾乎沒有她母親的消息：「我猜我媽應該還活著吧，但我也不確定。」這位女士沮喪地說：「我不能去看她。我每天都打給她，但沒有人接，也沒有人告訴我她的狀況。」

這場疫情再次暴露了歐葆庭及其高階主管多麼厚顏無恥。我們要知道，這個營業額將近四十億歐元，流動資金超過九億歐元的大集團，三十幾年來賺進大把銀子，而且正如我們所見，有一部分的錢來自侵吞公款。然而，這樣一個大財團竟然呼籲法國人民發揮團結精神，協助它對抗疫情。歐葆庭在推特上發了一則令人震驚的貼文，感謝弱勢長者關懷協會藍衫（Over The Blues）提供好幾百件手工縫製的隔離衣：「裁縫師、送貨員、布料捐贈者，許許多多人團結起來，為醫護人員縫製隔離衣。我們已經收到前一百件，每次送來都附上一張圖和幾句打氣的話。我們還在等接下來的一千五百件！感謝他們，請大力支持他們！」這些善心大發的協會以為自己在幫助陷入困境的小機構，實際上卻在幫一個國際集團宣傳。歐葆庭從來沒有像現在這麼賺錢，創下單季營收高達十億歐元的紀錄！它真的需要我們提供隔離衣嗎……

更誇張的是，歐葆庭還允許一些失能長者住宿機構的主任招募志工。以比利時為例，我發現「號角莊」（Closière Cornet）在社群媒體上招募志工，彌補機構人手不足的問題。我們可以想像，這種做法引發爭議：有些網友不懂這麼一家大集團有什麼資格招募志工。機構主任後來辯白說，這些志工不是要取代工作人員，只是執行一些簡單的任務，比如協助住民進行視訊通話，減輕現有工作團隊的負擔。但她說的不是事實：我設法在網路上找到這家機構發布的招募訊息，上面提到機構徵求「有空的人……協助供餐、進行維修、支援護佐工作、帶活動，甚至給藥」。總共有十幾名志工來這家機構免費工作！有時候拿新冠肺炎當藉口還真方便……

就在這個集團呼籲數萬名合作夥伴、醫師、護佐、護理師、心理師等全體員工團結一致，努力不懈的時候，高階主管卻悄悄準備落跑。歐葆庭鐵三角馬利安、勒馬斯內和布爾登克即將拆夥！

在新冠肺炎疫情延燒之際，歐葆庭三位高階主管中有兩位臨陣脫逃。第一個開溜的是集團創辦人馬利安。早在幾年前，這位醫師就漸漸淡出他的寶貝公司：二〇一七年，他在七十八歲的時候決定辭去董事長一職，好好享受自己的生活。但這一次，仍然擔任名譽董事長的他決定見好就收。二〇二〇年一月二十一日，馬利安出售他手上剩下的股份，占集團持股的六．三%，把四億五千六百萬歐元放進口袋，足以讓他的家族好幾個世紀衣食無憂！

過了幾天，《鴨鳴報》少不了針對此事大發議論——〈歐葆庭成了搖錢樹〉（Un jackpot en Orpéa massif）這篇報導的作者跟我一樣，對馬利安在集團股價暴跌前幾天賣出持股感到訝異。《鴨鳴報》要求歐葆庭集團做出解釋，出面答覆的是安妮・梅奧（Anne Méaux）知名的公關公司形象七（Image 7）。這家公司以服務政治人物聞名，擅長危機處理，費雍也是客戶之一。形象七向該報解釋，這純粹是時間上的巧合，馬利安早在幾個月前就計畫出售股份。同樣令人驚訝而《鴨鳴報》沒有報導的是，確切來說，在二〇二〇年一月二十一日，也就是馬利安宣布出售股份的前一天，歐葆庭高層注意到新冠肺炎的危險，成立危機應變小組，採取監控與防疫措施。顯然，當時仍擔任該集團名譽主席的馬利安在出售持股的前幾天，早已得知這這場大流行病的嚴重性。

幾個月之後，歐葆庭的第二把交椅布爾登克決定有樣學樣，在集團工作超過二十三年後掛冠求去。官方說法是由於歐葆庭晉身國際集團，營運長的職位不再重要；也可能是該集團受到疫情衝擊，削弱了他的權力。家屬和員工有關新冠肺炎的投訴，也凸顯歐葆庭種種潛在的疏失應該要歸咎於這位前「成本殺手」。例如，西班牙《國家報》蒐集到的證詞顯示，馬德里的機構出了嚴重的事。幾名員工爆料指出，該集團隱瞞新冠肺炎染疫死亡案例，沒有提供足夠的手套和口罩等防護用品，還威脅他們不准張揚。《國家報》刊登了一張照片，照片上一名護佐在機構走廊上緊急求援，用黑色簽字筆寫下：「有更多的人感染新冠肺炎和死去！幫幫我們！」目前調查正在進行中，可能會在未來幾年內進行審判。

布爾登克選擇離開歐葆庭的時機恰到好處。不過，這位前營運長並沒有告別這一行。他幾個月前就開始為離職做準備，二〇二〇年五月，他當選私立安養照護機構最大的聯合會——私立長者住宿機構、公寓與到宅服務全國聯合會（Synerpa）的副主席。因此，他可以在失能照護服務這一行繼續發揮影響力，並跟歐葆庭合作。專業期刊都預測他前途無量，可望成為巴黎證交所最搶手的顧問之一。

第三十八章

價值一千五百萬歐元的調查

我的調查到此結束。

歷時三年半的工作即將畫下句點。二〇一九年初，我在護理主任賈西亞的建議之下展開調查的時候，從來沒想過會挖到這麼多內幕。起初，我是為了報導塞納河畔納伊的一家豪華失能長者住宿機構「塞納河畔」的虐待事件。我以為我會按照慣例，揭露員工管理上的問題，強調住民的孤獨、資源匱乏、膳食品質低劣和欠缺樂齡活動，也就是針對失能照護產業的缺失提出嚴厲但老套的批評，沒想到最後卻在層層剖析一個錯綜複雜的金融體系，由歐葆庭這個國際集團的高層聯手打造，不擇手段追求最大利益！

我難以置信地發現，儘管失能照護服務面對的是人，是人們的肉體、眼神、皮膚、聲音和生命，但歐葆庭的偉大創舉讓這一行走向產業化，把成千上萬的人變成純粹的消耗品，把長者變成數字，把集團的醫療政策變成計算預算的公式。

在歐葆庭，一切都是數字說了算。二十幾年前，一群會計師開始掌權，在皮托的總公司裡遙控數以萬計孱弱的失能長者的生活。應用程式取代在第一線工作的機構主任，決定怎麼做對住民最好。有多少護佐告訴我，他們對工作感到厭倦？有多少主任向我坦承，堆積如山的行政和會計工作讓他們沒有餘力照護住民？

這家全球首屈一指的失能照護服務集團透過會計管理和強大的內部軟體把成本壓到最低，連不屬於自己的錢也拚命省。我發現，歐葆庭藉由裁撤護佐大幅壓低薪資總額，儘管這些護佐的薪資全數由公款支付。集團不惜冒著住民照護品質和員工工作環境持續惡化的風險，裁減員工和僱用派遣人員。此外，這個集團可能還擅自制定一套複雜的醫療用品年終回扣制度，間接挪用每年撥給好幾百家失能長者住宿機構的部分公款，把一億多歐元放進口袋，卻讓數以萬計孱弱的失能長者陷入險境。

這些步入遲暮之年的長者沒有足夠的醫療與失禁護理用品，不得不穿著髒兮兮的尿片好幾個小時，毫無尊嚴可言。我有生之年都會記得布拉亞娜告訴我，在憤怒與絕望之下，把髒尿片扔到房間牆上的老克里夫先生，還有米辛基達斯女士悲痛地談到她的母親，死於尾骶骨褥瘡引起的併發症的多蘭女士，以及其他削減成本政策下的受害者。

決定為母親奮戰，跟歐葆庭對簿公堂的胡塞勒女士*打贏了官司：「塞納河畔」不只要退款六萬歐元，還要給她一萬五千歐元的賠償金，補償她母親遭受的身體和精神傷害。在二〇一九年二月五日的判決中，巴黎大審法院（Tribunal de grande instance de Paris）判定歐葆庭集團虐待：「缺乏關注與足夠的陪伴，未善加看顧與提供衛生、身體和醫療方面的照護……必然造成胡塞勒女士*精神和身體上的痛苦……」敗訴削弱了歐葆庭的氣焰，該集團決定提起上訴。在我寫下這幾行字的時候，尚未做出判決。

幾個月後，當時由圖邦擔任主席的人權保護官署提出一份關於「塞納河畔」管理問題的嚴厲報告，指出諸多缺失。這份報告在結論中特別指出，有些住民「喪失自主能力，以致基本權利受到侵犯，尊嚴遭到踐踏，置身充滿敵意、不受尊重而令人難堪的處境，顯示他們遭到歧視……」儘管判決十分嚴厲，卻沒有引起大眾關注，歐葆庭一如既往地繼續削減成本。

每當我想起那些在臨終階段無謂受苦的人們，就會想起從住民身上省下來的這些錢，特別是透過收取年終回扣弄來的錢，每年被歐葆庭拿去舉辦所費不貲的研討會，邀請好幾百名失能長者住宿機構的主任暢飲香檳，欣賞大牌明星演出，確保他們繼續忠心耿耿為集團效勞……

我發現，制定削減成本政策並付諸實行的是集團高層，發生「機構虐待」不能歸咎於醫護人員，而是歐葆庭鐵三角：歐葆庭的創辦人馬利安醫師、由財務管理師晉升為執行長的勒馬斯內、該集團的「成本殺手」布爾登克。他們對於領導公司有各自的想法和做法：布爾登克把住民比喻成運動鞋，馬利安認為集團的使命是「圈養一群老傢伙」，而「理財專家」勒馬斯內滿腦子只有利潤率和業績成長，不過對於賺錢倒是有志一同。起初採取類家族企業經營模式的歐葆庭在三十年內，建立起版圖橫跨歐洲、美洲、亞洲二十三個國家，擁有一千多家機構的大型國際集團。這家公司一路走來，放棄原則和創業的使命，只想不斷地從溫順的客戶身上榨取更多油水。歐葆庭以照護長者為藉口私吞公款，向臨床病理實驗室、物理治療師、理髮師等相關業者抽稅，在法國經濟蓬勃發展的地區買下豪華大樓，坐享房地產增值帶來的龐大收益。

我想知道，為什麼我們的體制會允許這種公司多年來持續壯大。歐葆庭不只侵占公款，犧牲住民權益，還採取種種不正當的手段操控員工，包括罔顧勞動法規，成立內部工會，更扯的是派出「清道夫」把麻煩的傢伙掃地出門。

這種清理門戶的做法造成很大的傷害：有多少前員工長期陷入憂鬱，不得不吃抗憂鬱藥或長期接受心理治療才能重新振作？有些人甚至自殺。毫無疑問，歐葆庭的管理模式不只害慘住民，集團裡好幾千名護佐、護理師、醫師和機構主任也深受其害。

我們怎麼會讓這種事情發生？誰該為此負責？某種程度上來說，我們所有人都有責任，因為我們長期以來對此視若無睹。但除了集體責任之外，我們也要對國家機器，也就是法國醫療體制提出質疑與批判。大區衛生局沒有制定全國統一的醫療品質標準，確保各機構經手的公款全數妥善用於照護失能長者住宿機構和診所的住民、保障這些長者的福祉，因為國家根本不是歐葆庭這種大型私人集團的對手。政府官員和檢查員缺乏足夠的資源和必要的技能，針對大型失能長者住宿機構業者進行有效的稽查，他們被那些深知自己占有優勢的集團蒙蔽了好幾十年。我記得，歐葆庭子公司可寧的前醫療總監梅泰提到其中一名檢查員的素質時直言：「如果他像我這麼能幹，早就去歐葆庭工作了！」

歐葆庭比誰都懂得利用私人企業面對公部門的「優勢」，也善於遊走在界線模糊的公私部門之間。我發現，該集團及其高階主管似乎逍遙法外好幾十年，這是因為他們跟法國政府高層和政壇大咖關係密切。據說，為了取得機構的營業許可和某種形式的庇護，馬利安醫師擔任主席的歐葆庭發展委員會設法勾結高階公務員，包括省長，甚至前衛生部長。馬利安醫師對自己的權勢和他跟貝特朗之間的交情非常有自信，這使得他敢在委員會的會議上脫口說出：「我來打給保險員！」

最後，我發現法國的失能照護產業是全世界最好賺的，這要歸功於政府讓失能長者住宿機構取得免費的營業許可、補助款和免稅措施。全球失能照護產業的領導者都是法國公司，絕不是偶然，只有他們享有這麼優惠的經濟條件。同樣的，在《挑戰》雜誌的法國前五百大富豪排行榜上，十幾位失能照護服務集團的老闆榜上有名，也不是巧合。尚法蘭索瓦．戈貝堤耶（Jean-François Gobertier）是旺多姆（GDP Vendôme）集團的共同創辦人，在二〇二〇年的排行榜上位居第二五九名，身價將近三億五千萬歐元。多慰的老闆伊夫．朱赫內（Yves Journel）以七億五千萬歐元的身價位居第一二〇名，艾梅哈的老闆克勞德．謝頓（Claude Cheton）則以二億八千萬歐元位居第三一六名。排名更前面的還有高利澤的創辦人派屈克．泰奇奈（Patrick Teycheney），擁有三億歐元資產，以及多米迪普（Domidep）集團的董事長多明尼克．佩萊（Dominique Pellé），排在第一四四名，資產六億歐元。為了讓這份名單更完整，還要加上經營「蛋白石」（Les Opalines）和「伊魯瓦斯花園」（Les Jardins d'Iroise）失能長者住宿機構的門納歇（Mennechet）和貝庫利（Péculier）家族，排在第三三一名，資產估計有二億七千萬歐元。

看到這份名單，我們不禁要問：在法國經濟史上，有哪一行可以在這麼短的時間內造就這麼多億萬富翁？值得注意的是，這些集中在少數人手上的幾十億歐元，有一部分來自數以萬計退休人士領取的小額退休金和慷慨的政府補助款。我們常常聽說，法國經濟體制有別於以英美為代表的盎格魯撒克遜國家，難以累積鉅額財富，但在失能照護產業剛好相反，國家對業者大開方便之門。

猜猜看，這一行有哪個大咖沒出現在前五百大富豪排行榜上？是歐葆庭的創辦人馬利安醫師。他在二〇〇一年進入排行榜，二〇一八年突然消失。不是因為他的財富縮水，恰恰相反，是因為他的資產價值愈來愈難以估計：別忘了，他在二〇二〇年一月出售最後一批持股時，進帳將近五億歐元。沒有人知道馬利安醫師現在到底有多少財產，他很久以前就離開法國，移居比利時，在世界各地進行更多的投資。

二〇二〇年一月，我在本調查結束前，最後會晤了一位我稱為尚・德・荷諾姆（Jean de Renom）*的金融分析師，見識到這筆財富的威力。他是個多才多藝的人，跟馬利安很熟，主要協助我解讀歐葆庭的帳目。比方說，他告訴我，歐葆庭的優勢之一在於資產負債表上的「無形資產」，價值超過二十二億五千萬歐元，其中將近一半來自法國政府過去三十年發給該集團的營業許可。這個龐大的數字讓我們更瞭解，歐葆庭跟政府高層和政壇大咖密切來往值多少錢……我們在巴黎十六區的一家酒吧最後一次見面時，這位金融分析師先問了我很多關於馬利安的問題，接著提出一個令人難以置信的建議。我從頭到尾仔細錄下這次談話，在此摘錄部分內容。如同我們之前所有的會晤，我也徵得他的同意全程錄音。

「您要好好保護自己。我認為消息已經傳到馬利安耳裡，他什麼都知道……您有什麼打算？您知道您的手機被監控了嗎？」

荷諾姆*似乎陷入沉思，坐立不安。然後他直視我的眼睛說：「打個比方好了，假設他給您一千五百萬歐元怎麼樣？這也許是個解決之道。」

我愣了一下，目瞪口呆。然後，我開始思考怎麼回答他。我不想跟他槓上，也不想捲入一連串我惹不起的麻煩。「我得先跟他見個面……不過……是他要您來傳話的嗎？」

他顧左右而言他：「喔，沒這回事啦！是我想幫忙協調，這樣對大家都好……但您能向馬利安保證您不出版嗎？這要馬上找個律師來處理……總之，我們最後一定可以達成共識。我們去找他，一千五百萬，就這麼說定了！」

是歐葆庭的創辦人把這個瘋狂的提議告訴這位跟他很熟的金融分析師嗎？還是荷諾姆*本人為了保護他的朋友而想出這個主意？這只有天知道。但我知道提議的時間點相當微妙，就在馬利安出售股份的十天之後，恰好也是我得知歐葆庭和埃納省以及前衛生部長貝特朗之間關係密切的時候。

我還知道已經有前員工簽下保密協議，拿到一筆封口費，其中包括一位我曾經見過的失能長者住宿機構的前主任。我還知道，在我跟這位財務分析師見面前的幾星期，後者曾經跟馬利安醫師密切聯繫；我看過他們往來的電子郵件。

如果我答應他的提議，可能有機會前往比利時，去布魯塞爾見馬利安。歐葆庭的創辦人在那裡擁有兩棟私人豪宅，其中一棟專門用來收藏他的藝術品。荷諾姆*去過幾次，說他在那裡看到蘇拉吉（Pierre Soulages）和畢卡索（Pablo Picasso）的畫作，以及花園裡的壯觀雕塑；今天，馬利安醫師可能是歐洲大陸最重要也最低調的藝術品收藏家之一。要進入這個獨一無二的地方，必須出示證件。入口有兩名保鏢站崗，他們會確認我有沒有在「受邀名單」上。就算他們找到我的名字，也不會讓我直接進去。他們會親自按下對講機，這時候會有一名女管家走出來，再次確認我的身分。最後，等了幾分鐘之後，主人會從樓上走下來，簡短地向我致意。不過以上純屬虛構啦。我當然沒有接受這項提議，不然您就讀不到這幾行字了。

戰戰兢兢地完成將近三年的調查之後，我開始思考下一步棋該怎麼走。我知道，接下來的幾個月我必須做好萬全準備，跟歐葆庭和我在調查中提到的公司重要主管激烈交鋒，這個集團可不會默默挨打。他們警告過我，毫無疑問會攻擊我，會出示員工證詞企圖抹黑我、汙衊我，甚至說我在新冠肺炎疫情期間妨害他們的員工工作。

我知道歐葆庭的能耐。在這幾年的調查過程中，我多多少少受過該集團前員工的直接威脅，競爭對手公司的執行長們也勸我罷手，不要碰某些敏感議題。歐葆庭的高階主管則設下陷阱，假意答應會晤，以便提出一連串的問題，打聽我的調查狀況，再棄我如敝屣。有些人則在多次跟我見面並分享文件和機密資訊之後，突然沉默了。這個集團試圖阻撓我的調查，據說解僱了他們懷疑是內奸的員工。更令人意外的是，一位前部長還打給柯利安的高階主管，勸阻這家法國首屈一指的失能照護服務集團不要見我。二〇二一年九月，當我的調查告一段落，我從兩個不同的管道得知，一家大型徵信社受託打聽本書內容。

所以，我知道我面對的是一場硬仗。但最重要的是，我知道我並不孤單。我已經成為好幾百人的代言人，他們再也無法坐視歐葆庭繼續荼毒更多人。生活助理、護佐、護理師、醫療主管、失能長者住宿機構主任、住民的家屬、商業掮客、總公司的員工、員工代表、大型私人集團的高階主管、國家公務員和前衛生部長都信任我，盡其所能助我一臂之力，讓這項調查得以問世。

第五部　驚人調查報導的幕後

第三十九章

干預

二〇二一年七月。我的訪查已大致完成。為了撰寫調查報導，我還需要聯絡尚路易・波魯（Jean-Louis Borloo），他是法國政界要角，獨立民主聯盟（Union des démocrates et indépendants）前主席，還曾擔任內閣中最高的幾個職位：席哈克總統任內的就業部長、薩科吉第一屆任期的經濟與財政部長，其後又於二〇〇七至二〇一〇年間擔任專責生態環保事務的國務部長（ministre d'État）。他很客氣地同意與我在電話上對談。在那通電話中，我向他提出一連串問題。對話進行了整整半個小時。在我看來，波魯先生是真心對我的調查感興趣。他請我說明一下這本書的內容。我沒有說出任何具體資訊，只是舉出幾種現行的財務運作機制，並提及公款有不當利用的情形。他表示自己確實不知情，也不認同這些做法，並預祝我的工作順利成功。「我非常希望您能繼續調查下去，」他堅定有力地對我說。我們討論完畢時，他問我是否打算聯絡與此事最相關的人物，亦即那些法國失能長者住宿機構的重要經營者。我肯定地回覆他，遵守正反並陳原則是我們這一行的基本守則之一。

我的確在二〇二一年夏天聯絡了我在調查報導中質疑的那些企業與相關人士：歐葆庭，這是自然，不過也包括柯利安、巴斯蒂德、赫曼……等等。我已敲定與柯利安的法國區執行長見面。時間定在二〇二一年八月三日。約定之日前幾天，我正和家人在度假的時候，該集團中某位已經與我保持聯繫一段時間的重要幹部打電話給我。「您知道您被監聽了嗎？」他語帶沉重地問我：「一位政界高層剛才打電話給我們公司，告訴我們他知道我們已經同意受訪。他建議我們不要這麼做。他的理由是我們不應該信任您，您的調查一定會掀起風波，千萬不要捲進去。」

我很好奇，便問他能否告訴我打電話的人姓什麼。「姓波魯！」

單就此事而言，消息之所以走漏——如果確實有走漏——原因並不是監聽，只是單純因為我和尚路易．波魯的電話對談而已。我們談完之後，這位前部長顯然聯絡了一位柯利安集團的管理高層，試圖勸說集團不要和我見面。他並不以此為足：根據這位管理層核心人物的證詞，波魯先生又打了第二次電話，想知道最後是否依約會面，又談了些什麼。我無法置信。這位男士當時明明熱忱地祝我順利成功……。

這位政治人物，按理來說，他在法國政府的經歷應該會使他將國家利益置於個人利益之上，竟會選擇干預一項揭露公款不當管理的調查報導？背後隱而不彰的理由是什麼？他和這些大集團之間的關係又是什麼？柯利安的經營者蘇菲．博瓦薩（Sophie Boissard），曾於二〇〇七年波魯擔任經濟部長時擔任他辦公室的副主任。集團中還有其他主管曾經和他共事過——總而言之，他和柯利安集團有關係是一點也不奇怪的事。但團隊精神會是他出手干預的原因嗎？

二〇二二年十月，我的書已經出版多時，我又打電話給波魯，讓他知道我把這段親身經歷寫出來了。他氣沖沖地否認有過類似的干預行為。「這完全是子虛烏有。我認為您做這樣的調查非常好，」他語氣肯定：「我是毫無頭緒，就跟您一樣。我根本不知道那個地方，除了我有家人住在他們的機構以外。我當然從來沒有打電話給任何人。」但如果是這樣的話，別人為什麼要編造這個故事呢？再說，那位柯利安的主管為什麼能那麼剛好說出幾天前才跟我通過電話的部長的名字呢？

回到二〇二一年夏天。當時我有種愈來愈強烈的感覺：一腳踩進毒蛇窩的感覺。不信任感變得揮之不去。不只如此，在那個時候，我腦中都還沒有考慮到被「公關」（communicant）攻擊的問題，他們是專門負責危機處理的人員，大型產業集團的最愛。

第四十章
走漏消息

「維克多，您好，我打電話來是要恭喜您出了新書。這本很硬耶！說真的，甘拜下風。我不是那種一天到晚恭維人家的人……但是看看，您真的發揮了您的專業功力。巴舍洛把小夥伴貝特朗的做法一腳踹翻那章，真是非常不好處理。您還揭露了回扣的事，一定會掀起軒然大波。」

我接到這通電話是在二〇二一年九月一個晚上，當時已過晚上十一點。我難以掩飾心中的訝異。「怎麼回事？您怎麼會知道有這一章？您讀過我的書稿嗎？」對方表示無誤。「對，我看到一份電子檔。有人讓我在電腦上看了幾段。但是不必擔心，跟我接觸的這些人無意阻礙您。至於我本人，我打電話來只是想向您道賀而已。這是真材實料的新聞調查報導。您會參加下一屆巴黎書展吧？」

這次通話發生在《掘墓人》出版四個月前。當時，知情的人不過十個人出頭：法雅出版社的董事長兼執行長蘇菲・德・克羅瑟（Sophie de Closets）、幾位出版社職員和為數不多的受訪者。這些人全都願意投入這項大挑戰，也誓言保持沉默。我對他們更是完全信任。我面前有兩種可能性。要不就是某個受訪者思慮不周，冒著把自己拖下水的危險，把檔案分享給錯誤的對象。要不就是我們其中有人成了網路攻擊的目標。

再早數週之前，我得知一家監控公司已經受託要取得這本書的相關資訊，試圖減輕它造成的衝擊。要收發最敏感機密的郵件時，我會使用一種利用端對端加密技術的安全通信軟體。我以為要駭進這個平臺很難，豈料並非如此，我們其中有一臺電腦成了鎖定攻擊的目標。

如果是這樣，那些「海盜」是否也成功取得了別的文件？

況且電話另一端的人並非等閒之輩，使我對這一切更不敢輕忽。這個男人有著粗糙的嗓音和前橄欖球員的精壯體格。他名叫尚馬克・普隆塔德（Jean-Marc Plantade），他不是別人，正是柯利安集團的公關主任。和歐葆庭一樣，這位法國失能長者住宿機構界的一級管理人是我在調查報告中矛頭直指的對象，他很可能在我這本書出版前好幾個月就取得了內容。我腳下的地面開始塌陷……。我想到那些證人，想到他們可能會承受的壓力。我怕有人會技巧性地流出資料，破壞這本書出版的影響力。這些問題在我腦中來回翻攪：是誰成功拿到了我的書稿？為了什麼原因？又為什麼柯利安的公關主任要打電話來恭喜我，順便警告我？

這一切都令人困惑。也令人不安。

普隆塔德是失能照護產業中一位相當奇特的人物。他曾擔任記者，更曾是《巴黎人報》（*Parisien*）經濟版面的主編。憑著三寸不爛之舌，這位仁兄成了公關人，而且自從換了陣營，只要認定記者們辦事不力，他便會毫不遲疑地給他們一頓排頭吃。他也是一個堅決大力捍衛所屬集團與集團主席蘇菲．博瓦薩形象的男人，但與此同時，他也會展現對高齡人士處境的高度關懷，一再勸說他的雇主要讓資訊更加透明。

好比再早數個月以前，是他促成柯利安的法國總監梅里戈和我見面。那場訪談最後不歡而散，我也把事情告訴了他：由於不滿我反覆提出關於回扣的問題，並否認對公款有任何管理不當之處，梅里戈先生將他的筆粗魯地往桌上一摔，我則拂袖而去。到頭來，這些絕對不正常的回扣在《掘墓人》出版後不久便獲得主管機關的證實。另一方面，藉由安洛荷．巴黑（Anne-Laure Barret）在《週日日報》（*Le Journal du dimanche*）發表的一篇報導，我們也得知時任法蘭西島大區衛生局長的埃文本身早在二〇一四年就曾向負責高齡政策的國務祕書羅宏絲・侯西諾（Laurence Rossignol，社會黨籍）發出警告。「假設分析結果都有憑有據，柯利安集團是從他們的醫療器材供應商那邊得到一些折讓，這些折讓形同使各機構的支出減少，卻沒有登載在機構的外帳中。」這是他在一份筆記上寫的內容。根據這位前衛生部長（一九八八至一九九〇年在任），這些操作可能是「系統性的」，相當於造成法國健保每年損失近四百四十萬歐元。當時由於各種訊息如潮水般湧出，《週日日報》的報導並未獲得應有的迴響。然而，它揭露首屈一指的大區衛生局長以及社會黨當局都知道這些做法的存在，而這些做法損及健保局、各省參政委員會、護理人員，更重要的是長照機構住民的利益。再者，即使發出強烈的警告、也有紀錄為憑，還是一樣船過水無痕。主管機關眼睛眨也不眨，就讓這套體制不斷運轉下去。這篇報導一點也沒有澆熄梅里戈先生的急躁，甚至幾個月之後，他還在公開會議上詆毀我。

柯利安的公關主任則走完全相反的路線。二〇二二年一月，《掘墓人》出版不到四天，普隆塔德就離職、搬家，換了新電話號碼也換了新的生活。柯利安的董事長兼執行長博瓦薩拚命挽留他，還是留不住。後來普隆塔德一直住在柯雷茲（Corrèze）並參與許多非營利團體。

柯利安的經營高層是否對自家公關主任取得的資訊有所瞭解，我一直不得而知。我倒是知道在《掘墓人》上市前後那幾個月，有些事在幕後默默加速進展。有些具影響力的人物在暗中操縱。有些競爭情報公司接到委託。

甚至還有些「記者」為這場古怪的地下棋局助了一臂之力。

第四十一章

奇怪的「記者」

二〇二二年一月。距離這本書發表還有十幾天，我在法雅出版社的媒體聯絡人桑笛・希哥特（Sandie Rigolt）打電話提醒我小心，因為他們收到一封可疑的訊息。一位自稱記者的男子耳聞有一本關於失能長者住宿機構的書即將上市，希望取得一本樣書以撰寫報導。媒體聯絡人拒絕他了。這位據說名叫尚巴提斯特・吉侯（Jean-Baptiste Giraud）的記者又鍥而不捨要求了好幾次。過了一週，他傳了一封簡訊給桑迪，內容如下：「我們有個記者同事下午在蒙帕拿斯有約。他說可以幫我去接待櫃臺拿包裹，因為世界報的文章已經出了，我們得搶時間;）謝啦！」幸好桑笛的態度始終堅定：「不行，今天我們辦公室不會送出任何一本書⋯⋯。抱歉，請您再耐心稍候了。」吉侯沒有再聯絡。但我將再次與他狹路相逢，那是幾個月過後，當《掘墓人》問世掀起的波瀾一波未平一波又起的時候。

一位居於高位、人脈深厚的男性也是透過他的一位女性同事聯絡到我的。他熟識歐葆庭幾位經營會議（按：相當於董事會）的成員，也願意將一些第一手消息透露給我。我同意在他巴黎的辦公室和他見面。他不希望在書中揭露他的姓名甚至年齡。我唯一能提及的是他從事高階獵人頭服務。他的客戶有：巴黎證交所市值前四十大企業、法國大型家族企業等。不論是高階經理人還是獨立董事，他負責為這些客戶挖掘難得一見的奇珠異石。他也為公司治理或法律遵循等問題貢獻長才。我們姑且稱他為伊夫・勒貝耶（Yves Le Baer）*，他遭遇過前所未聞的粗暴對待。他花了好一段時間才重新站起來，也不希望因為出面作證而使親友受到任何傷害，包括他服務的公司，因為低調行事是這一行的守則。

他告訴我的故事開始於四年前，也就是二〇一八年。當時馬思諮詢公司（Mars & Co）剛剛對歐葆庭從裡到外徹底做了一次審計，並強烈建議大幅重整組織；該集團的組織架構已經跟不上公司的規模。其中被特別點名的是人力資源管理。審計師們認為一間擁有超過六萬名職員的企業應該設置一個主管人力資源發展的單位，負責推動企業的社會轉型以及評估員工的能力。身為歐葆庭的人資長，貝童．戴希佑（Bertrand Desriaux）必須遵循「董事會」（經營委員會）通過的這些新指令。不過他打算照自己的方式執行這些指令。於是他聯絡早在大學時代便結識的勒貝耶*，打算將一項任務交付給他：為歐葆庭找到新的女性人力資源發展部主任。

面對這項巨大挑戰，這位獵頭專家只覺得躍躍欲試。很快他就清醒了。「第一次簡報會議，我是跟戴希佑以及法國區人資長克莉絲汀．戈芙荷（Christine Coffre）一起開的，」他詳述當時的情形：「會中，戴希佑開門見山就告訴我，我幫他找的人不可以比克莉絲汀更優秀，因為她是他的接班人，而且一切都是好幾年前就規劃好的。」縱使勒貝耶*投入這一行已有數十年，卻是頭一次遇到這種狀況！他接著說：「我只能回答他，我對這位法國區人資長毫無不敬之意，不過將來決定要不要提名她的人並不是戴希佑，而是歐葆庭的執行長。聽完我的話，他冷冷地告訴我，做決定的人就是他，他上頭沒有別人。我不曉得您是否熟悉這些大企業的生態，不過到了那個規模，是不會有這種事的。從公司治理和管理的角度來看，根本是匪夷所思。」我曾試圖聯絡戴希佑先生，但沒有得到回音。

這讓勒貝耶*先生開始猶豫要不要繼續執行他的任務。他做的事只有一個目的，就是找到可能的最佳人選。人家之所以付他酬勞，無非是為了這一點。最終，經過數星期的仔細思考，他向歐葆庭的人資長提出四份履歷，清一色是女性。人資長一一約她們單獨面談。新的大麻煩出現了：「這些候選人中有一位長得相當漂亮，」這位獵頭專家說：「戴希佑告訴我她條件非常好，但是他不能挑她。我說我不明白他的意思。您知道他怎麼回答我的嗎？要是他挑了這個女的，其中一位管理高層馬上就會餓虎撲羊。他就是這麼對我說的，我沒誇張，他還告訴我他一直在處理這種案子處理個沒完。我當場傻眼！怎麼回事啊這個集團?!」

勒貝耶*先生感到茫然失措。他再次考慮中止他的任務，直到確定「他的」其中一位女性候選人沒有被歐葆庭的人資長選中。這位獵頭專家立刻打電話給她，警告她要小心。「我跟她講得非常白。保護我的候選人，這也是我的角色。我告訴她這個位子恐怕不好坐。」那位雀屏中選的女性認為她願意接受這個挑戰。二〇一八年底，她加入了歐葆庭。「她的表現馬上讓大家刮目相看，」勒貝耶*表示：「她能說好幾種語言，和歐洲重要分支的負責人關係都不錯。三個月過後，她在執行委員會上做了一次專案檢討報告，驚豔全場。勒馬斯內（時任歐葆庭執行長）單獨交付給她一項特殊任務。她成功了。如今回頭來看，我會說做得太過成功了。」

之所以這麼說，是因為在二〇二〇年二月，亦即她上任才剛滿一年之際，這位人力發展部主任就被用槍架在脖子上趕走了。「您在書中講到那些明明一點錯都沒有，以重大過失為由遭大量解僱的事情，同樣發生在金字塔頂端的職位上，」勒貝耶*向我吐露：「這位女性打電話給我，邊說邊哭，她告訴我有兩名彪形大漢幾分鐘前突然闖入她的辦公室，收走她的感應卡和公務手機。就在彈指之間，他們把她攆出了辦公室。」

根據這位獵頭專家的說法，戴希佑應該是在勒馬斯內讓她升職幾天之後決定要把她踢出門。

如果她被解僱的過程已經讓人見識到歐葆庭前任經營團隊有多粗暴，接下來發生的事將這一點表現得更淋漓盡致。憤憤不平的勒貝耶*不想就這麼算了，他直接聯絡歐葆庭的人資長。「他不回我的電話，於是我寄了一封簡訊清清楚楚告訴他，不管是上法院還是在股東面前，我都會出面作證有這些事發生。法院，他才不在乎。可是股東，我想他就傷腦筋得多了。」勒貝耶*的訊息沒有得到任何回音。幾個月之後，他實現了他的承諾：和一位歐葆庭經營會議的成員共進午餐時，他將這件事的來龍去脈說了出來。對方是寶獅（Peugeot）的代表，他不敢置信：董事會上宣布的離職原因是「個人因素」。這位獵頭專家回頭埋首於工作，一邊期盼能找到突破點。午餐會後過了幾個禮拜，第一聲警報響起。勒貝耶＊登入社群平臺領英，發現一個用戶名稱叫「Fu Rax」[1]的人看了他的履歷。一開始他沒有多想，只覺得大概是個玩笑。但後來勒貝耶＊明白了背後的意涵：「對我們這一行來說，每天都會有人上領英來看我們的履歷，可能是客戶，也可能是潛在的候選人。我點進這個『Fu Rax』的個人頁面，發現他沒有任何聯絡方式、任何資訊。上面只顯示他的居住地是在巴黎郊區，而且不偏不倚就是我和我家人居住的地區。現在我知道了，那就是給我的第一次警告。」第二次隨之而來：才過一會兒，又有某個叫「Khupê la tet」[2]的人查看了他的領英履歷。威嚇的意涵更加露骨了。

幾個月過去了；勒貝耶＊在案牘勞形之間依然追蹤著這個案件。他沒有再接觸過歐葆庭的經營高層。二〇二一年四月，他又發現一件令他目瞪口呆的事。他的一個孩子在網路上搜尋時，發現一個以他的姓氏為名的暗網：http://YvesLeBaer.net！他點下那個超連結，出現在他眼前的是一篇文章，訴說一樁驚世駭俗的暴行，標題是「伊夫．勒貝耶＊不為人知的一面」。在那篇文章中，他被形容為「新時代的浮世德魔鬼」，是不道德、自我中心又虛榮的人。這篇假爆料文章更煞有其事地指稱他會對女性下手，言之鑿鑿地

1 譯注：若把這兩個字連成「furax」，正好是一個口語中使用的形容詞，代表火大、氣炸了的意思。

2 譯注：念起來和「砍頭」（couper la tête）的音非常接近。

說，要想登上高階職位，「不可能不通過他的床」。這位獵頭專家背脊發涼。誰會為了傷害他而做到這種地步？他立刻通知他的合夥人、找律師，隔天就去報了案，並自費聘請私家偵探來追查這些毀謗文章的原始出處。

後來我也和那位偵探見了好幾次面，他發覺勒貝耶*遇上的攻擊比他一開始想像的更難對付。他取得三篇假報導，內容都提到以下幾個主題：獵頭業的工作環境、#metoo運動和所謂勒貝耶*不為人知的黑暗人格。這種拼湊的手法既粗糙卻又十分巧妙，目的就是為了摧毀這個男人的名譽。這些報導相互引用；依照一份悉心規劃的時間表，它們在二〇二〇年十二月十四日到二〇二一年四月十四日之間刊出。一名或多名不知名人士開設了多個推特帳戶，專門用來轉推這些文章。其中一個帳戶於十二月中開設之後，在短短幾天之內就製造了一大堆活動紀錄，不是轉推一長串以職場性騷擾為主題的推文，就是訂閱許多參與相關運動的人物的帳號，例如蒂斯塔娜・巴農（Tristane Banon）[3]或珊德拉・穆勒（Sandra Muller）[4]，穆勒就是#balancetonporc（#揭發你的豬）運動的發起人。這位私家偵探在他的報告中表示，他認為「這個推特帳號的創建是出自專業人士之手，他是受託提供這種服務（刻意打擊目標人物）」。

還有更嚴重的：一個由幾位法國記者主持的新聞網站張貼了其中一篇假報導，既給了它讀者也給了它可信度。這個網站名為「經濟早報」（Économie Matin）。該站成立於二〇一三年，每天會張貼約十五則與當天法國經濟時事有關的文章，並發表一篇由十來位作者合作撰寫的編輯室評論，其中包括來自聖母廣播電臺（Radio Notre-Dame）、蒙地卡羅廣播電臺（RMC）、《當代價值》（*Valeurs actuelles*）或《健談》（*Causeur*）等新聞雜誌的記者。針對勒貝耶*而來的那篇文章是在二〇二〇年十二月刊出的。文中提及斯特勞斯卡恩案、哈維．溫斯坦案等案件，並引用上述提及的那些舊文章。署名的是一位宣稱以突尼西亞為據點的記者。根據我讀到的徵信社報告，那只是化名而已。在勒貝耶*的要求下，私家偵探聯絡「經濟早報」的社長想獲得進一步的資訊。這位記者花了好一段時間才回覆。經過一番討論之後，他同意撤下那篇文章，但表示他無法得知作者的身分。毫不意外……。身為負責人，他對網站上張貼的所有文章負有刑事責任。

此時，我們的故事衍生出一條支線，因為我找到這位記者的名字了：尚巴提斯特．

3 譯注：法國記者、作家，她於二〇一一年七月控告當時的國際貨幣基金組織（IMF）總裁斯特勞斯卡恩（Dominique Strauss-Kahn）曾於二〇〇三年企圖性侵她。

4 譯注：法國記者。二〇一七年因哈維．溫斯坦（Harvey Weinstein）性侵事件掀起的#metoo運動開始擴散至世界各地，穆勒在推特上以#balancetonporc這個標籤發文控訴她的前電視臺上司曾對她性騷擾，點燃法國版的#metoo運動。後來穆勒被前上司提告誹謗，二〇一九年一審敗訴，但於二〇二一年上訴成功。

吉侯！跟《掘墓人》上市十天前向法雅的媒體聯絡人要求搶先試讀的正是同一個人。這個巧合讓人一點也開心不起來……。我立刻調查這位行徑怪異的記者過去有何經歷。吉侯不是業界新人。他的記者之路始於一九九四年的法國廣播電臺（Radio France）。之後他陸續擔任過以下職位：聖母廣播電臺主持人、新聞網站「Atlantico」總編輯、二〇一五至二〇二〇年為RTL電臺及南方電臺（Sud Radio）供稿。他還有一個很明顯的特色是喜歡跨界。他會輪流、甚至同時擔任電臺撰稿人、評論作家、媒體負責人、新聞學校的教學事務主任、企業內部的教練（coach）、凡爾賽一間活動企畫公司的創辦人等等。或許他的頭銜還不只這些呢！

我透過電話聯絡上這位八爪章魚般的「記者」。聽到我問他是否跟歐葆庭有合作關係，他略顯遲疑：「呃……嘿啊，」他倉皇回答：「不是，合作關係是什麼意思？……如果您問我是不是有從他們高層那邊拿過酬勞，我可以告訴您沒有。」於是我問他為什麼想要在出版十天前拿到我的調查報導。他給了好多個答案。首先是因為文學寫作的緣故驅使他聯絡法雅：「我有內部資訊。而且我對這個主題很有興趣……。您曉得的，我自己也在寫書。已經答應人家三月要交一本，我打算用其中一章來寫關於老年人的問題。」不過他也有一些比較私人的理由：「我岳父岳母不久之後就得面臨要不要住進長照機構的問題。所以沒錯，這個主題讓我很有感覺。您曉得的，在我們這一行，你很難把公和私分開。好比我現在得做一個關於太陽能板的題目，這跟我個人就有關係，因為我自己有鋪太陽能板。」

我繼續追問了一會兒，吉侯最後終於承認他這麼做是為了第三人的利益：「對，要我注意您的調查報告即將出版的那些人迫切需要讀到這本書。不過由於我拿不到書，事情就停在那邊了……。根據法國的法律，你不能對還沒做的行為採取任何行動。就像某個傢伙要去參加示威遊行，你不能人還沒到那邊就把他抓起來。」

吉侯大方表示他很慶幸沒有成功拿到書，讓他免了一切麻煩事。在我們的對話要結束時，他直接大放送。「對，聯絡我的是一間競爭情報公司。我時不時會為幾個競爭情報智庫或公關公司工作。有太多間可以選了。」

我和吉侯又見了第二次面，地點是巴黎一間咖啡館。他不願透露委託他這項工作的那間競爭情報智庫叫什麼名字。當我談起勒貝耶*的案子，他的態度同樣曖昧不明，只是告訴我他的網站「經濟早報」上既有所屬記者撰寫的報導，也有公關公司依照商界相關人士的要求發過來的稿子，也有網友的投稿。有的時候還有一些文章是不請自來的。

「我們稱為『注射文』（injection），」他很肯定地對我說：「這種文章並沒有經過我們編輯部核稿。有人沒有經過我們同意就讓它上線了，因為我們網站的安全性不是很強。可是您曉得的，這種事每家線上媒體都會遇到。就是個老鼠洞。只能見一個補一個。但那不是我們弄出來的。」

然而這並非他的網站第一次被人抓到在運作上有違反專業倫理之虞。記者楊・慕袞（Yann Mougeot）最近挖出這個網站和公關公司「Avisa Partners」的關係，他們會依照這間公司的要求散布有利於客戶或詆毀其競爭對手的文章。這一次，「經濟早報」跨越了另一條線。我們這位獵頭專家的狀況所牽涉的不再是錯假訊息的問題。這個網站刊登了一篇偽造的報導，而且它是一整套意圖打擊某人聲譽的抹黑戰中的一環。勒貝耶*費了好幾個月的時間才弭平傷害。「他們不只是設法讓我信用破產。他們是想要毀了我，」他強調：「如果當初我沒有能力去調查並讓那些惡意中傷的言論從網路上消失，我恐怕已經沒命了。」他說他二〇二一年的業績只剩下一半，雖然無法證明這件事與從事網路誹謗的那間公司直接相關，但他主要擔心的還是波及家人。

就在相互告別之際，我們走在路上，吉侯說了短短幾句話，卻嗅得出背後深深的質疑：「這些狗屁倒灶的事真是煩死人了。您曉得的，我們做這些就為了月底付得起帳單。這一行不好幹。要是我能省下這些工夫的話，我早就省下了。」

第四十二章

全面監視系統

在調查過程中，我發現歐葆庭會利用所謂「清道夫」把一些被認定不受歡迎的分子踢出集團。我得知有一些競爭情報公司曾經受託「監視」加入工會的員工。在勒貝耶*案中又更上一層樓：製造假訊息來破壞一位前合作夥伴的名聲。

這套全面監視系統漸漸蔓延到金字塔頂端。接下來幾週裡，有人提供我證據，說集團人資長戴希佑認為自己遭到親勒馬斯內派的資訊部門監視，便找私家偵探去獲取管理高層人士的相關資訊！新任執行長羅宏．吉佑（Laurent Guillot）一坐上這個新職位，就發現這些由歐葆庭金庫支付的調查工作多麼龐大：針對集團重要決策人士的報告高達數千頁，他立刻便將這些報告交給司法機關。我自己也因緣際會取得其中一部分文件，並和不少偵探討論過。其中有幾位儘管經驗豐富，卻向我坦承這些做法之深入與縝密令人瞠目結舌。其中一份報告是關於集團在俄羅斯的投資，所揭露之事實叫人難以置信，我也找了一個機會在《世界報》上曝光這些事實。二〇一八年春天，勒馬斯內前往莫斯科，目的是宣布十幾間復健中心即將開幕的消息。在一張標示五月二十四日拍攝的照片上可以看到，他正在和兩個人握手，一個是羅宏·維吉耶（Laurent Viguier，法國存託銀行〔CDC〕集團歐洲及國際事務部部長），一個是基里爾·德米崔耶夫（Kirill Dmitriev），亦即俄羅斯主權直接投資基金（RDIF）的總裁。在他們身後兩步之遙，站著兩位總統：馬克宏，他正在拍手，還有普丁，一臉沉著。在歐葆庭的經營團隊中，有些人很難理解為何要在俄羅斯發展事業，對於和最近被美國財政部評為「普丁總統的地下金庫」的俄羅斯主權基金成為商業夥伴有所疑慮。一間競爭情報公司接到委託。幾個月過後，他們查到了一件難以想像的事：勒馬斯內極可能於二〇一六年三月二十二日在莫斯科一間夜店遭到逮捕，隨後被拘留。他被懷疑涉嫌媒介性交易營利及販賣毒品。雖然無法證實，但報告中對於此次逮捕是否與歐葆庭數月後的投資案有關提出疑問。在那段期間，俄方停止了對這位集團前執行長的追訴。當我為了進行調查而聯絡勒馬斯內的時候，他否認曾經在莫斯科遭到逮捕以及因為這類罪名遭到司法訴追，他認為「這是非常嚴重且汙衊人格的指控」。

這些報告還提及在義大利的不正常資金安排，流向瑞士、摩洛哥、盧森堡或葡萄牙的可疑金流，以及一些與集團幾個供應商產生利益衝突的狀況，尤其是資訊服務供應商。當中涉及的金額極為龐大。據報告所載，可能有數億歐元的資金由集團流出，損及公司、股東及員工的利益。歐葆庭的新執行長採取行動，解僱超過三十幾位經營團隊幹部。雖然新執行長已經控告未特定被告X濫用公司資產，並認為最終應能取回一部分被挪用的資金，但某些涉入舞弊行為者的態度令他大為吃驚。這些人試圖主張勞動契約中關於資遣所規定的「額外賠償金」（super indemnité）條款，一點也不覺得不好意思。真令人忍無可忍。

情報公司和法國金融檢察署（PNF）的調查員也在搜查其他金流。過去幾年間，歐葆庭創辦人馬利安經常送禮給歐葆庭前執行長勒馬斯內。這些現金與藝術品形式的饋贈，價值可以高達數千萬歐元。饋贈的時機尤其有意思：它們通常發生在馬利安醫師出售大筆股權之後。另一項不合常理之處：馬利安先生擁有勒馬斯內用來管理名下不動產的其中一間非商業不動產管理公司（Société civile immobilière）的股份，而且從勒馬斯內還是歐葆庭執行長的時候就是如此。看來毋庸置疑，這些前企業大老闆愛做什麼就做什麼。

前陣子我得知了另一項特別有用的資訊。不是一間，而是至少有兩間競爭情報公司受託控制這份調查報導的影響力。其中由某間法國業界龍頭負責執行的一項任務，是二〇二一年七月我將問題寄給集團不過幾週之後由歐葆庭經營高層委託的。這件事為何如此重要？因為這會讓勒馬斯內的辯詞變得不堪一擊。這位歐葆庭前執行長正因「內線交易」受到金融檢察署的調查。他被懷疑在我寄出那些問題之後售出數千股歐葆庭的股份。在二〇二二年二月三日的一份新聞稿中，他明確表示售出股份「與卡斯塔內先生的書無關，我們並不認為有什麼特別值得憂心之處」。如果他們這麼平心靜氣，為何還要委託商業智庫去探查發動調查的記者呢？

第四十三章

恰逢其時的民意調查

正是「形象七」這間由安妮・梅奧領導，多年來維護著歐葆庭的利益、尤其是名譽的公司。在《掘墓人》出版前六個月，我將我的問題傳給這間公司，更精確地說，是傳給夏洛特・勒巴比耶（Charlotte Le Barbier）。我和我的出版社早已知道形象七會準備一套公關策略來應對我的調查報告造成的衝擊。但相對的，我們並不知道這套計畫會和新書出版時程同步到什麼程度。最近我得到一些資料，證明那間公司消息非常靈通。

二〇二一年九月開學季的時候，歐葆庭聯絡市調公司奧多薩（Odoxa），請他們設計一份調查良好老年生活狀況的問卷。有六個歐洲國家超過六千人收到這份問卷，其中近五百人住在失能長者住宿機構中。完成訪問之後，形象七便開始聯絡法國幾家重要媒體的編輯室。夏洛特・勒巴比耶都在收件人名單內。一月中，她向一家重量級週刊提議進行獨家報導。

根據我能查閱到的檔案，奧多薩和歐葆庭合作完成的第一份調查結果一直被壓著不准公開，直到一月二十三日星期日，換言之……就是《掘墓人》的精華書摘將在《世界報》刊出的前一天。做得不能再完美了。他們怎麼有辦法取得這項小心翼翼層層保密的資訊呢？

一月二十二日星期六晚間，大動作開始了：奧多薩的社長席琳・布哈克（Céline Bracq）上了法廣新聞臺（France Info）的節目《知情人士》（*Informés*）接受訪問。很顯然，她連自己是形象七為了削弱即將面世的調查報告帶來的衝擊而精心策劃的公關策略的一環都不知道。一起坐上鏡頭前的記者們也料想不到這一層。主持人是這樣為那個單元開場的：「從奧多薩為歐葆庭進行的問卷調查中可以看到，四五％的法國人認為我們的社會無法讓銀髮族擁有良好的老年生活，不過這比例算高嗎？」市調機構奧多薩的社長回答：「是的，很高。雖然比歐洲其他國家來得低……法國人期盼公權力在他們老的時候可以陪著他們、幫助他們，讓他們擁有好的設備、有人在旁照料。」主持人立刻把球打回去：「是政府在這方面做得不夠嗎？」「對，政府做得不夠。但不只是政府。還有整個社會。」此次訪談一結束，記者米夏伊爾・達蒙（Michaël Darmon）[1]立刻針對「良好老年生活，被候選人放棄的大選議題？」這個主題寫了一篇專欄文章。

歐葆庭的高層和公關人員們想必對這場辯論十分滿意，因為它使「不樂齡」的責任被轉移到政府、公部門，更推及整個社會。歐葆庭巧妙地讓自己站到一個位子上，看起來像一個既負責任又關心社會的業者，願意推動這個社會去探討如何照顧長者的問題。他們發給巴黎地區各媒體編輯室的新聞稿表達得更加直白。該集團以一個方框特別凸顯幾項問卷調查的結果。首先，調查結果顯示「法國人對於老化的態度比大多數參與調查的歐洲國家更加正向」。不知是否需要提醒各位，這份問卷施測的對象只有五十幾個歐洲國家中的六個。歐葆庭特別強調的另一項結果如下，而我們很容易就能猜出原因為何：「失能長者住宿機構住民抱持樂觀態度的比例更高（七四％）」。但關於這些住民的背景反倒完全沒有任何說明。他們是法國人還是來自歐洲各國？他們住在私人安養機構還是非營利失能長者住宿機構？設施屬於高級豪華還是平價陽春？我們可以合理推斷，隨著受訪者的背景不同，得到的結果也會大相徑庭。

1 譯注：達蒙即是這集節目邀請的四位「知情人士」之一。

最後一點，也是令人頗感諷刺的一點。根據這項研究，針對如何實現「好好變老」的問題，廣受法國人支持的兩種方案的其中一項是「設立一些作為地區性資源及專家中心的失能長者住宿機構，並賦予其更多權限」。十個法國人中這麼想的竟高達九個人。簡要而言，根據奧多薩這次為歐葆庭執行的民意調查，法國人要求公部門採取行動，不過他們大多在失能長者住宿機構裡都過得挺不錯。其次，他們認為改善方案之一是擴大長照機構能介入的範圍。對照護產業和那些大型長照事業的經營者來說，這些數字無疑是一顆定心丸。法國人都是他們的後盾！

但有些時候，只需要一粒小小的沙子就能讓運作順暢無比的公關機器失靈……

第四十四章

超級風暴

二〇二一年秋天。出版日期將屆；過去幾個月行程滿檔。

二〇二一年九月至十二月間，這份書稿歷經千錘百鍊。法雅出版社的律師比戈特先生篩選出大量需要刪除的專有名詞，並修改一些句子的措詞，因為他認為寫得太過斬釘截鐵。《世界報》的調查記者傑哈・達威（Gérard Davet）與法比思・洛姆（Fabrice Lhomme）——他們也是法雅董事長兼執行長的編輯顧問——讓文字變得更擲地有聲。我的編輯狄安娜・菲葉（Diane Feyel）一次又一次重讀文稿。蘇菲・德・克羅瑟在聖誕節當天利用兩場節日聚餐之間的時間做最後一次校閱。每個字、每個逗號她都仔細斟酌。因為事關重大，不允許任何一點模稜兩可存在。在跨年夜的前夕，《掘墓人》的定稿終於送往印刷廠。時間緊迫：只剩幾乎不到一個月就是出版日，訂在一月二十六日星期三。這部作品很快就要脫離我的掌心了。

這本書被下了封口令，意思是沒有人——包括書店、阿歇特出版公司（Hachette）的行銷人員、甚至法雅的員工——能知道書的內容。大家只知道這是一本關於照護產業的調查報導。此外，在出版社裡，絕大多數的員工不曉得我是誰，也不曉得我在辦公室走廊上來來去去都做些什麼。

到了二〇二二年初，我和其中大多數人才第一次見面。有一次和我的編輯一起開會結束時，跑書店業務的負責人羅宏．貝爾戴（Laurent Bertail）叫住我：「您就是『體制』嗎？可是您看起來比我想像的年輕很多耶！」「體制」（le système）是這本書的代號；好幾年來，法雅的幹部們總是聽人說起這個代號，卻不知道這項調查究竟何時可見天日。大家嚴守祕密，以免消息外洩，也為了預防遭到施壓的可能性。即使是法雅母公司的阿歇特出版公司的高層也不在信任名單中。我們早已知道擁有阿歇特出版公司的拉加代爾集團（Lagardère）聘用的公關危機處理公司和歐葆庭集團一樣，也是形象七。為了不讓任何人有機會從中作梗，最好的方法顯然是奉行謹慎至上。

希哥特對這類出版品牽涉的各種利害關係再清楚不過。她慣例的做法基本上是在書上市前能聯絡多少記者就聯絡多少記者，這一回她卻必須完全反其道而行。只和極少數幾個媒體聯繫、送出的新書PDF檔必須搭配特定密碼才能開啟、一再提醒這部作品有多需要保密。她聯繫了《世界報》高層，還有法廣國際臺（France Inter）晨間新聞節目，接著是RTL的訪談節目主持人艾芭．凡杜拉（Alba Vendura），還有《觀察家》（*L'Obs*）的一名記者。這幾乎就是全部了。其他編輯室都沒有得到消息。這是風雨前的寧靜……

《世界報》的精華書摘掀起的風暴超出所有人原先所想像。作家弗朗索瓦絲．多蘭臨終的慘況使廣大讀者深受震撼；位於塞納河畔納伊的豪華養老院實施的配給制度連握有政治及經濟大權的人物都憤慨不已；一間創造四十億歐元營業額的集團做出暗中榨取公家經費之事，最終令這家照護產業的全球領導者形象一落千丈。

一月二十四日，《世界報》的文章公開不過幾個小時，歐葆庭的股票在證券交易市場上便下跌一六・一一%，公司隨即要求暫停交易。隔日：跌幅超過一五%，再度暫停交易。其他產業巨頭如柯利安與康健同樣受到波及。數十億歐元的股票價值在幾小時內蒸發了。對於歐葆庭的不正行為以及更廣泛的、整個產業界的偏差做法，市場的態度似乎是嚴肅以待。

法新社（AFP）轉發了這則新聞，因此法國所有新聞編輯室也都立刻收到通知。一場真正的馬拉松由此展開。我穿梭在電視臺攝影棚、廣播電臺與平面媒體的訪談之間。法國二臺（France 2）的電視新聞、法國電視一臺（TF1）、RTL廣播電臺、《費加洛報》、《電視全景》雜誌（*Télérama*）、《十字報》（*La Croix*）、《解放報》（*Libération*）、《週日日報》、商業調頻電視臺（BFM）、《巴黎人報》、節目《大家來開講》（*C à vous*）、《每日話題》（*Quotidien*）、《政治開講》（*C politique*）、網路媒體「Brut」、法廣新聞臺、《健康雜誌》（*Le Magazine de la Santé*）、蒙地卡羅廣播電臺等等。甚至到每天得接受超過十幾場訪問的程度！國外媒體參戰了：比利時、西班牙、義大利、盧森堡、愛爾蘭……。連舉足輕重的《華盛頓郵報》（*Washington Post*）也登出一篇介紹《掘墓人》一書如何衝擊照護產業的文章。前所未見的廣泛迴響證明照顧高齡者是全球備受關注的課題。以安養院為依歸確實是愈來愈普遍的選擇，即使過去態度相當排斥的亞洲社會也是如此。我們要不厭其煩地再次指出，歐葆庭的足跡遍及二十三個國家，並且在《掘墓人》出版之前，他們每週都有一間新設施預定開幕。

終於能暢所欲言了！一些住民的家人現在勇敢訴說他們的親人在長照機構臨終時那些令人不忍的細節。護理人員與居服員對外說明他們的工作狀況：無暇喘息的工作步調、物資不足、靠臨時工支撐、階級制度的壓力等等。長期遭到漠視的工會有了話語權。

在路上、咖啡館、車站裡，總有人會叫住我：「千萬別放棄！」「我們挺你！」「在那些養老院裡發生的事真是天理不容；怎麼可以放任他們這麼久？」

三年前開始進行調查的時候，我就知道照顧自己的長輩是與所有人都切身相關的課題，每個法國家庭總有一天都會碰到要不要將某位親人送進失能長者住宿機構的問題。然而我從來沒有預料到會掀起如此廣泛且一致的憤慨。它還成了難得一見能讓所有政治黨派與不同社會階層的民眾都有所反應的話題。「塞納河畔」荒腔走板的運作讓大家看到，即使最富裕的家庭也會遇上老人虐待的問題。

每一天，我的信箱都塞滿數百封郵件。有些是失能長者住宿機構的住民，有的甚至高達九十歲，他們寫信來為我加油打氣，並向那些吹哨者表達感謝之意。也有些照護業員工痛陳他們已經忍無可忍。從這些來信中我感受到這個六角大國的健康產業陷入了多麼嚴重的危機。大批信件如雪崩一般從天而降，現實上根本不可能回覆得完。在持續湧進的親身見證中，我會優先挑出與歐葆庭合作過的對象。大多數的經驗中，他們會在信裡告訴我一些我在調查報導中沒有提到的不當作為。整個集團的每一部門無一例外：有資訊部員工、建築專門人員、診所所長、醫師、藥師等等。我很想再回到調查田野，讓這些第一手見證更有血有肉。與此同時，敵營正在籌劃反攻行動……

第四十五章

「無憑無據的指控」？

民意調查這種東西，眾所皆知，幾乎是可以愛怎麼解釋就怎麼解釋。縱使是由專門的市調公司依據「專業標準」進行的調查，都難免有操弄的可能，好比前述由歐葆庭委託的民調，檯面下的目的就是要破壞某項新聞調查工作。據此，各位便能想像一份只花兩秒鐘便設計出來、丟上社群網站的民意調查可能會導致何種災難。

《掘墓人》一出版，所有電視談話節目——《大家來開講》、《每日話題》、《別動我的電視機！》（*Touche pas à mon poste!*，以下簡稱《別動！》）——都把話題圍繞在失能長者住宿機構上。《別動！》甚至在出版當天，亦即二〇二二年一月二十六日星期三晚上就做了一集節目。那個單元的標題為〈長照機構醜聞與揭密——法國長者身陷危境？〉，請來一位女性護佐談了一些嚴重的虐待行為。二月一日星期二，《別動！》又針對同一主題推出第二集節目。這次他們選擇了相反的視角：〈長照機構醜聞與虐行：「無憑無據的指控」？〉

身為記者也是一般公民的我，對於辯論和爭議向來很感興趣。但那一天，我實在很難不去質疑為何要選擇這樣的節目方向。我們才剛接受《每日話題》的邀請，要去上隔天的節目，因此還婉拒了和他們打對臺的《別動！》的邀請。莫非我們不小心捲進Canal+和法國電視一臺這兩大電視臺的對抗，受了池魚之殃？雖然相較於好好照顧老人家的重要議題，這應該算是小事才對。

在西里爾・阿努納（Cyril Hanouna）的節目[1]播出的同時，他們也在推特上推出一項民意調查。以下是網友看到的完整題目：「長照機構醜聞與虐行：『無憑無據的指控』？」這個問題的用字遣詞本身就亟待商榷。歐葆庭的代理執行長菲利普・夏利耶（Philippe Charrier）在二月一日早上也使用了「無憑無據的指控」這個說法，他在四十八小時前剛獲得任命。這套說法能讓他的辯護聽來更加可信，而且更容易打動人心。但是他一開始

1 譯注：西里爾・阿努納就是《別動我的電視機！》的主持人。

也不敢直接這麼說。他應邀前往會見負責高齡自主性事務的委派部長（ministre déléguée chargée de l'Autonomie）布麗姬特・布爾基紐（Brigitte Bourguignon）出來後，在眾多攝影機前是如此宣稱的：「好幾項指控根本無憑無據，我可以證明。」

到了《別動！》的民意調查，題目寫的不再是「好幾項」，而是涵蓋書中的所有「指控」。這可不是小數字。這份調查報導中包含數百項資訊，所揭露的不正行為也難以數算：從回扣的存在到向監督機關申報不實，加上大量違反勞動法規的情形、疑似與某幾個大區衛生局勾串的行為，更不用說還對醫療用品與食品實施配給制。這個題目的設計有點像一種包裹表決，答題的時候只能二選一。書中所有的「指控」都「無憑無據」，您「同意」還是「不同意」。何況其中有些屬於高度技術性的問題，而且整本書厚達四百頁，民調的日期是二月一日，距離《掘墓人》出版不過六天：由此看來，參與民調的網友不太可能已經全部讀完我們確有所本才提出的那些「指控」。要證明這一點只需要一個數字：依據官方數據，有七萬二千位推特用戶參與這次民調，換言之超過截至當日賣出的新書冊數的兩倍。

最後，這個題目屬於所謂「誘導性提問」。我們可以想像各式各樣的提問方式：「您是否親身遭遇過親人在失能長者住宿機構遭受虐待的狀況？」「您認為法國對失能老人的保護還算不錯嗎？」「如果有一天必須住進失能長者住宿機構，您會感到擔心嗎？」想要問得更明確也更尖銳：「您是否已經見過有失能長者住宿機構實施配給政策？」《別動！》選擇的表述方式是要求網友在缺乏所需資料的狀況下判定一項調查的結果是真是假。這種玩法自然造成了一些後果。

隔天，有些親友把民調結果傳給我：七萬二七七五位投票者中有七〇・六%的人贊同是「無憑無據的指控」。我簡直無法相信。最大的幾家新聞媒體都介紹了這本書；每天都出現愈來愈多的親身見證；政治人物，不分黨派，都支持揭露這套亂象叢生的體制。這是我們第一次在媒體上遭受如此強烈的懷疑。此外，我的幾個消息來源也因此感到不安。這個節目名列全國收視率最高的節目，根據它所做的民調結果，超過三分之二受訪的法國人懷疑這份調查的真實性。透過這種手法，不需要任何證據就可以削弱一項長達三年的新聞調查工作的成果。其嚴重性不止於此：這種做法讓所有參與成書過程的人都被打上問號。提供證詞的人超過二百五十位，其中有一部分以真實身分示人。讓我再列一次他們的名字，包括護理部主管賈西亞、子公司可寧的前醫學總監梅泰、人資部法務拉瑪什，還有前任廚師戈貝。當中大多數人都曾經歷內心的煎熬，害怕身分曝光、遭人批評、追訴與威脅。有些人所冒的風險遠非《別動！》的製作團隊能夠輕易想像。

這份民調透過這種問法質疑他們的證詞，試圖讓他們陷入不利的處境。不過故事還沒結束。

二月四日，《別動！》揭露令人震驚的事實。阿努納公開表示節目所做的某些民調遭到操弄——但與他無關——尤其是與失能長者住宿機構有關的那一份。這位主持人說，有人找上網路專家，請他們利用網軍灌票。一位頭銜是「倫理駭客」的來賓講述可能的操作過程：「我們會利用一種程式，業界稱為『panel』，」他如此解釋：「靠這個程式，只要下一次指令，就可以指揮好幾萬個帳號為《別動！》的民調投下『同意』或『不同意』。只需要三秒鐘，你就可以扭轉投票結果。簡單到不行！」接著阿努納表示他認為發動這場「攻擊」的人「不是某個政治人物也不是商業上的對手」。依照他的口吻，這個人應該無意「傷害這個節目」，只是想「影響輿論」而已。

數週過後，確切的說就是三月九日這一天，一位網路形象方面的專家被邀請到節目中，他曾經接獲這方面的委託諮詢。這位年輕男性是專精於購買「讚數、追蹤數、觀看數」的「premlike.com」公司的領導者，他揭露了一些新的內幕。「我們曾經接到長照機構業界某位人士的洽詢，」他表示：「他希望我們在《別動！》的民調上做手腳，並且讓有利於他們的東西浮上來，包括貼文、推文和影片，然後所有負面的都要沉下去，讓火不要燒起來。我們拒絕了，因為這不符合我們公司的價值。」繼出錢請專業機構（奧多薩）代表公司做問卷調查之後，他們跨過了另一條界線：在電視節目的民調中造假！這位上電視接受訪問的專家透露，這類操作的價碼可能介於一萬到四萬歐元之間，對這些照護產業的巨頭來說不過是九牛一毛。

這個時代要操縱輿論真是再簡單不過。社群網站讓人可以極低的成本觸及最多的對象。然而記者宋妮亞·德維萊（Sonia Devillers）未卜先知，二月一日當天，她就在法國五臺（France 5）的節目《就在今夜》（*C ce soir*）上揭露《別動！》的荒唐行徑以及這類民調可能的危險之處。「問題在於，在阿努納眼中，所有的事都被簡化為『贊成』與『反對』之間的爭辯，」她痛斥：「這個節目的DNA就是這樣。起初《別動！》曾經有過『我先轉個臺』、『我看個風向』這類手牌，後來只剩下『贊成』或『反對』，光這樣還不夠，接下來連網路假民調都做了。」

令人跌破眼鏡的是，二月四日，在《別動！》的攝影棚裡，多位來賓證實這些批評中有一部分所言不虛。頭銜是「倫理駭客」的那位來賓表示，像這樣的操作手法確實可能造成不良影響：「一個普通的電視觀眾看完節目之後上去推特，看到這個民調，他會覺得：『明明就沒什麼大事啊。』」專欄作家潔拉汀·馬耶（Géraldine Maillet）表示贊同：

「對啊！被操弄了嘛！」接著談到民調灌水時又說：「可見這套系統是有漏洞的。」然後她直接點名阿努納：「說來說去，你們接下來打算怎麼做呢？你們會提告嗎？」

《別動！》事後不只沒提告，也沒有採取任何特別的資安措施。談了半天，節目負責人並不把那些不良影響當做一回事，民調還是照常進行。推特上也沒有特別標示任何警語。對於那些為這份調查報導提供親身見證，卻被他們的民調質疑的受訪者，《別動！》從來不曾公開道歉。

而這段期間，歐葆庭仍矢口否認。

第四十六章

否認之詞

經營公共關係與操弄之間，有時不過一步之遙。

如果在《掘墓人》出版之前那幾個月間，形象七算是歐葆庭陣營中的一大戰將，在接下來這段時間裡，他們將投入雙倍以上的戰力。這家公司的老闆梅奧雖然很習慣面對受社會矚目的危機事件（費雍〔Fillon〕的醜聞、戈恩案〔Carlos Ghosn〕等等），卻發現自己一腳踩進一場空前劇烈且漫長的媒體風暴。她的處理手法或許標誌著危機公關處理上某個時代的告終。事實上，歐葆庭的辯護方針大多是在強大時間壓力下擬出來的，也未能發揮預期效果，因而有些重要幹部對於這種不肯面對問題一味硬拗的態度憂心忡忡，也開始懷疑形象七是否在幫倒忙。

在危機初期，歐葆庭經營團隊第一時間採取的行動是全盤否認。以下是二〇二二年一月二十四日發出的第一份新聞稿之部分內容：「相關言論來勢洶洶、惟恐天下不亂，意圖重創本公司之心昭然若揭。我方正式對所有惡意傷害本公司名譽的不實指控表達嚴正抗議。」

歐葆庭的新執行長夏利耶於二月一日受邀前往會見高齡自主性事務委派部長之後，該集團略微讓步了一些，宣布將啟動內部調查。與此同時，公司高層依然繼續大聲疾呼他們遭受的都是不實指控。

只是一味否認，加上擺明了不願解釋，這種只能應付一時的政策將讓這個集團付出高昂代價。出席國民議會聽證時，歐葆庭的代表受到猛烈抨擊。社會事務委員會的召集委員卡塔碧（Fadila Khattabi，共和國前進黨〔LRM〕籍）表示：「本院對貴公司未做出任何回應感到失望。我們這群民代都『待』到快一肚子火了。」在共產黨籍議員達黑維勒（Pierre Dharréville）眼中，「這間企業的高層是來這裡卸責的」。另一位民主運動黨（MoDem）議員居爾夸（Nicolas Turquois）感到「氣憤填膺」，並批評其「大談重要價值但內容空洞」，附帶一些「行政管理及技術性的理由與浸滿毒液的數據」。公關人員認為合宜的用詞遣字，聽來卻十分虛假。夏利耶當晚在商業調頻電視臺節目上的表現連歐葆庭的董事會都看不下去，一部分董事已經開始後悔任命他。當主持人問他是否真有紙尿褲或食物的配給政策，夏利耶是這樣回答的：「但再怎麼說……我們可是歐葆庭耶！歐葆庭不會這樣做事。我們從事的是照護事業、是善心事業、是服務業。絕不可能出現類似的狀況。好吧，或許有那麼一天東西缺貨了、餅乾桶空了，不是沒有可能。您懂我的意思嗎？」

接下來幾週，愈來愈多證詞與調查結果出現。歐葆庭的腰肢不得不再次彎低。二〇二二年三月二十六日，在接到社會事務總監察局（IGAS）和金融總監察局（IGF）聯合做成的報告之後，布爾基紐宣布國家將對挪用公款之行為提出告訴。當晚，根據《費加洛報》的報導，夏利耶終於同意「向住民及其家屬致上歉意」。儘管如此，他還是繼續否認經營團隊有任何詐欺意圖，並主張「被揭發的營運缺失」其原因「通常與醫護與照顧人員短缺有關，而這是整個產業都面臨的問題」。

梅奧把這個辯護方向發揚光大。二〇二二年二月中，在一場笛卡兒基金會（fondation Descartes）舉辦的研討會上，她堅定表示：「公關人員是記者的最佳盟友，前提是人人都能嚴謹地做好自己的工作，符合專業規範與倫理要求。」她接著補充：「而不是先畫靶再射箭，依照事先打算主張的論點來填塞事實。」乍聽像在耍什麼把戲，不知葫蘆裡賣什麼藥。然而這套辯護策略對於像歐葆庭這樣的集團來說是既合理又恰當的。由於他們愈來愈難駁斥那些行為並非確有其事，只好調整方向，改擺另一套陣法。我把她的話換個方法說：「是的，那些被揭露的事或許有一些確實存在。不過那位記者做出的是主觀且錯誤的詮釋。」

關於他們如何利用這套策略，一個最具代表性的例子就是關於食品預算的辯解。本書中列出的數字是每人每天四．二〇歐元左右，相當於一餐一歐元。相較於幾位經營高層在國會議員面前都不願對此說明清楚，生性更加好戰的集團前任「成本殺手」布爾登克卻樂於扛起大任。接受聽證時他振振有詞，說這樣的預算（他估算的結果為稅前四．七三歐元）符合幾個大通路品牌的價格標準。在他看來，這不只沒有導致食物的量受到限制，反而還讓住民們享受到高級產品。「這本書的作者提出的假設與此正好相反，可是我們根本沒必要做食物配給，」他如此下結論：「如果你不給住民足夠的東西吃，導致住民人數變少，那營業額就會變少了。」

為他摘要一下：數字可能是對的（差距不大），但書中的假設——配給制——則非確有其事。然而我在書中揭露的配給制並非一項假設、理論或個人意見。那是一項單純的事實陳述，背後有數十份我設法取得的內部文件作為基礎。其中一份文件詳細列出歐葆庭廚師必須遵守的重量規定：「早餐用十克小奶油塊」、「午餐用三十克扁豆」、「晚餐用五十克牛絞肉餅」。另一份則警示集團長照機構內有住民出現營養不良的狀況。眾多來自住民家屬、居服員、醫師及廚師的第一手證詞也證明配給制的存在。多位廚師（甚至有幾位仍在職中）告訴我他們有多難維持膳食的營養均衡，多難取得好品質的食材。他們也向我透露，為了盡快把營養不良的高比例壓下來，他們被迫使用愈來愈大量的「Protipulse」，即一種獲得社會安全局補助的高蛋白粉。其中一位廚師坦承，加進湯裡的量多到讓湯的質地變得「像某種很稠的麵糊，裡頭凝結著許多塊狀物，聞起來像壞掉的雞蛋」。

還有其他調查可證實這些素材的真實性，《世界報》記者山繆．羅宏（Samuel Laurent）所做的調查報導尤其值得一提。這家日報取得一份內部的營養準則及一些菜單。報社諮詢的幾位營養師看過以後認為各營養素的分量「幾乎都無法符合最低需求」。《世界報》說明，「歐葆庭的菜單，即使連早餐和晚餐都算在內，每日含有的蛋白質往往低於七十克，但按照標準，至少應該提供超過一百克。」

對「公關界女教皇」安妮．梅奧來說，這一切簡直是天方夜譚。「近年來公關業大幅走向專業化。與此同時——雖然很不想這麼說——新聞業卻失去自身的定位，」她在名為「#manipdelinfo」（按：意指資訊操弄）的研討會上夸夸其談：「商業公關就更不用說，它依據的是一套嚴格的互動關係，規範著企業與這些機構的世界。尤其是我最常服務的股票上市公司，他們，我必須很誠實地說，是不能說話不經大腦的。因為那會讓他們付出極昂貴的代價。而且還有稽核機制啊。我想在這個時代，要騙人是不可能的。」

這本書的「指控」後來已得到財政部調查員的證實。社會事務總監察局和金融總監察局做成的報告中清楚記載回扣和未申報的補助款餘額確實存在，並證實有「不誠實」的財務申報：二〇一七至二〇二一年間，該集團巧立名目扣下的公款至少有一億歐元之多。這份報告將原因指向極度中央集權的經營形式，以及一些可能導致亂象叢生的管理規範與模式。調查員也指出人力資源管理不佳的問題，其人員流動與發生職災的比率明顯高於業界平均值。他們做出的結論非常明確：這些長照機構的經營方針是「以財務績效為最優先」，而非符合一定的「品質標準」。由會計師事務所「Grant Thornton」與顧問公司「Alvarez & Marsal」兩間機構進行的內部調查結果也十分相近。他們列出的營運缺失多得難以計算：「有折讓問題，其中一些提供折讓的供應商所供應之商品係由政府經費支付」；「簽訂定期契約的過程未符合法規」；「找中間人關說，其中包括一位前地方行政首長」；「對照預算規畫，幾乎所有據點的聘用人員皆不足額」；「兩位前大區衛生局長被聘為顧問，十一位職員為前公務員」……

最後，數十份來自競爭情報公司的報告讓歐葆庭新上任的領導團隊忍無可忍，決定指控前經營高層有重大缺失。二〇二二年五月，新團隊以濫用公司財產為由對未特定被告X提出告訴。十月，最後一塊拼圖拼上了：新任執行長羅宏·吉佑將前執行長勒馬斯內明確列為被告。面對媒體，吉佑先生表示歐葆庭目前的處境「嚴重受到前經營高層挪用公款與不道德行為的影響」。與此同時，他以重大過失解聘超過三十幾位幹部，幾乎遍及整間公司的每個部門：資訊部負責人、人力資源部重要主管、採購部門負責人、財務主任等等。大清洗已然展開。吉佑很清楚必須經歷這個階段才能將公司導回正軌，並找回市場信心。他還向《巴黎人報》表示他已讀過《掘墓人》，覺得「從第一個字到最後一個字，全都令人震驚不已」。

與「公關女王」的信誓旦旦完全相反，一間像歐葆庭如此龐大的集團，更是上市公司，一樣會說謊，而且時間長達數十年，幾乎騙了所有人——包括他們的合作對象、住民、股東、政府單位、金融市場管理局（AMF）和國會。不論是大區衛生局、省參政委員會稽查員，競爭、消費和反詐騙管理總局抑或就業管理局（DIRECCT），各項監督查核並未發揮作用。事實一翻兩瞪眼，若是拒絕直面事實，只會讓同樣的劇情一再重演。若真的如此，多蘭女士、克里夫先生和許許多多其他人家屬的見證便白費了。

再者，行政權也應該要確切掌握事態發展。遺憾的是，行政機關在歐葆庭事件中並未做到這一點，差點讓暴露在陽光下的問題再度遭到掩蓋。

另一種形式的掘墓人……

第四十七章

曾經允諾……又被埋進地底的法案

二〇二二年開年的前幾週，預定於四月進行的總統大選占據了所有人的心神。《掘墓人》出版之後，所有候選人都針對失能照護的議題選定了立場。

代表共產黨參選的魯塞（Fabien Roussel）強烈反對「那些從我們的老人家身上榨錢的人」，並支持直接徵收那些虐待老人的集團。代表不屈法國（La France insoumise）的梅蘭雄（Jean-Luc Mélenchon）則大力鼓吹應將失能長者住宿機構交給「不進行利潤分配的非營利機構」。共和黨的候選人佩克雷斯（Valérie Pécresse）希望推動「徹頭徹尾的改變」，建立一套「必要稽核項目」（référentiel obligatoire）並加強監督稽核。極右派候選人澤穆爾（Éric Zemmour）疾呼應廢除大區衛生局：「負責稽查的就是大區衛生局，事實證明它們一點用處也沒有。」在馬克宏派之中，有些人的意見出乎意外的激進。前國民議會議長費朗（Richard Ferrand）的想法與左派十分接近。「照顧失能或失去自主能力的年長者的機構不應該以營利為目的，」他在接受法廣國際臺訪問時表示：「『灰金』不是一門生意。」這和國營化的訴求相去無幾。

來到政府高層，事情看起來卻沒有那麼簡單。雖然馬克宏的親信的確花了一點時間研究將歐葆庭收歸國有的選項，但很快便拋在一邊。對部分馬克宏派的人來說，失能照護的議題彷彿總統鞋子裡的一顆小石頭，愈快清掉愈好。一如其他前任國家領袖，馬克宏給人一種多年來從不打算碰觸這個議題的感覺。高齡法案，這個五年任期內一炒再炒的冷飯，它的立法歷程正好證明了這一點。

二〇一八年六月，由於接連發生失能長者住宿機構罷工事件，總統深感法國無法應對這些盤根錯節的問題，已「造成社會大眾的痛苦。不論是在失能長者住宿機構裡、在失能者和他們的家人身上（……）。我們必須正視這個狀況。這是集體的失敗。」馬克宏於是宣布要推出一部提供失能照護經費的大型法案，預計於二〇一九年底前完成投票。這件事被其他新聞事件掩蓋了，例如黃背心危機、關於退休金制度的衝突。然後新冠疫情來了。法案的審查一延再延。與此同時，長照機構住民成了病毒和隔離政策的頭號受害者；讓我們提醒各位，超過三萬名在失能長者住宿機構中過世的人登記的死因是這項全球流行病。二〇二〇年九月，馬克宏參訪一間位於盧瓦謝爾省（Loir-et-Cher）的長照機構時重整旗鼓，再度宣布要推出一項高齡法案，這一次預定二〇二一年通過。好幾個月過去了。相關人士愈等愈憤憤不平。然後隨著本書出版，撼動這整個稽核不足、法規不足、財源更是不足的產業部門，失能長者住宿機構又一次爆發爭議。

然而，二〇二二年三月十七日，當馬克宏宣布總統競選政見時，他許諾的不再是高齡法案，而是一些「實質的東西」，例如「我的整修金」（Ma Prime Adapt'），可用來根據銀髮需求整修住宅，以及招募「五萬護士與護佐」。衡諸需求面與住民失能程度的日益惡化，在專業人士眼中，這是個騙人的數字。馬克宏顯然是想盡快翻過這一章。而所有（或幾乎所有）馬克宏派的人都明白這個議題必須在選戰正式開打，也就是二〇二二年三月二十八日前「消毒完畢」。舉一個特別鮮明易懂的例子：社會事務總監察局和金融總監察局的調查日程。

二月二日，布爾基紐宣布同時從行政及財務兩方向發動對歐葆庭的調查。調查員實際上展開行動的時點是在隔週，亦即《世界報》刊出精華書摘兩週之後。集團還有時間來個大掃除。他們到一些失能長者住宿機構實地檢查，確保不會出岔子。一些臨時工好幾個月以來簽的都是假代理合約，卻不由分說就被炒魷魚，好讓集團能符合勞動法規。工作人員的班表也重新修改以符合政府補助的規定。財政部的公務員在擬定攻擊計畫的當下，歐葆庭總部裡，資訊部員工正努力刪除可能會成為罪證的資料。一些還在職的員工連絡我，告訴我集團砸大錢舉辦的那些座談會的相片連結已經失效。那些人人稱奇的食譜，《世界報》原本在網路上就能查到，同樣在一夜之間無故消失。還有一些問題更大的資料，涉及歐葆庭和某些供應商之間的關係，這些資料同樣再也找不到。

財政部的公務員稽查私人企業的經驗不多，更鮮少面對會使用這類手法的大集團。他們不是警察，沒有相同的強制權。好比拂曉出擊搜查或是氣勢凌人的偵訊，請各位都丟在一邊。金融總監察局的人員同樣不具備醫療社福專業，對規範這個產業部門的整套司法、行政與金融法規也不專精。儘管如此，調查小組的行動並不草率：他們對該集團的十幾間失能長者住宿機構進行突襲檢查、對大區管理處進行稽查、在歐葆庭位於皮托的總部調查了好幾天……。他們詢問了非常多部門的主管，也包括經營高層成員，例如法國區執行長尚克里斯多福・侯梅西（Jean-Christophe Romersi），而他在其他同事面前夸言自己已經在調查人員面前把一切都解釋得清清楚楚。醫療社福事務主任史蒂方・柯恩（Stéphane Cohen）裝出一副天不怕地不怕的樣子，在三十幾位歐葆庭主管面前撂下這樣的話：「來的就是一群國立行政學院幫的嘛，但是他們這輩子從來沒踏進一間長照中心過！我跟你們說，對他們就是要像教學生一樣，一個字一個字教到會。」

這些調查員按部就班、有條有理地聽取回答，並將數千頁有待進一步檢視的文件帶回財政部。他們做成的報告厚度超過五百頁，狠狠打了歐葆庭一巴掌。縱使出動了一整班經營高層和律師組成的無敵艦隊，該集團提供的回答還是讓政府決定提出訴訟。

話雖如此，這次任務的執行還是不免有倉促行事之嫌。和其中一位財政部調查員見面時，我問及他和他的組員是否有足夠的時間調查。他直截了當地回答：「沒有！」那兩個小組各由十幾位金融總監察局人員加上五位社會事務總監察局的調查員組成，他們實際上可用來調查的時間是一個月，再用兩週的時間撰寫報告。他們未能完整取得關於營運缺失的所有證據，也有一些掌握到的資訊來不及處理。他們始終無法確定歐葆庭資訊部門主管是否曾採取某些不符規定的做法，一如集團與某些供應商之間一些可疑的財務往來也始終成謎。他們的動作得要很快才行。報告在三月二十六日送交中央，那是總統大選競選活動正式開始前兩天。

滑壘過關……

第四十八章
一位勇敢的議員

在國民議會這頭同樣上演著一套牽一髮動全身的複雜劇本。無論如何不能讓國會組成調查委員會，這樣恐怕會導致某位共和國前進黨的總統無法邁開腳步……走上他的連任之路。

一開始，馬克宏派選擇速戰速決。在歐葆庭的代表接受聽證之後，許多社會事務委員會的委員認為他們沒有得到一個獲得政府大力挹注（每年獲得超過三億歐元經費，還不包括失能長者住宿機構）的集團理應可以提出的回應。委員們因此認為成立國會調查委員會勢在必行，這是唯一能有效監督的工具，能行使的調查權也相當廣泛。成立之後，議員們就能要求歐葆庭的經營高層宣誓後作證，讓他們對自己的發言承擔刑事責任，也能要求提供一切他們認為有用的文件。此時參議院也已宣布要成立一個委員會，但其調查範圍遠超過歐葆庭：它的目的是瞭解監督稽核機關是否有缺失。

二月中，《世界報》的論壇專欄刊登了一篇文章，題為〈歐葆庭高層應在全國民代面前提出說明〉（Les responsables d'Opréa doivent s'expliquer devant les représentants de la nation）。這篇集體撰寫的文章特別明確指出：「回顧我國近年來發生的所有公共衛生爭議事件，從二〇〇一年的『狂牛病』危機到二〇一〇年全面施打A型流感（H1N1）疫苗造成的管理爭議，還有二〇〇三年應對熱浪危機的問題，最終都交到國會調查委員會手上。」共同署名的單位包括一些由家屬組成的協會以及法國三大工會（法國工人民主聯盟、法國總工會、法國工人力量工會）的頭頭，這是史上頭一遭。連署名單中還有超過七十位議員，幾乎遍及所有政治傾向（不屈法國、法國共產黨、社會黨、民主運動黨、行動黨（Agir）、左翼激進黨（PRG）、共和黨）。這篇論壇文章也傳給了共和國前進黨的各個議員，但他們接到的命令是不要簽名。

有一位女性國會議員反對上頭發下來的指示，她就是安妮．威達爾（Annie Vidal）。一位不習慣出鋒頭或與人衝突，也鮮少上鏡頭的女性。她是對高齡者議題投注心力最多的議員之一，其他還有蓋吉（Jérôme Guedj，社會黨）和菲雅特（Caroline Fiat，不屈法國）。

部分馬克宏派人士因此向這位自家議員強力施壓，希望她撤回連署。

身為濱海塞納省（Seine-Maritime）民代的威達爾女士沒有屈服。隔天，她接到來自十餘名共和國前進黨籍國會議員的威脅訊息。她親口說：「他們說我選了一個極為不智的立場，我已經沒資格繼續待在多數黨黨團裡，說得非常狠！」憂心忡忡的她找上克里斯多福・卡斯塔納（Christophe Castaner），時任國民議會共和國前進黨黨團總召，向他挑明自己會堅守這個立場直到最後，也做好必要時離開黨團的準備。卡斯塔納顯然想竭力避免鬧出不利於馬克宏競選的爭議，便回答說絕不可能讓她離開黨團。

我問威達爾，在她看來這些馬派議員的反應為何如此激烈，她毫不拐彎抹角。「他們認為當我這麼做，當我在那篇論壇文章上簽了名，就是傷害了法蘭西共和國的總統，」她如此解讀：「成立調查委員會則會妨礙他尋求連任〔……〕。我的想法正好相反，成立調查委員會，我認為會壯大總統的力量。因為這是在告訴法國人：『發生了一個問題，我會去看看那是什麼狀況。我不怕，我來看！』」

但是為什麼像這樣的調查委員會會對總統造成傷害呢？「因為會開啟一場議題不在總統選舉政見內的辯論，」威達爾回答：「而且這樣會讓焦點集中在一件可能會讓人覺得政府有失職之處的事情上。」這位共和國前進黨的議員看得很清楚：部分馬克宏派人士想把這個議題掃到地毯下，這樣才能確保現任法國總統穩穩當當地走向第二任期。我後來才知道，總統最喜歡說的「同一時間」(en même temps)也在這件事上發揮得淋漓盡致。如果馬克宏派人士做的是讓議員們得以進一步瞭解歐葆庭體制的調查委員會無法召開，那麼「同一時間」，當政者做到的就是保護了一個自己人。《掘墓人》出版後幾週，總統府指示將某位第五共和前任總統的兒子低調轉入一間公立長照設施，而他原本住在納伊的「塞納河畔」。這麼做是為了防止爆發任何新的醜聞，也避免遭到虐待的可能性。再怎麼說也是攸關一位國家要人……。

現實再殘酷，殘酷不過政治時程表。

這篇《世界報》的論壇文章，縱有家屬團體、員工代表和各黨各派的政治人物連署，卻沒有改變任何事情。馬克宏派人士團結起來阻擋國會針對歐葆庭集團問題召開調查委員會。社會事務委員會召委本身是共和國前進黨議員，她宣布舉辦四場「快閃任務」(mission flash)來替代調查委員會，顧名思義，就是像閃電一般快。會議結論則在三月中之前全部做成。實在很難說這些結論激起了多少關注。逾十年來針對高齡者議題撰寫的無數報告所堆成的高塔不過又因此高了幾公分。將來的某一天，住民家屬和長照機構員工們一定會想知道，為何歷屆政府會忽視照護產業到這種地步？又為何，即使發生過種種醜聞，即使有媒體的迴響，即使照顧父母與祖父母的課題牽涉到各種重大的人權與財務問題，照護產業的改革依舊且總是被一再延遲？

儘管如此，像《掘墓人》這樣一本書，也包括其他調查報告，都讓我們看到資訊可以造成改變。除了喚起全國民眾的注意，一些具體的影響也有目共睹。「歐葆庭體制」停止運轉。數十名涉入其中的幹部被解僱。這些亂象的主要負責人必須在法庭上為他們的作為提出解釋。一些住民的家人和照護產業的員工鼓起勇氣提起訴訟。各個政府經費管理機關將收回數千萬歐元公款。更廣泛來看，所有高齡產業的從業者都必須重新檢視過去的某些做法。法國七千五百間失能長者住宿機構將必須接受更頻繁且更嚴格的稽查。自此以後，每間長照機構都必須符合十幾項品質指標。政府承諾增加護理人員的員額。即使這些回應不足以完全解決問題，卻也不是無足輕重。

那些試圖讓我的調查難以為繼的行動（幸好徒勞無功），讓我深刻認識到資訊即使擁有強大的力量，卻也是極其脆弱的事物。它可能會受到來自四面八方的攻擊。可以是想將它擊沉的競爭情報公司。可以是公關高手，能靠手中的資源讓它消聲匿息。可以是為了誤導視聽而委託進行的民意調查。可以是擅長操弄資訊的專業駭客。可以是私人造謠工廠，他們樂於謀劃抹黑戰、攻擊他人的私生活。甚至還有一些無視紀律的記者會參與這些製造錯假訊息的行動。最後要點名的就是政治人物，他們可能會認為不讓真相浮出水面才對他們有好處。

但縱有層出不窮的障礙，氾濫猖獗的假新聞，又有何妨；只要還有不乏勇氣的男男女女願意提供證言，有足夠多的公民願意聆聽他們，客觀事實終會獲得理應在公共辯論中享有的地位：第一位。

結語

調查結束時，我聯絡了本書提到的大多數人和企業集團，以回答過去三年我蒐集的證詞和文件中的問題，但很少得到回應，柯利安是少數回答問題並據實以告的集團。我也聯絡了歐葆庭的供應商赫曼和巴斯蒂德，提出訪談請求，但他們沒有回覆。歐葆庭也一樣，該集團的法國區公關總監杜布松起初請我聯絡形象七。我在電話上跟這家公關公司的一位顧問談了很久，然而，就在我向他們提出我所調查的一連串問題之後，歐葆庭決定不跟我見面，儘管幾個月前，這個集團才嚴厲批評我拒絕會晤他們的高階主管。以下是我在二〇二一年七月六日收到的電子郵件。

先生：

我們已收到您的請求並得知您希望討論的議題，感謝您與我們聯繫。遺憾的是，我們礙難同意。

一年多以來，敝公司全體工作團隊致力於因應這場前所未見、對我們造成重創的公衛危機。一年多以來，我們全體動員，秉持高度專業精神全力以赴，為我們的住民及其家屬提供最完善的防疫措施。

我們的員工、住民及其家屬在這一年受到莫大的衝擊。眼下當務之急是在大家都殷殷期盼的信任氣氛中，恢復平靜祥和的生活節奏，並持續支持和鼓勵我們的工作團隊完成各項任務。

鑑於我們的會晤和您調查的問題不符合敝公司的首要目標，我們遺憾地予以婉拒。

感謝您的來信。

誠摯問候

歐葆庭似乎以新冠肺炎為藉口拒絕回覆。從這封電子郵件也看得出來，該集團正在努力建立一個祥和的工作環境，而調查記者的工作可能會破壞這種平靜的氣氛。

以下是我向歐葆庭高層提出的所有問題，但他們不願意回答。

一、歐葆庭對住民的尿片更換次數有何規定？是否規定不得超過幾次（每天三次），還是認為有必要就換？貴集團旗下的某些機構是否曾經定量供應尿片？

二、在膳食方面，貴集團是否為所有的機構制定「每日膳食費」的金額上限？所有一星級和二星級機構的平均費用是否都在四歐元左右？豪華機構的「每日膳食費」是否更高？某些機構是否曾經定量供應食物？

三、在員工方面，貴集團旗下的機構是否曾經被迫僱用低於大區衛生局規定的人數？為什麼？

四、貴集團是否曾經拒絕找人遞補護佐、生活助理或其他醫護人員的職缺？如果是，為什麼？

五、貴集團對僱用派遣人員有何規定？是否僱用派遣人員來填補正式職缺？

六、歐葆庭是否根據各機構的住房率來調整員工人數？

七、貴集團如何處理旗下機構的竊盜事件？是向主管機關報案，還是只在內部處理？

八、是否能列舉貴集團旗下的失能長者住宿機構為特殊照護專區安排的活動？在「塞納河畔」，好幾位住民的家屬抱怨他們的親人沒有參加定期舉辦的豐富活動。貴集團對此有何回應？

九、有家屬發現，曾經住在「塞納河畔」特殊照護專區的克里夫先生被鎖在房間裡，房門上綁著一條床單。貴集團是否證實確有此事？

十、「塞納河畔」是否發生過住民營養不良的問題？是否曾經通報貴集團的醫療主管？

十一、歐葆庭對僱用「女伴」有何規定？出現在貴集團幾家豪華機構中的「女伴」有什麼功能？這些機構的主管是否建議那些認為親人需要更多陪伴的家屬找她們幫忙？

十二、「塞納河畔」的管理人員是否在二〇一五年通報歐葆庭高層，指出該機構有人涉嫌加速一名住民死亡？

十三、歐葆庭獲報後如何處理？是否召集工作人員？是否解僱任何人？是否向主管機關通報此事？

十四、多蘭女士逝世之後，歐葆庭是否進行內部調查？是否做出機構失職或人為疏失的結論？是否做出任何處分？是否採取任何行動？

十五、勞動檢查局是否批評過歐葆庭在「塞納河畔」和旗下其他機構不當僱用派遣人員或短期約聘人員？

十六、歐葆庭是否捏造假員工來偽造職務代理合約？

十七、二〇一五年二月，勞動檢查局到「塞納河畔」進行稽查，是否發現該機構僱用員工前未事先向社會保險機構申報的違法行為？稽查後是否填寫了違規事件報告書？由誰填寫？

十八、歐葆庭是否向部分供應商收取年終折扣？是否透過採購醫療器材或失禁護理用品收取回扣？

十九、赫曼和巴斯蒂德這兩家供應商是否向歐葆庭支付年終回扣？透過銷售哪些產品支付回扣？

二十、歐葆庭是否針對總公司的咖啡自動販賣機的營業額收取年終回扣？

二十一、歐葆庭是否曾經挪用撥給旗下某機構的公款去支付另一家機構的護佐或生活助理的薪資？如果有，以何種方式進行？

二十二、貴集團是否曾經下達指示，在某段期間，由集團自行支付薪資的職位遇缺不補，以控制薪資總額？

二十三、從二〇一三年九月到二〇一四年九月，亞奎丹大區有二十幾名機構主任離職或遭到開除，此事是否屬實？如果是，為什麼？

二十四、在機構主任離職後或貴集團遭到起訴時，是否曾經要求員工作證？如果有，為什麼？歐葆庭是否在開除主任後的幾小時終止他們使用電腦的所有權限？是否曾經僱用保全人員，阻止被解僱的主任進入機構？是否曾經在開除主任後刪除他們使用的全部或部分電腦資料？

二十五、歐葆庭對失能長者住宿機構的入住政策有何規定？是否曾經收住不適合入住的精神病患？患有精神障礙的住民是否曾經引發意外？

二十六、貴集團對加班費有何規定？歐葆庭高層是否曾經下達指示，不給員工加班費？

二十七、歐葆庭旗下機構是否曾經拒絕聘僱由健保或省參政委員會支付薪資的員工？如果有，為什麼？省下來的錢花在哪裡？

二十八、歐葆庭是否曾經挪用旗下某機構的部分「醫療費」去支付另一家機構的工作人員的薪資，並且隱瞞監督機關，透過藝珂僱用派遣人員？

二十九、歐葆庭旗下的失能長者住宿機構的床位數是否曾經超過大區衛生局或衛生暨社會事務管理局核定的上限？

三十、歐葆庭旗下診所的護佐人數是否少於大區衛生局或衛生暨社會事務管理局核定的人數？

三十一、歐葆庭內部有負責管理醫療資訊的醫師嗎？他的具體職務為何？是浮報病患接受治療的健保給付嗎？

三十二、在外部服務提供者方面，貴集團是否向在機構內執業的理髮師抽取營業額一定比例的佣金？如果有，是多少？是否向在機構內執業的物理治療師抽取營業額一定比例的佣金？如果有，是多少？是否向在機構內執業的臨床病理實驗室抽取營業額一定比例的佣金？如果有，是多少？

三十三、貴集團是否跟臨床病理實驗室簽訂全國性的框架合約？並藉此向實驗室提供的檢驗服務收取年終回扣？這些做法是否被法國最高法院裁定違法？後續發展為何？

三十四、歐葆庭總公司某層樓的男洗手間是否一度專供該集團的人力資源部經理使用？

三十五、根據某消息來源，貴集團高層似乎指示人力資源部各單位不要僱用太多

「黑人」和「阿拉伯人」。貴集團對此有何評論？

三十六、根據某消息來源，貴集團的人資部似乎特別刁難加入總工會的員工。貴集團對此有何評論？在事件發生後，由總工會的代表陪同出席約談，是否會影響處分？

三十七、貴集團內部的彩虹工會是誰發起成立的？該工會與歐葆庭的人資部有什麼關係？是否有證據顯示該工會是獨立組織？

三十八、歐葆庭是否支付彩虹工會會員的差旅費？是否參與撰寫彩虹工會的公告？是否協助某些彩虹工會的代表當選？

三十九、在員工代表選舉期間，歐葆庭的人資部是否致電旗下機構的主任，以瞭解部分員工的投票意向？

四十、在上次員工代表選舉期間，是否發生過什麼事？寄給第三選舉人團的信封中是否有任何政見傳單被拿掉？

四十一、在發生罷工、進行收購或其他事件之後，歐葆庭是否指派臨時主任「驅逐」失能長者住宿機構裡不受歡迎的員工？

四十二、歐葆庭在何種情形下聘用前法蘭西島大區醫療局的公務員X女士？在聘用X女士之前，歐葆庭跟她之間是什麼關係？

四十三、X女士在法蘭西島大區醫療局任職期間，是否參與了新診所申請計畫的遴選過程？

四十四、X女士是否協助歐葆庭取得法蘭西島大區的診所營業許可？

四十五、歐葆庭是否曾經為了取得失能長者住宿機構或診所的營業許可而聘用集團外的商業掮客？如果有，這些商業掮客扮演了什麼角色？他們的報酬是多少？如何支付？

四十六、歐葆庭是否跟商業掮客雷米合作過？他是否協助貴集團取得好幾家失能長者住宿機構的經營權，特別是在沙勒維爾－梅濟耶爾、赫凡和武濟耶？歐葆庭是否以將近七十萬歐元的價格，收購雷米位於盧森堡的一家公司四九％的股分？

四十七、雷米是否安排勒馬斯內和馬利安去愛麗舍宮跟哈維尼翁會面，討論該集團的融資問題？

四十八、貴集團的長期股東森普雷（Sempré）公司何時開始持有歐葆庭或先前兩家馬利安掌管的公司（塞帕索及CFPI）的股分？

四十九、歐葆庭的高階主管是否知道森普雷公司的實質受益人是誰？

五十、比利時的德格魯夫銀行（Banque Degroof）何時並以何種方式接管森普雷公司？

五十一、歐葆庭是否知道貴集團有一位掌管開發業務的重要主管涉嫌未申報佣金，正在接受稅務機關調查？

五十二、歐葆庭是否向前衛生部長于貝爾支付顧問費？如果是，她扮演了什麼角色？她的報酬是多少？如何支付？

五十三、歐葆庭是否跟前地方行政首長合作過？這位長官是否出席過歐葆庭的發展委員會會議？他扮演了什麼角色？

五十四、歐葆庭跟前衛生部長貝特朗之間是什麼關係？歐葆庭高階主管是否曾經跟貝特朗會晤？如果有，是在什麼情況下？

五十五、歐葆庭的高階主管是否曾經向貝特朗尋求協助，以解決開設新機構的阻礙或取得補助款？

五十六、從一九八〇年代末期到一九九〇年代初期，歐葆庭在埃納省取得好幾家安養照護機構的營業許可。如何取得這些許可？喜樂之家、聖康坦社會住宅公司扮演了什麼角色？

謝誌

如果二〇一九年二月的某個早晨，我沒有跟「塞納河畔」的前護理主任賈西亞交談，《掘墓人》就不可能問世。他是第一個吹哨者，是他讓我開始追查歐葆庭。三年來，他不屈不撓，全心投入這項調查，如同他現在每天為失能長者住宿機構「四季」（Quatre Saisons）的工作團隊和住民不遺餘力地付出，改善長者的生活處境是他畢生的使命。我還要感謝他介紹我認識後來所有的受訪者。

本書引述了各式各樣的證詞，猶如一場精采的集體冒險。在為時三年的調查期間，我對失能照護產業黑幕重重，以及必須克服種種障礙才能取得某些資訊感到震驚。但更令我印象深刻的是，許多人答應跟我見面、提供證詞、冒險寄給我敏感文件或透露他們的姓名。參與這一類的調查並不容易。我們常常會被某個議題、某件不公不義之事觸動，希望有所改變，但付諸實踐卻完全是另一回事，需要鼓起勇氣。對本書的許多消息來源來說，長者的尊嚴不是一句空話，而是一場終生抗戰，是絕望與溫情交織的日常。

非常幸運的是，致力於推動改變的不只是護佐和生活助理，還有各個決策階層。儘管本調查揭露了大型私人集團勾結政府高層和政壇大咖，還是有許多決策者展現正直和敬業的一面。我想起前長者暨自主事務委派部長德羅內，當我跟她談到某些失能長者住宿機構和診所業者不擇手段間接挪用公款時，她淚流滿面，還有那些省參政委員，不惜違反行政文件公開委員會的規定，把這些機構的補助經費支出明細表寄給我。我要在這裡向好幾百位匿名或以個人名義顛覆既有體制的人表示衷心感謝，其中有些人的付出更是功不可沒：包括歐葆庭在波爾多的失能長者住宿機構的前主任孟吉瓦、歐葆庭人資部的年輕工讀生拉瑪什、可寧的前醫療總監梅泰、「前清道夫」羅耶、多蘭的女兒米辛基達斯女士、「塞納河畔」某住民的兒子克里夫先生、歐葆庭的前護佐庫阿梅、「塞納河畔」某住民的妻子吉東塞維拉女士、歐葆庭的前廚師和總工會代表戈貝。他們出面作證不是為了報復，而是伸張正義。

在漫長的調查過程中，我跑遍法國各地，遇到好幾十位跟失能長者住宿機構或醫療界毫無瓜葛的人。我在旅途中偶遇這群無名氏，他們樂於伸出援手，不求任何回報。感謝埃納省參政委員會的檔案管理員們幫我翻箱倒櫃找資料。感謝所有告訴我該地歷史的市長們。感謝國際調查記者同盟的團隊讓我使用他們的資料庫。感謝法國和盧森堡的律師免費提供法律諮詢。感謝法律資料搜尋網站Doctrine.fr提供的協助。還要感謝花月（Le Floréal）、微風（Le Zéphyr）小酒館和共同工作空間「第十一個地方」（Le Onzième Lieu）的工作人員，他們慷慨地讓我坐上幾個小時寫作或講電話，而且往往只收一杯美式咖啡的錢。

我在寫這本書的時候，沒有編輯團隊協助，但我很慶幸找到一家積極投入、要求嚴格並熱情支持我的出版社。法雅出版社的社長蘇菲·德·克羅瑟（Sophie de Closets）鼎力相助，提供身為記者的我最需要的時間和資源。這幾年來，她從來沒有催我交稿，認為這項調查值得多花一點時間。在資源方面，她提供我最好的工作條件，把我的差旅費提高好幾倍，讓我得以跑遍法國各地，臨時搭飛機去巴斯蒂亞，當天來回巴黎與盧森堡，在外省待上幾星期，邀請消息來源共進午餐，購買硬碟和錄音設備。法國很少有出版社能夠為一項調查傾注這麼多資源。在漫長的調查過程中，她隨時樂於傾聽，在行程空檔接聽我的電話，在接到恐嚇電話時保護我。她從不要求我寫聳動的報導，而是督促我以最嚴謹的方式探究真相。我很幸運，我的編輯狄安娜·菲葉（Diane Feyel）也很棒，她一開始就信任我，幫了我很多忙，讓我省去很多麻煩，並且鉅細彌遺地重讀和修改我的書稿。

當我的調查進入尾聲，我的編輯們建議我去找傑哈·達威（Gérard Davet）和法比思·洛姆（Fabrice Lhomme）。儘管當時他們正在寫《叛徒與虛無》（*Traître et le Néant*），[1]還是在百忙之中花了很多時間幫我潤稿，讓本書讀起來更清晰易懂，流暢有力。當我受到各種威脅，他們也提供寶貴的建議。法雅出版社的強大陣容中，還有一位了不起的律師比戈特，他的專業協助讓我避免捲入法律糾紛，並在寫作時保持中立。

當然，當我們三年來都在研究同一個議題，往往會耽溺其中。我不會忘記自己把身邊的一些人也拉下水。首先要感謝我的妻子寶琳（Pauline），她容忍我滔滔不絕地談論長者的生活處境，在我不得不出遠門去見某個消息來源時，照顧我們可愛的孩子們，反覆重讀我的書稿，讓我從激動的情緒中平復，也讓我走出低潮。我也要感謝奧黛麗（Audrey）用心細讀我的作品，感謝佛克（Focké）對我的研究議題充滿興趣，感謝他們一直支持我們和我們的家庭。還要感謝洛伊克（Loïc）、夏爾（Charles）、布魯諾（Bruno）、雅爾（Yaël）、波普斯（Pops）、歐利安（Oriane）、艾拉（Ella）、喬瑟芬（Joséphine）、維多利亞（Victoria）、馬努（Manu）、蒂博（Thibault）、露西（Lucie）、瑪莉詠（Marion）等許多人寶貴的支持。我不會忘記羅曼（Romain），他的智慧至今令我緬懷不已。

在這篇謝辭的結尾，我不能不提到我的家人。感謝我的父母尚諾埃爾（Jean-Noël）和瑪蒂爾德（Mathilde），他們在人生中時時刻刻展現的自由意志，指引我前進。感謝我的兄弟姊妹朱利安（Julien）、阿德里安（Adrien）、奧塞恩（Océane）和馬克斯（Max）。感謝芙蘿倫絲（Florence）啟發我成為一名記者。最後，感謝我的祖父安托萬，讓我見識到他精采奔放、無憂無慮而充滿深刻思考的一生。

最後，在本調查告一段落之際，我希望它開啟新的契機。有興趣加入這場集體冒險的話，歡迎跟我聯絡：victorcastanet@hotmail.com。

1 譯注：傑哈．達威（Gérard Davet）和法比思．洛姆（Fabrice Lhomme）都是《世界報》的調查記者，兩人合著十本揭露法國政經醜聞的作品，如《薩科吉殺了我》（*Sarko m'a tuer*）談薩科吉非法收受政治獻金、《總統不該這麼說》（*Un Président ne devrait pas dire ca...*）談歐蘭德的爭議言論，《叛徒與虛無》（*Traître et le Néant*）則描述馬克宏如何崛起掌權，由法雅出版社出版。

春山之巔　O32

掘墓人：揭發法國高級長照機構的老人虐待黑幕

Les fossoyeurs: Révélations sur le système qui maltraite nos aînés

作者　維克多・卡斯塔內 Victor Castanet
譯者　陳衍秀（第一至第四部）、陳郁雯（第五部）
責任編輯　吳崢鴻
封面設計　盧卡斯
內文排版　藍天圖物宣字社

總編輯　莊瑞琳
行銷企劃　甘彩蓉
業務　尹子麟
法律顧問　鵬耀法律事務所戴智權律師

出版　春山出版有限公司
地址　11670臺北市文山區羅斯福路六段297號10樓
電話　02-29318171
傳真　02-86638233

總經銷　時報文化出版企業股份有限公司
地址　33343桃園市龜山區萬壽路二段351號
電話　02-23066842
製版　瑞豐電腦製版印刷股份有限公司
印刷　搖籃本文化事業有限公司

初版一刷　2025年3月
定價　新臺幣600元
ISBN　978-626-7478-54-7（紙本）
978-626-7478-52-3（PDF）
978-626-7478-53-0（EPUB）

國家圖書館出版品預行編目資料

掘墓人：揭發法國高級長照機構的老人虐待黑幕／維克多・卡斯塔內（Victor Castanet）著；陳衍秀, 陳郁雯譯. -- 初版. -- 臺北市：春山出版有限公司, 2025.03
440面；14.8×21公分. --（春山之巔；32）
譯自：Les fossoyeurs：Révélations sur le système qui maltraite nos aînés
ISBN 978-626-7478-54-7（平裝）
1. CST：長期照護　2. CST：機構式照護服務
3. CST：照護管理　4. CST：受虐事件
419.712　114000452

春山出版　填寫本書線上回函

Email SpringHillPublishing@gmail.com
Facebook www.facebook.com/springhillpublishing/